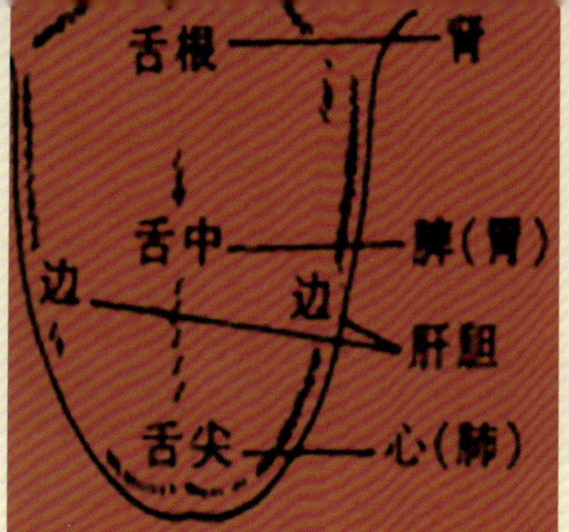

名老中医柳河中经验丛书

图解舌诊

主编 柳东杨 柳瑞凤

暨南大学出版社
JINAN UNIVERSITY PRESS

中国·广州

图书在版编目（CIP）数据

图解舌诊/柳东杨，柳瑞凤主编．—广州：暨南大学出版社，2017.6（2019.12 重印）
（名老中医柳河中经验丛书）
ISBN 978－7－5668－2087－7

Ⅰ.①图… Ⅱ.①柳…②柳… Ⅲ.①舌诊—图解 Ⅳ.①R241.25－64

中国版本图书馆 CIP 数据核字（2017）第 067849 号

图解舌诊

TUJIE SHEZHEN

主　编：柳东杨　柳瑞凤

出 版 人：徐义雄
策　　划：黄圣英
责任编辑：冯　琳　王海霞
责任校对：郑晓玲　刘雨婷
责任印制：汤慧君　周一丹

出版发行：暨南大学出版社（510630）
电　　话：总编室（8620）85221601
营销部（8620）85225284　85228291　85228292（邮购）
传　　真：（8620）85221583（办公室）　85223774（营销部）
网　　址：http：//www.jnupress.com
排　　版：广州市天河星辰文化发展部照排中心
印　　刷：广州市快美印务有限公司
开　　本：787mm×1092mm　1/16
印　　张：11.625
字　　数：242 千
版　　次：2017 年 6 月第 1 版
印　　次：2019 年 12 月第 2 次
定　　价：80.00 元

编　委　会

医学顾问： 柳河中

主　　编： 柳东杨　柳瑞凤

副 主 编： 史浩天　赖汶震　李民安

编　　委： （以姓氏笔画为序）

史浩天　朱东强　刘倩颖　李民安　陈友萍

柳东杨　柳瑞凤　赖汶震　廖腾炬

前 言

中医的春天来了！

习近平总书记把保护中医、发展中医提高到一个新的高度，提出了中医药发展战略规划的总体思路、基本原则、战略目标和重点任务，中医药在国家发展大局中的多元战略价值日显，时代的要求也向我们广大中医工作者提出一个艰巨的任务——做好传承工作。就是在做好老中医经验总结的基础上，也要做好年轻医生的培养，使中医后继有人。

家父柳河中，祖籍广东揭阳榕城，行医六十多年，临床经验丰富，曾任广东省兴宁市中医医院院长，2001 年获得广东省名中医称号，是享受国务院政府特殊津贴专家。他对舌诊颇有研究，著有《舌苔图谱的诊断与治疗》，但因为种种原因，没有正式出版。如今正好赶上这个中医的大好时代背景，在暨南大学出版社的帮助下，笔者得以重新整理该书并出版。

笔者在二十多年的临床带教工作中，发现普遍的问题是学生很难找到一条入门或自学的捷径，都在啃四大经典，常说看不下去。其实正确的学习方法应该是从易到难，由简入繁，在具有一定的临床积累以后，再看四大经典才容易看懂。简易的方法有哪些？舌诊。舌诊具有“浅而易知，试而辄效”的优点，既易掌握，又实用。从实践的难易程度来看，舌诊比脉诊直观、形象，相对容易掌握。比如诊病时先分阴阳表里，即分清是内伤疾病还是外感疾病，再结合舌质、舌苔变化，就容易分清寒热虚实，如此初学者对常见病的分型治疗就不会偏差太远。尤其是现时微信平台的运用，使师生之间有更多的互动。所以需要一本结合现时教材的舌苔图谱，而本书正好满足了这一需求。本书以对照舌苔图谱的方式，按疾病的分类进行辨证和治疗，可作为初学医者临证指南，也可作为西医学习、研究中医的参考用书。

本书参照《中医基础学》《中医诊断学》，简略描述了舌诊的基础概念、意义和方法，描述了舌象与八纲、六淫、气血津液、六经、三焦、卫气营血、脏腑等辨证的关系和治疗，比较新颖的是增加了治疗八法的舌象与治疗。书中以《中医内科学》的病种为线条，为常见病的分型配备了舌苔图谱，直观而且可循图诊病、开方。本书中的常用方剂，跟教材会有一定的出入，其主要因为我们在临床中的常用方是临床上的习惯性用药，这样更方便读者临床应用，更贴近实际操作。

妇科疾病病种复杂，初学时看似烦琐，但抓住各个疾病的主要症状表现，结合舌苔图谱和其他伴随的症状，归纳总结后真正分型也可"化繁为简"，这对初入门者来说很实用。

与《舌苔图谱的论断与治疗》相比，本书对一部分图片作了更换，会比原有图片更清晰。因医疗环境的改善，有些疾病，特别是急危重症，临床已经少见，短时间内对其舌苔图片不能完整收集，这部分舌苔图片只好沿用之前的。由于当时摄影技术的限制，图像会有所偏差，敬请读者理解。另对古医书的原文引用，选用少量简短且易读易记的原文，以适应快速阅读的需要。

必须对年轻医生强调的是：医德永远高于医术。引用孙思邈言："人命至重，有贵千金，一方济之，德逾于此。"共勉。

本书在整理过程中，得到许多至亲好友的支持和帮助，特在此致以衷心的感谢。由于水平有限，汇编过程中难免有错漏之处，敬请同仁给予指正。

编　者

2016 年中秋

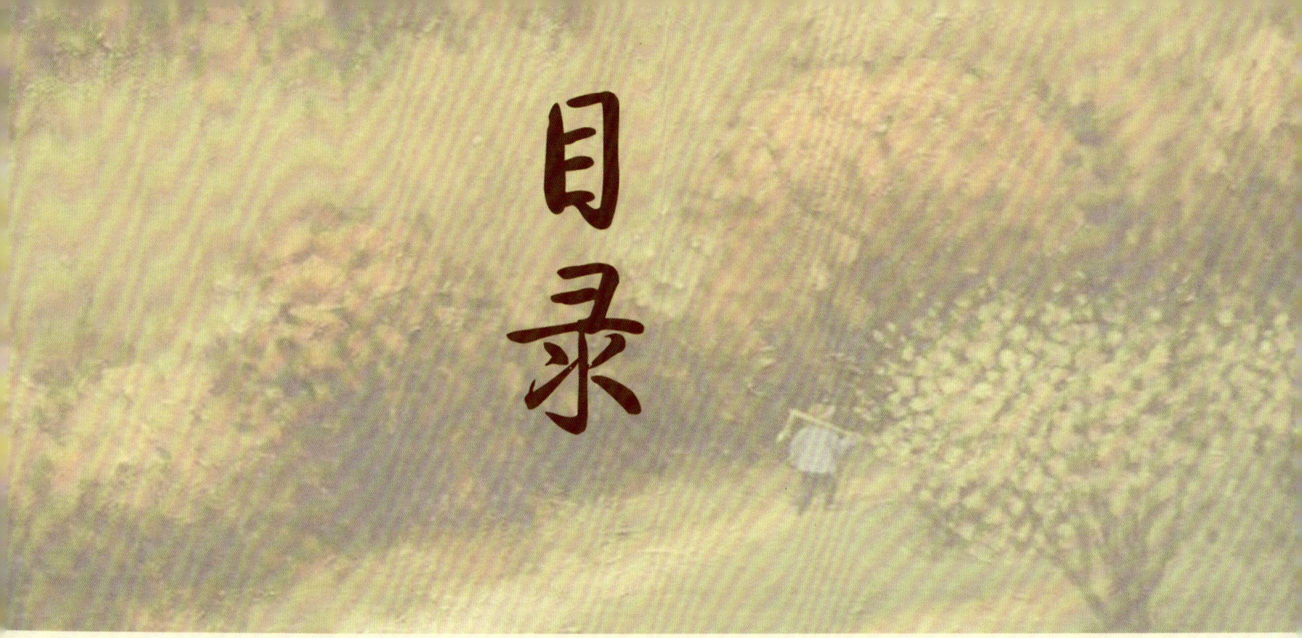

目录

中　编

下　编

上　编

第一章　概说舌诊

一、舌诊源流简述

中医舌诊起源很早，在殷墟出土的甲骨文中就有记载。《内经》中也有舌诊的记载，如舌纵、舌强、舌卷、舌萎、舌本痛、舌本烂的描述；对舌苔也有描述，如《灵枢·刺节真邪篇》云“舌焦唇槁，腊干嗌燥”。

汉唐时期，张仲景在《伤寒论》和《金匮要略》中丰富了舌诊的内容。其诊舌分为三类：舌质、舌胎、舌（感）觉。“舌胎”为张氏所创，后世才发展为“舌苔”，指舌上苔垢。其舌诊的运用灵活而广泛，通过察舌求病因病机、辨表里、辨脏腑、确定治疗原则等。

元代敖氏所著《伤寒金镜录》，是我国历史上第一部舌诊专著。它记录了 36 幅舌苔图像，并结合临床，论述了各种舌象的主症及治疗法则。

明清以后，舌诊得到更大的发展，各家学说，论著繁多，各有长短。如申斗垣著《伤寒观舌心法》，张介宾著《景岳全书》，傅松元著《舌胎统志》，曹炳章著《辨舌指南》。

新中国成立后，祖国医学得到了新的发展，许多舌诊专著都得到发掘整理，重新出版。不同学科的科技工作者，运用各种现代方法，对舌诊深入研究，如舌荧光检查、病理切片、电镜检查，以及细胞学、生物化学、细菌学等，甚至利用各种先进的仪器检测。虽然在解释舌象机理上都有很大的突破，但对临床的指导还是没有多大进展，更多的还是需要中医临床的观察和积累。

二、舌的形态

舌由黏膜和舌肌组成，附着于口腔底部、下颌骨、舌骨，是扁平而长形的肌性器官。主要功能是分辨味觉，调节声音，搅拌食物，协助吞咽。

舌分为上、下两个面。上面称舌背（中医称为舌面），下面称舌底。舌体的前端渐细，称为舌尖；舌体的中部，称为舌中；舌体的后部，人字形的界沟之前，称为舌根；舌体的两侧称为舌边。舌的下面正中有舌系带，为一黏膜皱襞。在舌系带两边与伞襞之间可见淡紫色的舌下静脉，称舌底络脉。

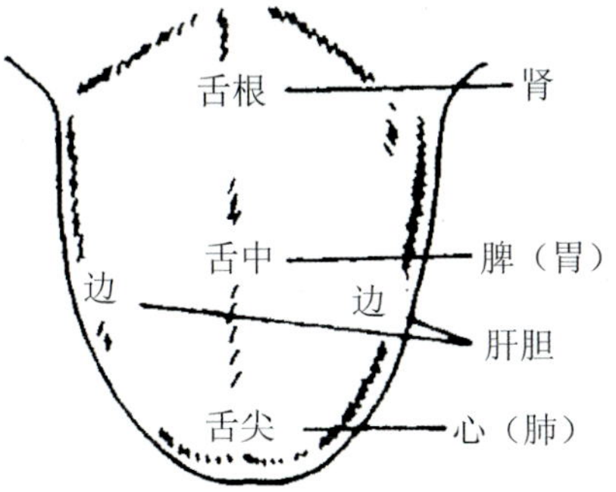

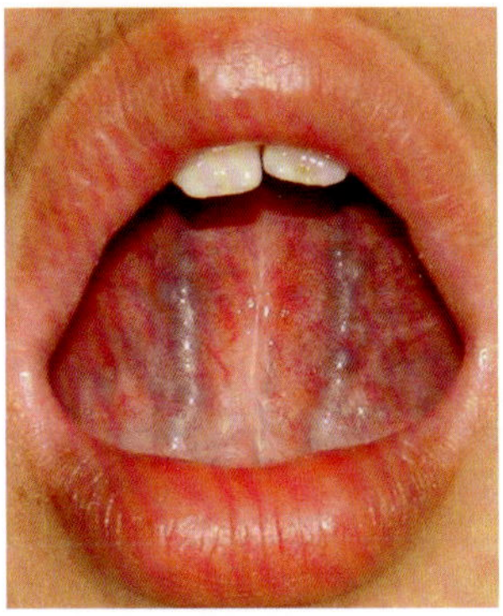

舌底络脉

三、舌面脏腑分区

阴阳表里、脏腑病变、六淫邪气的变化都会在舌面上得到表现，也有一定的规律可循。基于不同的疾病，采用不同的辨证方式，对舌面的划分是有所不同的。根据历代医家的经验，常用的有两种分法：

（1）以五脏分区。舌尖属心肺，舌边属肝胆，舌中属脾胃，舌根属肾。

（2）以三焦分区。舌尖为上焦，舌中为中焦，舌根为下焦。此方法主要在温病辨证中使用。

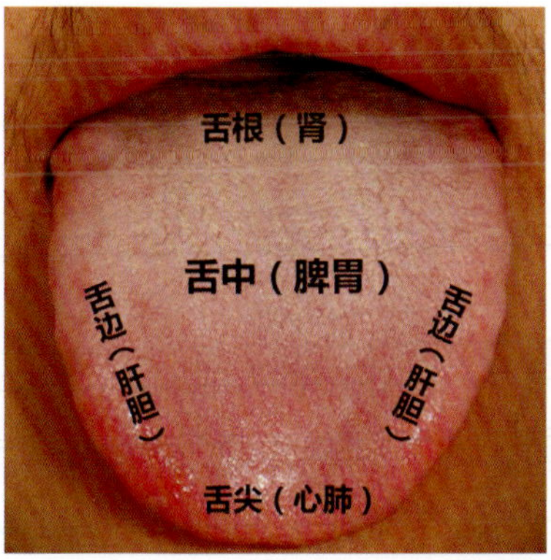

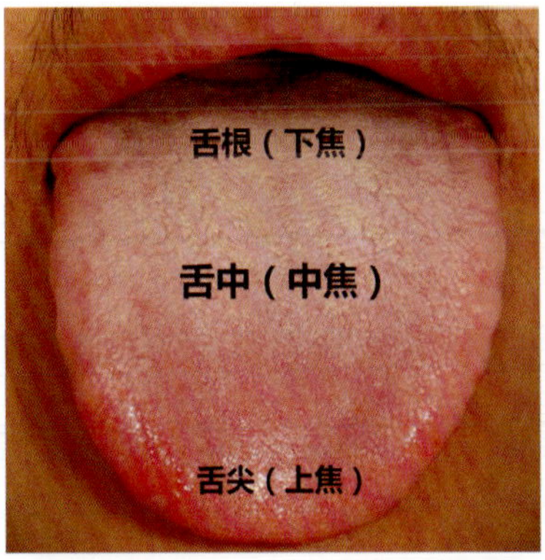

第二章　舌诊的临床意义

舌诊，由于简便而深得临床中医的独爱，相对来说，舌诊比脉诊更加具有客观性。现代摄影器材的发展对舌诊技术的传播起到很大的推进作用，因不单有文字的描述，还有高清彩色图片使中医学生更加直观地接受这一诊断技巧。它很符合当前“互联网＋医疗”的医疗模式，患者不论在哪里，都可以通过网络联系医生，描述症状，发张舌苔照片医生就可以开处方。舌象的变化，能够客观反映人体的内环境，准确而且清晰，对人体体质的辨识、病证的性质、推断病情的进展和预后，以及指导临床用药都非常有意义。

一、体质辨识

《医门棒喝》指出：“观舌本，可验其阴阳虚实；审苔垢，即知其邪之寒热浅深也。”《临症验舌法》指出：“据舌以分虚实……据舌以分阴阳……据舌以分脏腑”，说明观察舌质的变化，可以了解脏腑虚实变化、气血是否不足等问题。

舌质淡红，苔薄白，属正常舌象，提示脏腑功能正常，阴阳平衡；舌体胖大，舌质淡，苔薄白，属阳气不足之证；舌体瘦小，舌质红，干苔或无苔，提示阴水亏虚。

不同的舌质、舌苔变化反映不同的体质，只有通过长期的积累和总结，才能达到“望而知之谓之神”（《难经·六十一难》）的水平。

二、病证性质

风、寒、暑、湿、燥、火等邪气，以及各自体内之痰、瘀、食积、气滞等病理产物，都会与胃气相结而成不同的舌苔。所以，观察舌苔的变化可以辨别病邪的性质。特别是在温病的诊断上，可以依据舌质、舌苔的颜色变化来辨别温病卫、气、营、血的发病过程。如苔白则邪在卫分，苔黄则转入气分，舌质红绛则邪入营分，舌质深绛或紫暗则邪入血分。舌诊在温病诊断中还可以根据舌面的润湿、干燥来推断津液的伤损。

舌苔薄而干，是风热；舌苔薄而润，是风寒；舌苔腻是湿，黄是热，黄腻又代表湿热等；舌红绛苔黄燥，为实热证。最难看清的是气滞苔象和夹有风邪的苔象，学生经常追问，但有些变化是很微妙的，甚至是只能意会不能言传的，只有靠观察和积累。

三、推断病情进展和预后

观察舌的神、色、形态的变化，可知疾病的进展和预后。简单来说，舌质的变化反映脏腑气血的消长；舌苔的变化反映邪气的强弱，也反映胃气的强弱。气血不足者，通过补气血治疗，舌质由淡转红，说明气血回升；如果是实热证，服用麻杏甘石汤后，热退，舌由红转回淡红，也是好转的表现，但如果舌由红转绛或紫绛，表示热邪内侵入血，暗示病情转重。

舌苔的多少、厚薄、疏密都直接说明病邪的进退。比如急性阑尾炎的舌苔变化。虽然是急性病，但也有寒热虚实之分。早期急性阑尾炎，舌质淡红，有部分病人是薄白苔，证属脾虚气滞型，治疗中常用四君子汤合四逆散加味；有部分病人是薄黄苔，证属湿热证，治疗就用经典的大黄牡丹汤。随着病情的进展，舌苔会有明显的变化——从薄苔向厚腻苔变化：如果形成阑尾脓肿，舌苔就是明显的黄厚腻苔；万一病情控制不了，转成脓毒血症，高热不退，大便不通，舌苔则呈黄厚腻并干燥无津，预示病情危重。不论是处于哪个阶段，只要手术治疗行阑尾切除术或阑尾脓肿引流术，术后第二天舌苔就立即转薄，舌质由红转淡。

四、指导临床用药

掌握舌诊、运用舌诊的最终目的是指导辨证，遣方用药。同一种疾病，可以有不同的舌象（包括舌质、舌苔等），而同一种舌象，又可在不同的证型中显现。《素问·阴阳应象大论》说："善诊者，察色按脉，先别阴阳。"因此，诊病时应先辨别阴阳，再分表里，即分清是内伤疾病，还是外感疾病，然后结合舌质、舌苔变化区分寒热虚实。这样做，初学者对常见病的治疗就不会偏差太远。

舌淡红，苔薄白，若病人主诉是胃脘部疼痛，则属于脾虚气滞型的胃脘痛，治疗宜健脾理气止痛，方用柴芍六君汤合金铃子散；若病人主诉是恶寒咳嗽，痰白，则是外感风寒，治疗方用止嗽散加减。

舌质红苔厚腻，若病人主诉是反复发热，则应该是湿温病变，治疗宜清热化湿，方用三仁汤或黄芩滑石汤等；若病人主诉是胃肠症状，则是中焦湿热，治疗应该和胃化湿清热，方用平胃散、白头翁汤等。

舌质和舌苔，就像是"鸡尾酒"，搭配多种多样，到论述具体病证的时候我们再展开叙述。

第三章　舌诊的方法

舌诊虽然简便，也必须经过长期的练习积累，还必须讲究方法，现分述如下。

一、四诊合参

中医诊断讲求“望、闻、问、切”四诊合诊。舌诊只是望诊的一部分，不是因为本书讲舌诊，就认为其他不重要了，或者说认为单纯舌诊就可以代替全部，四诊同样重要，不能厚此薄彼。

（一）与望诊结合

“望而知之谓之神”，望的范围很广，既有全身情况的望诊，包括神、形、色、态四个方面，也有局部位置变化的望诊。舌诊只是局部望诊的一部分。笔者临证时，常待病人落座，伸舌观察后，就主动描述病人的病证，有时确实让人觉得“神”，甚至学生也不明白其中原理。其实望舌没有捷径，就是生活中注意培养和训练自己的观察能力，注意观察病人的一些细微变化，比如一闪即逝的眼神、描述病证时的某些表情，学会“察言观色”，不断积累经验，才能提高望诊的技巧。

例如：两个腰痛的病人来就诊，一个是肾绞痛，一个是急性腰扭伤，虽然都是剧烈疼痛，但细看还是差别很大。肾绞痛病人，常是一只手叉腰，歪着身体来看病，甚至痛得在地上打滚；腰扭伤的病人却是以固定的姿势来看病，不敢乱动。不用拍片就能分清楚——一个乱动，一个不敢动，接着结合舌象就可以辨证用药了。

再举个例子：甲状腺疾病，可见颈前喉结处单侧或双侧的肿胀或肿块，可随吞咽上下移动。与此相区别的是颈部淋巴结结核或肿瘤，于颈侧颌下有肿块如豆，串珠状，但不随吞咽上下移动。

（二）与闻诊结合

闻诊主要包括两个方面：一是听病人的声音；二是嗅病人的气味。听声音，包括听患者的语声、咳嗽、喘息、呃逆、嗳气、肠鸣等；嗅气味，包括嗅病体发出的异味、排泄物的气味及病房的气味。

舌淡红苔白，新病，咳声重浊沉闷，多为风寒痰湿证，治宜祛风散寒、化痰止咳，方用小青龙汤、止嗽散；久病，咳声轻清低微，多属体虚咳嗽，治宜健脾化痰止咳，方用陈夏六君子汤、二陈汤。

患者感冒后突然声音嘶哑，舌红苔薄黄，是风热之证，方用止嗽散加川贝、射干、僵蚕等；舌淡苔薄白，是风寒之证，方用三拗汤加二陈汤；舌淡红苔厚腻，是痰湿之证，方用三仁汤、二陈汤、半夏厚朴汤。

小儿大便溏泄而腥，舌淡苔白者，属脾胃虚寒，治宜健脾化湿止泻，方用参苓白术散、胃苓汤；大便酸臭，夹有未消化食物，舌淡红苔白厚腻者，属伤食，治宜健脾开胃消食，方用保和丸。

（三）与问诊结合

问诊是最直接的诊断方法，可以立即知道病人之苦。病历的主诉，就是描述病人最痛苦的症状；现病史描述病人病情发展变化的过程；过去史描述病人以往的疾病历史；家族史描述病人有无遗传病史。通过询问患者，可以收集许多有用的信息，对诊断和治疗都非常有帮助。现在很多医学实习生，不太重视病历的书写，运用电脑病历则可更加简便地复制、粘贴，导致经常“笑话百出”，如女性前列腺肥大、男性月经不调等，这些都是不重视问诊造成的，也是导致年轻医生诊断技能下降的原因。当然，还有很多病人喜欢考医生，见到医生后什么话也不说，坐下就要医生把脉诊断，等医生说准了他的病证，才肯开口和服药，这种“刁难”医生的病人不时会出现一两个，其实他不明白这样会影响医生辨证。

有了问诊的结果，也就有了方向性，结合舌象，就可以进行初步诊断了。比如主诉是恶寒发热，就是外感，舌淡红苔薄白，是风寒感冒，治宜疏风散寒，方用荆风败毒散、羌活胜湿汤；舌红苔薄黄，是风热感冒，方用银翘散、桑菊饮；主诉是大便秘结数天，舌红苔黄厚腻，是阳明腑实，治宜通腑泄热，方用承气汤类；舌淡苔薄干，是津液亏虚，方用增液汤类。

（四）与切诊结合

切诊包括脉诊和现时的体格检查。脉诊和舌诊是中医的两大财富。但脉诊比较难，难点在于主观性比较强，不仅跟病人的体质和病证有关，医生自身的心脏机能也会影响手感，不同的医生结论可能都不同。而体格检查是很实用的，对疾病的早期诊断非常有意义，不管中医、西医，都是临床医生必须掌握的技能。

主诉是上腹部疼痛数小时的病人，不要马上下结论是“胃脘痛”，应该先做体格检查，行腹部按（切）诊。腹肌板硬，可能是上消化道溃疡穿孔；墨菲氏征阳性，是胆囊炎；麦氏点压痛、反跳痛，是阑尾炎。胆囊炎、阑尾炎如果暂时不做手术，可以用中药内服加外敷治疗。急性的也有寒有热，不是千篇一律的热邪，具体用药要结合舌象。

总之，舌苔图谱的运用可以为辨证施治提供客观依据，但实际临证时，还要结合病人所在的区域环境，如是沿海还是内陆，是南方还是北方，并了解当地的生活习性等。进行网络诊断治疗时，更加要求医生对地理知识熟悉。

二、通过舌象分清标本关系

舌象与病证有时也会表现不一致。如果出现两者不相应的情况，应四诊合参，认真分析，找出疾病的本质，以决定舌象和症状的关系。出现舌象与病证不对应，可能是全身体质情况和局部病变不一样，也就是标证、本证不一样。例如，脾虚体质的病人得了风热感冒，症状是咽痛咳嗽、鼻涕黄稠、痰黄难咯，舌象没有舌红苔黄的表现，还是舌淡苔白。这时要舍弃舌象服从症状，但用药还是要注意保护脾胃。

三、最佳舌诊时间

望舌的最佳时间为早晨，患者晨起清醒后，嘱其不洗脸、不进食。此时望诊，包括神态、面部望诊和舌诊，最能够反映身体生理、病理的变化。因患者未进食，没有受到食物因素影响，舌象也最准确。

四、光线要求

《辨舌指南·观舌之心法》说“灯下看黄苔，每成白苔”，说明光线的强弱与色调会影响对舌的观察，甚至产生错觉，影响诊断。特别是互联网上远程诊治时，更容易出现差错，有时错误甚至是严重的。例如，图1跟图2是同一个人的照片，图1脸色明显偏黄，刚开始以为是黄疸病人，后重新拍照，图2才是实际情况。这是拍照时的光线问题造成了误判。

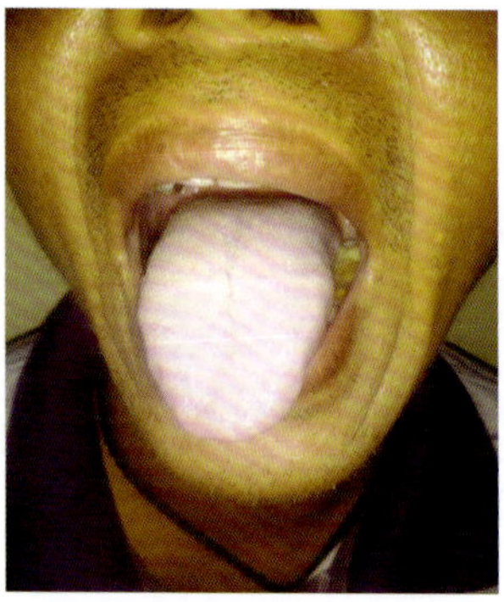

图1

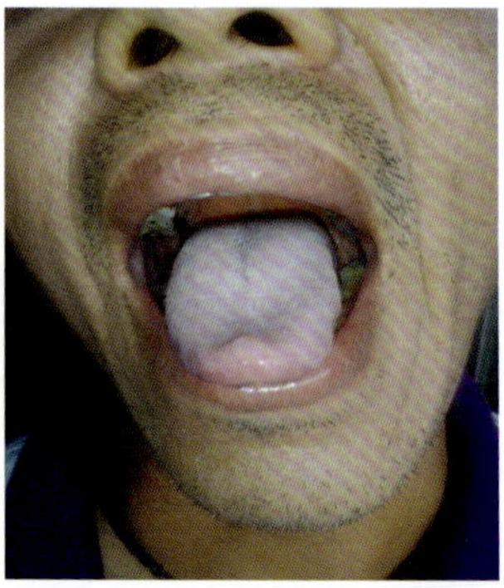

图2

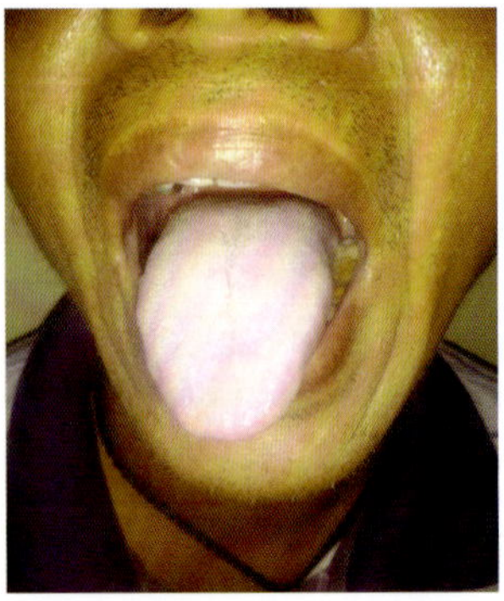

望舌时，选择窗边，病人面向窗外，在充足而柔和的自然光线下为最佳。不要在强光下或太阳照晒下。如室内光线不足或夜间看舌时，应选择日光灯，不要用有色灯光。病人不要背对光源，应让光线直接照射到舌面。如果条件不许可，就要根据其他诊断方法，对舌诊结果进行取舍。

五、伸舌姿势、技巧

望舌时，医生采用俯视的姿势，病人体位略低，可以坐位，也可以仰卧位，舌头自然地伸出，舌体充分暴露，并放松，不要卷缩。医生要在第一时间内观察到舌象，既要敏捷又要仔细。伸舌不可过分用力外伸，展舌时间不能过长，否则会引起舌质颜色改变的假象。

六、其他影响因素

进食某些食物或药物，会使舌苔染色，称为染苔。如蜈蚣丸、橄榄、酸梅可使舌苔染成灰色或黑色；喝茶后舌苔略显黄色；过热或刺激性食物可使舌质颜色变红；各种饮料还可以让舌苔染成五颜六色；长期使用激素治疗，如强的松片、甲状腺激素等会使舌质偏红；化疗药使舌苔减少或缺少水分。牙齿缺损或镶牙也会引起舌质形态的变化，如出现舌苔厚薄不一、舌边齿印等。

总之，望舌时，如发现舌象与病人的症状不符合时，必须进一步询问病人，寻找引起舌象异常变化的具体原因。日常工作中，也要注意多了解一些常见的药物、食品引起舌象变化的现象。

中　编

第四章　舌诊的内容

一、正常舌象

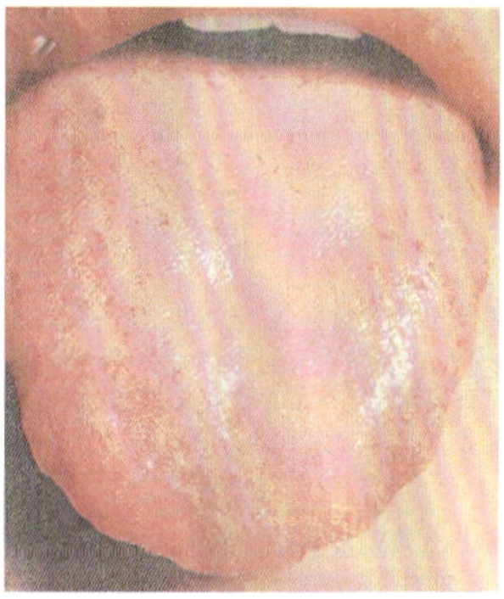

正常舌象：舌体柔软，活动灵活，颜色淡红，舌苔薄白，干湿适中。

正常舌象说明脏腑功能正常，脾胃气机旺盛，气血充盈。

目前，正常舌象还没有统一的标准，完全在于医生从大量的观察中找到一种似乎准确的“中间值”。

二、临床常见舌象与主病

（一）淡红舌

【舌质】淡红。

【舌苔】薄白。

【主病】风寒表证。

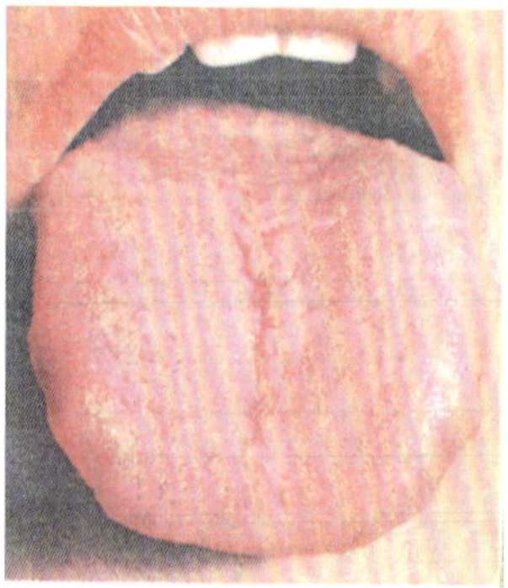

（二）淡白舌

【舌质】淡白。

【舌苔】薄白。

【主病】阳虚、气血两虚。

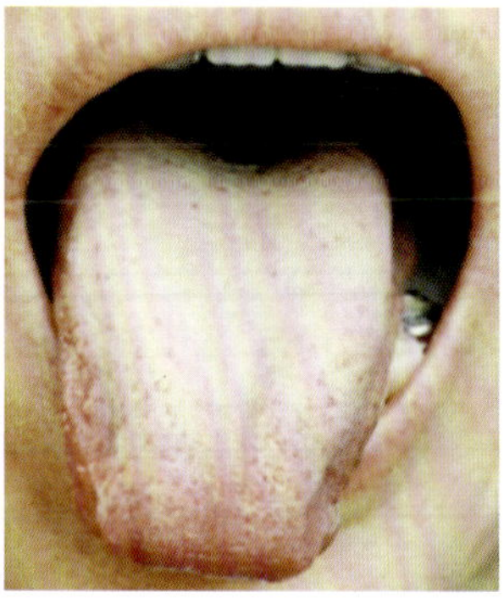

【舌质】淡白。
【舌苔】无苔。
【主病】久病阳虚、气血两虚。

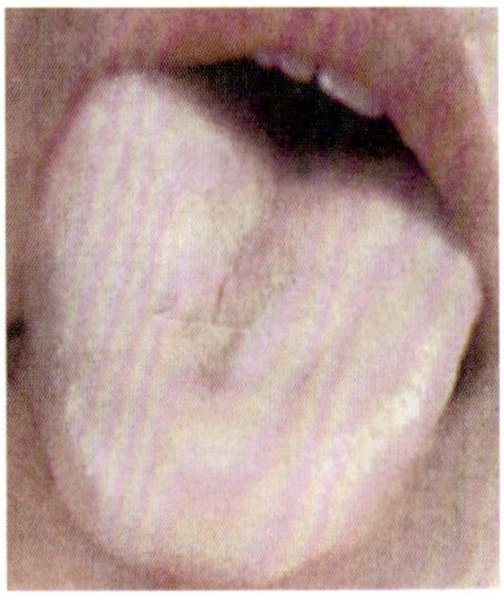

【舌质】淡白。
【舌苔】黄腻。
【主病】脾胃虚弱、湿热停聚。

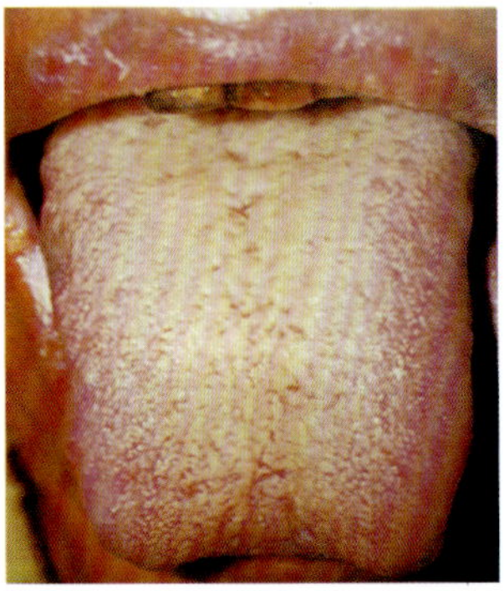

【舌质】淡白。
【舌苔】薄白中剥。
【主病】气血两虚、胃阴不足。

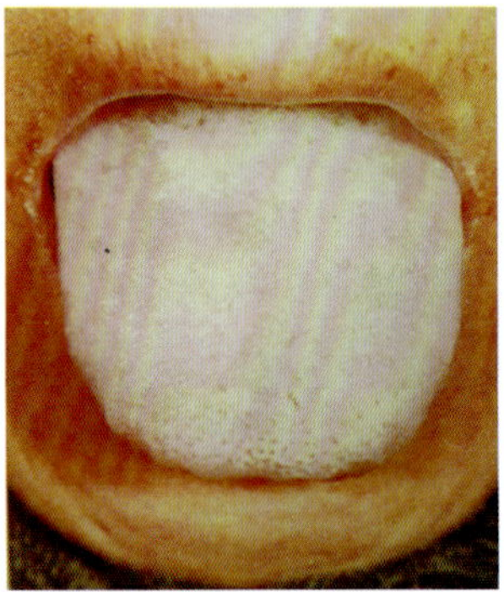

【舌质】淡白。
【舌苔】灰黑，水滑。
【主病】阳虚内寒、痰湿内停。

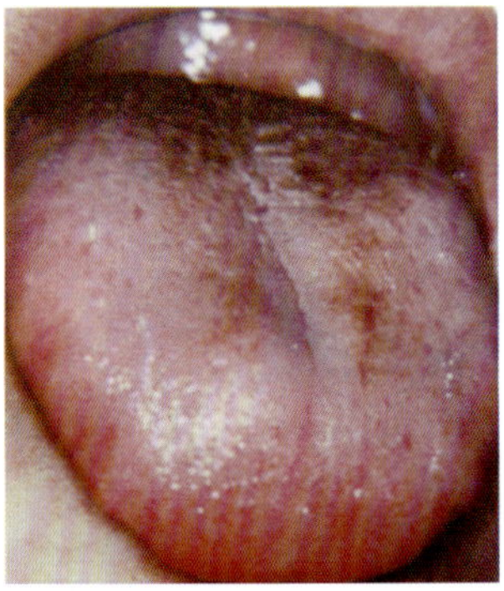

（三）淡红或边尖红舌

【舌质】淡红或边尖红。
【舌苔】白。
【主病】风热表证，心火亢盛。

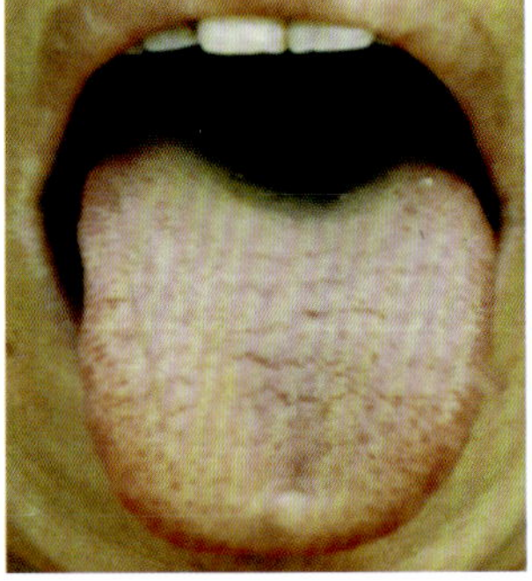

【舌质】淡红或边尖红。

【舌苔】白黄。

【主病】外感表证，将传里化热。

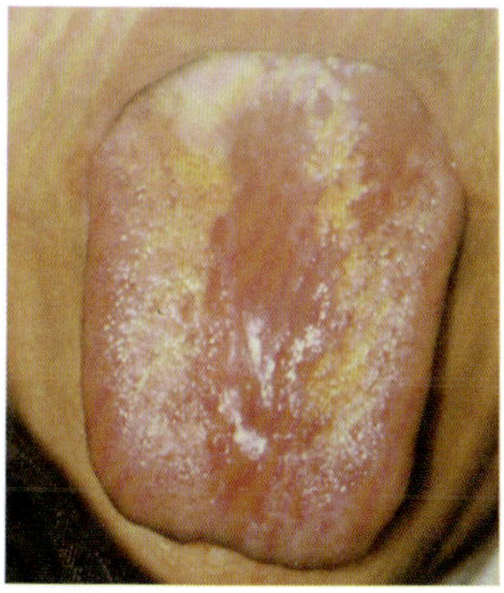

【舌质】淡红或边尖红。

【舌苔】白腻。

【主病】痰饮湿浊、食滞。

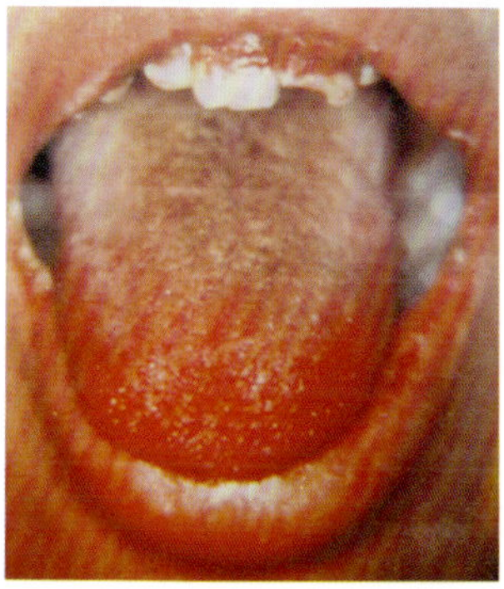

【舌质】淡红或边尖红。

【舌苔】白腐。

【主病】痰食内停、胃浊蕴热、霉菌感染。

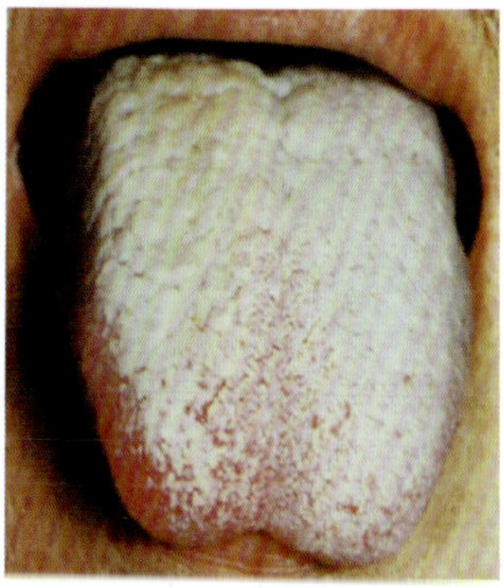

【舌质】淡红或边尖红。

【舌苔】白厚堆积如粉。

【主病】瘟疫初起或有内痈。

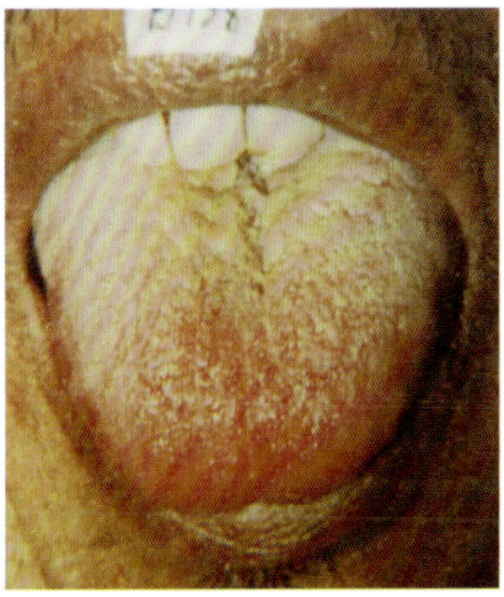

【舌质】淡红或边尖红。

【舌苔】黄干。

【主病】久病津枯血燥，胃肠干结失运。

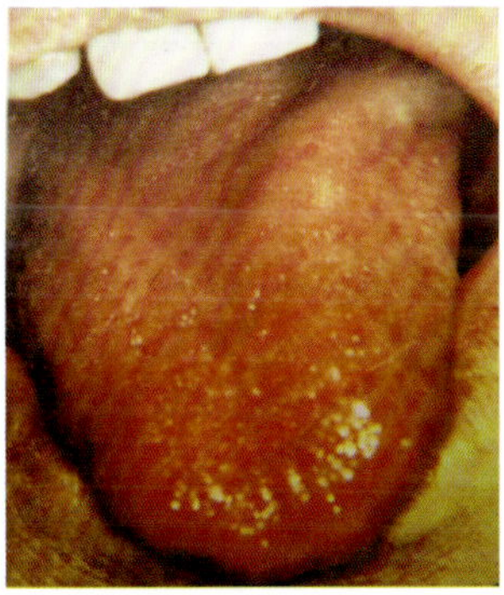

【舌质】淡红或边尖红。

【舌苔】黄腻。

【主病】里有湿热，痰湿内停化热。

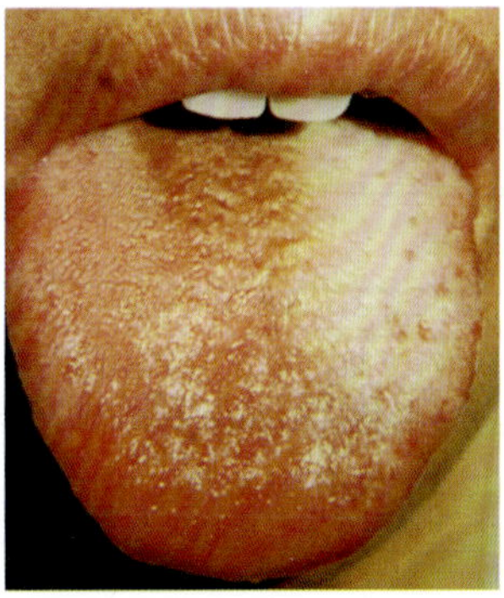

（四）红舌

【舌质】红。

【舌苔】白。

【主病】热病由卫分渐入营分。

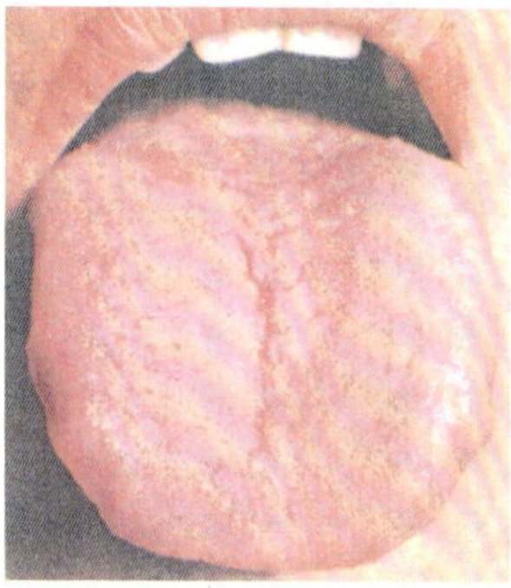

【舌质】红。

【舌苔】薄黄。

【主病】气分热盛。

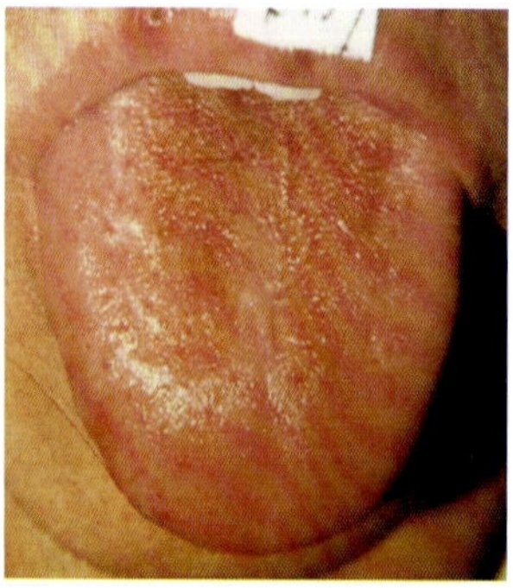

【舌质】红。

【舌苔】黄腻。

【主病】气分湿热、脾胃湿热。

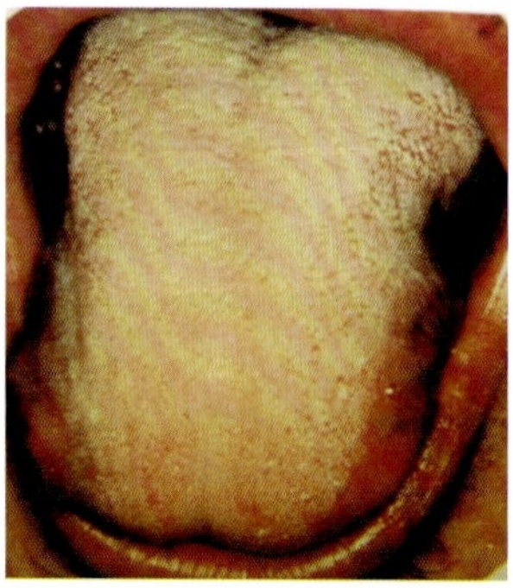

【舌质】红。

【舌苔】黄厚干。

【主病】邪热深入，里实已成。

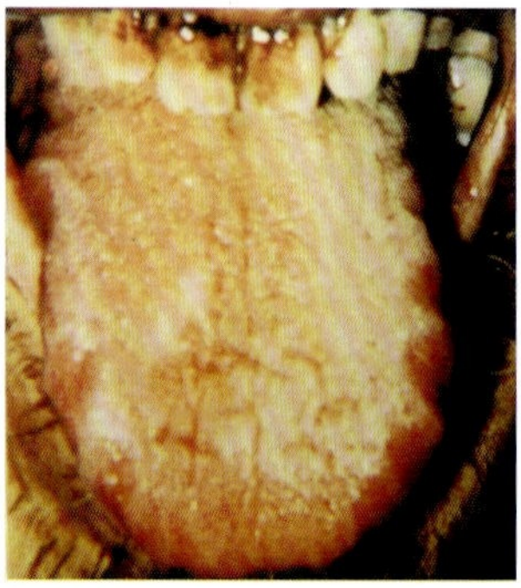

【舌质】红。

【舌苔】无苔。

【主病】气阴两伤。

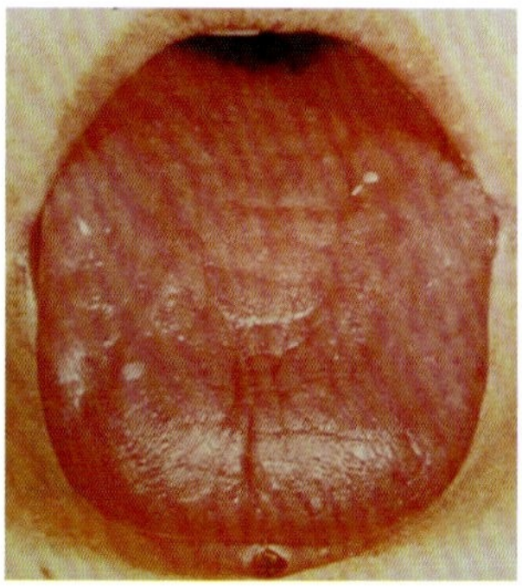

（五）绛（深红）舌

【舌质】绛（深红）。

【舌苔】焦黄。

【主病】胃肠结热，里实之证。

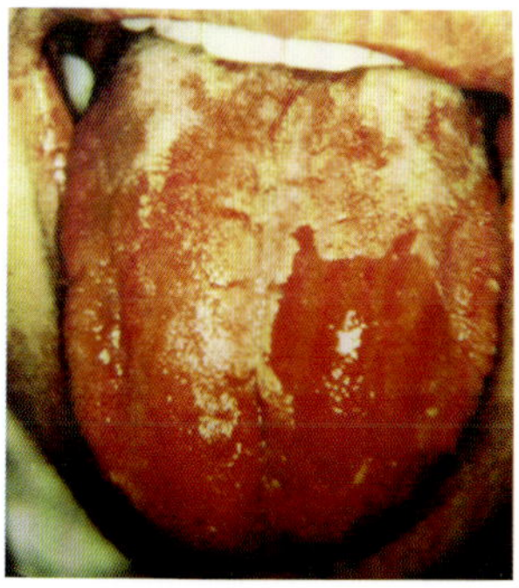

【舌质】绛（深红）。

【舌苔】黑干。

【主病】热极伤阴。

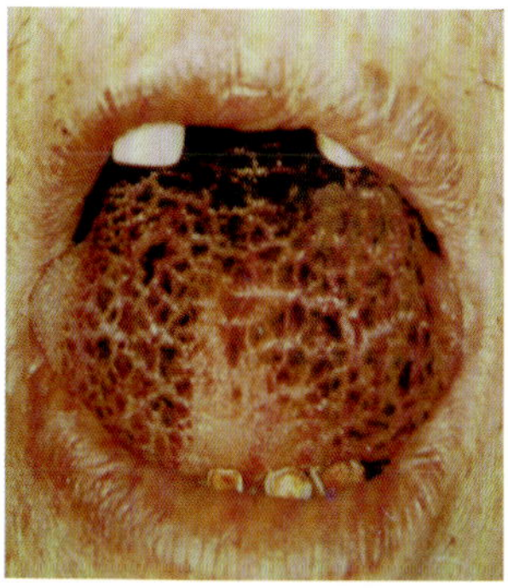

【舌质】绛（深红）。

【舌苔】无苔。

【主病】热入血分，阴虚火旺。

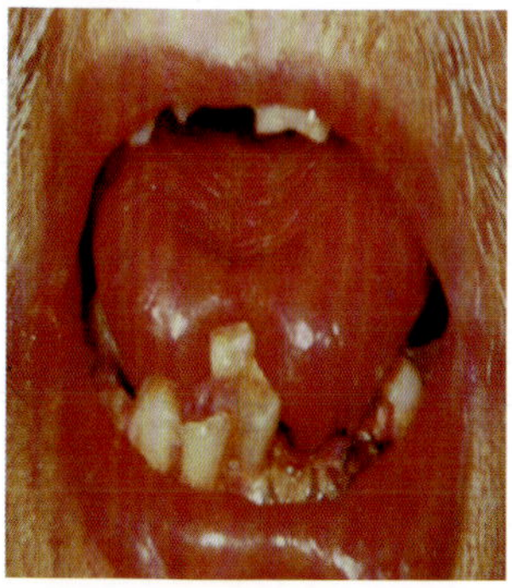

（六）青紫舌

【舌质】青紫。

【舌苔】黄燥。

【主病】阴血枯燥，虚火内燔。

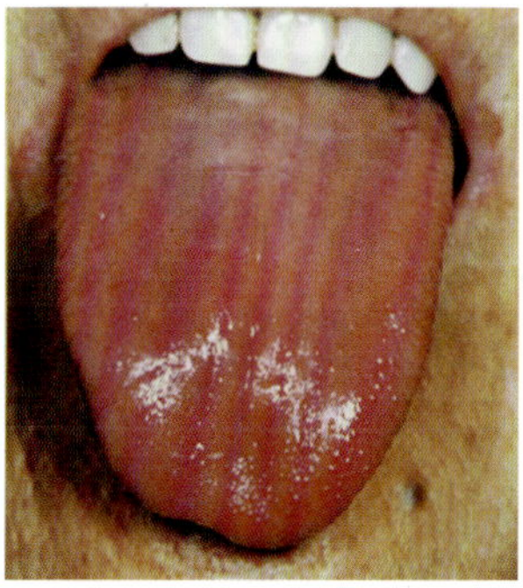

【舌质】青紫。

【舌苔】白润。

【主病】内寒极重，气血凝滞。

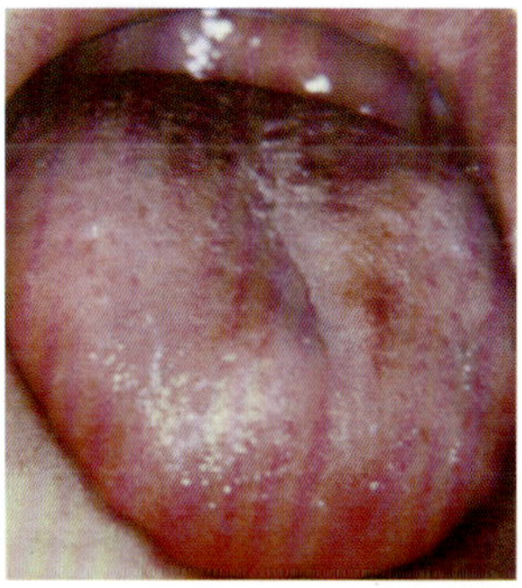

（七）其他

【舌质】舌疮。

【主病】内热、心火亢盛。

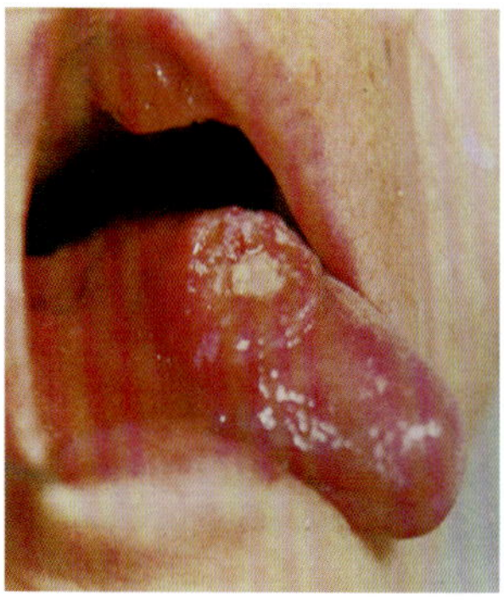

【舌苔】腐苔。

【主病】菌群失调、霉菌感染。

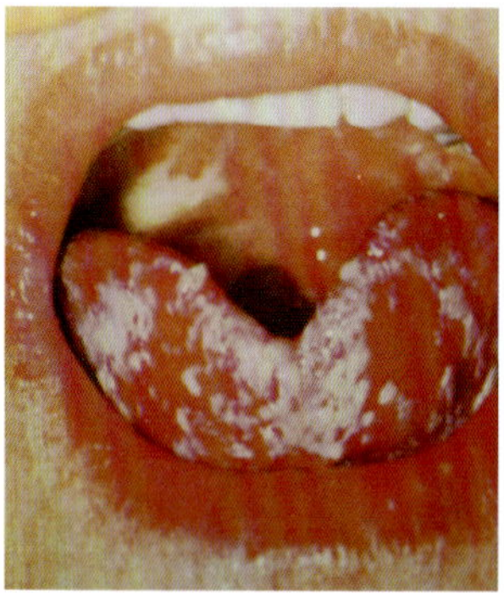

【舌象】先天性裂纹舌。

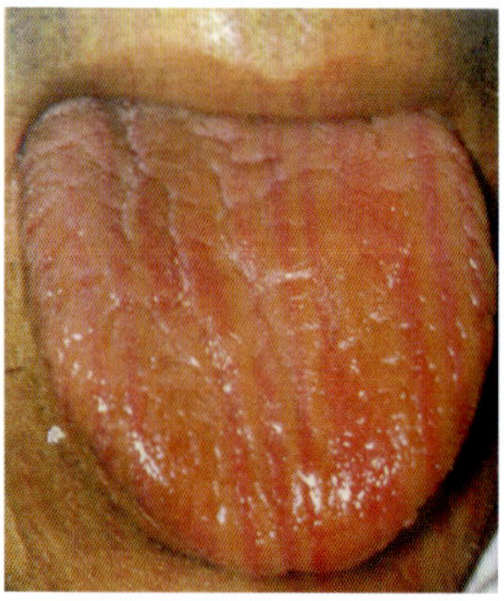

【舌象】花剥舌（地图舌）。

【主病】脾虚、胃阴不足。

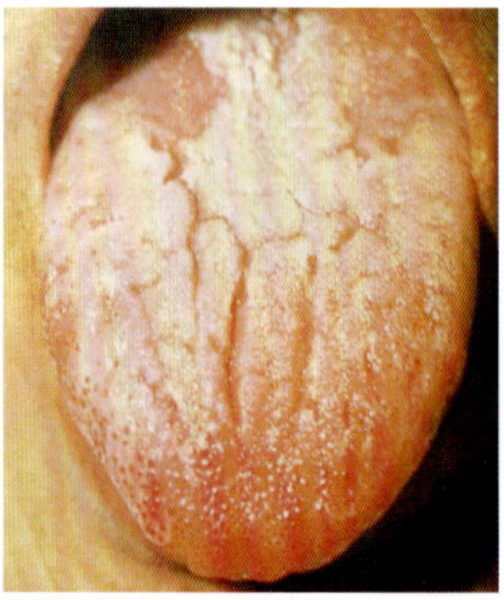

【舌象】红舌（激素舌）。

【主病】长期服用激素。

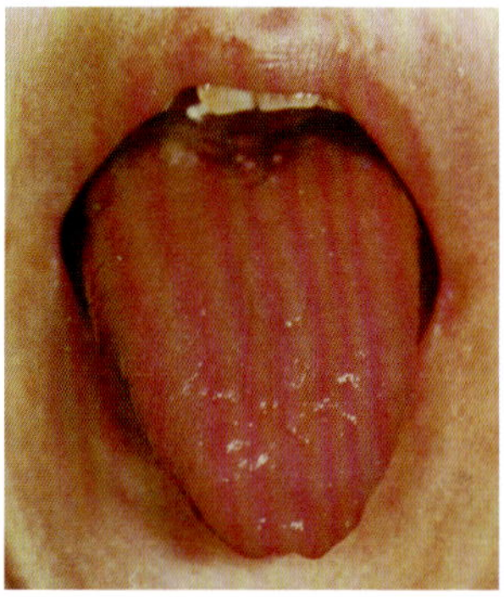

【舌象】染苔。

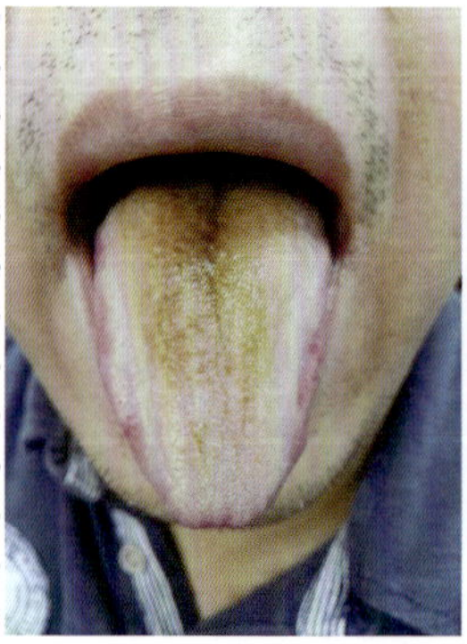

茶染

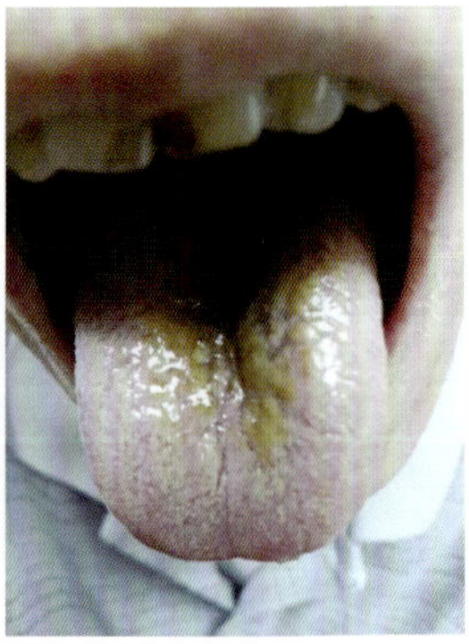

酱油染

三、临床几种危重舌象

病情发展到危重阶段，脏腑机能失调，气血津液亏损，舌象也会有特殊表现，呈危重舌象。病理舌态有痿软、震颤、短缩、强硬、㖞斜、吐弄等重病的变化。异常舌形多为苍老、胖嫩、肿胀、裂纹、瘦薄、芒刺等重病的变化。

现时因医疗条件不断改进，加上现代监测仪器、检验技术的运用，医生更注重数据的诊断，对观察直观的舌象变化相对来说已经弱化。这是进步还是退步，不好评议。但不论如何，掌握这一技能，对判断危重疾病的预后肯定有帮助。下面介绍几种临床比较常见的危重舌象。

（一）痿软舌

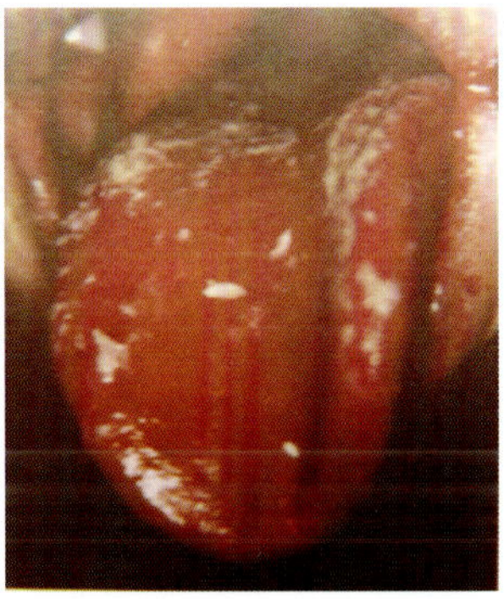

正常的舌体柔软灵活。如果病人的舌体柔和、灵活而红润，说明病人胃气尚存，虽病情危重，但未至危殆。如果舌软瘫，无力伸缩转动，称为痿软舌。痿软舌主虚证、重证，提示病情危重，预后不良。

痿软舌有新病和久病之分。新病多见于急性温热病的危重后期，如流行性脑膜炎、乙型脑炎、暴发性肝炎等；久病常见于内伤杂病晚期，如肝硬化失代偿期、肾功能衰竭后期、晚期癌症等。

《辨舌指南》说：“……暴痿多由于热灼，故常现于红干之舌，如深红者，宜清凉气血；紫红者，宜泄肝热，通腑气；鲜红者，宜滋阴降火。……淡白如煮熟猪肝而痿者，不论有苔无苔，皆为正败，死不可治。”

叶天士《外感温热论》云：“其有虽绛而不鲜，干枯而痿者，肾阴涸也。急以阿胶、鸡子黄、地黄、天冬等救之。缓则恐涸极而无救也。”

概括来说：如果舌质红绛而干，舌体痿软，为肾阴已竭；如果舌质淡白而痿软，为气血虚极。虚证治以清肺润燥、补气养血、滋补肝肾。

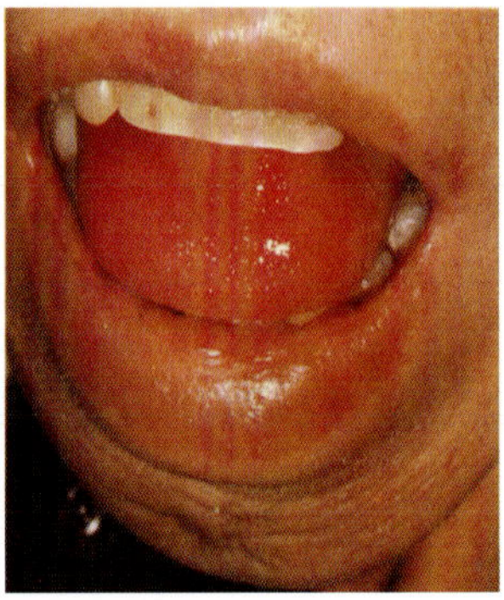

（二）震颤舌

舌体伸出时呈现不自主的颤动，称为震颤舌。多责之于肝，多属气血两虚或肝风内动，舌质淡白而颤动者为血虚，舌质红绛而颤动者为热极生风。临床上常见于体质虚弱、焦虑症和甲状腺功能亢进等患者。

《通俗伤寒论》：“凡舌颤掉不安者，曰舌战。由气虚者蠕蠕微动，由肝风者习习煽动，宜参舌色以辨之。如色深红鲜红而战者，宜凉血熄风。紫红瘀红而战者，宜泻火熄风。嫩红而战者，宜养血熄风。淡红而战者，宜峻补气血。”

（三）短缩舌

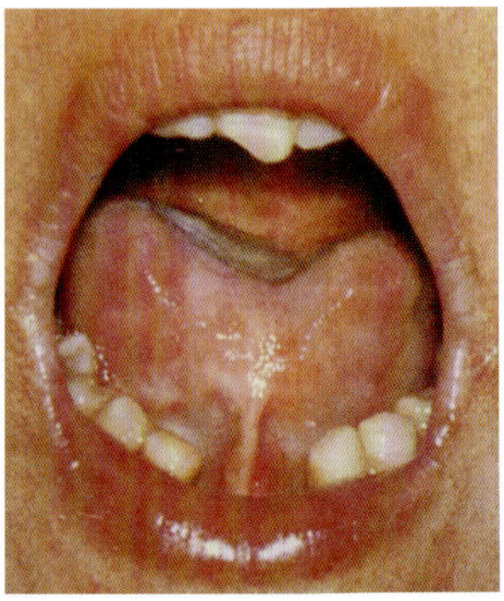

短缩舌是指舌体收紧，不能伸长。有的不能伸出口外，严重者甚至难以碰到牙齿。这种情况，要排除先天所致的舌系带较短，由于舌系带牵拉而使舌不能伸出口外。

短缩舌常与痿软舌并见，无论虚实，皆危重。

舌短、舌质淡白：多属气血俱虚。

舌短、舌质青紫而湿润：多属寒凝筋脉。

舌短、舌质红绛而干燥：多属热盛伤津。

舌短、舌体胖大、苔滑腻：多属脾虚痰湿。

也可结合看阴囊：舌短囊缩者，属热；舌短而囊不缩者，属虚。

（四）强硬舌

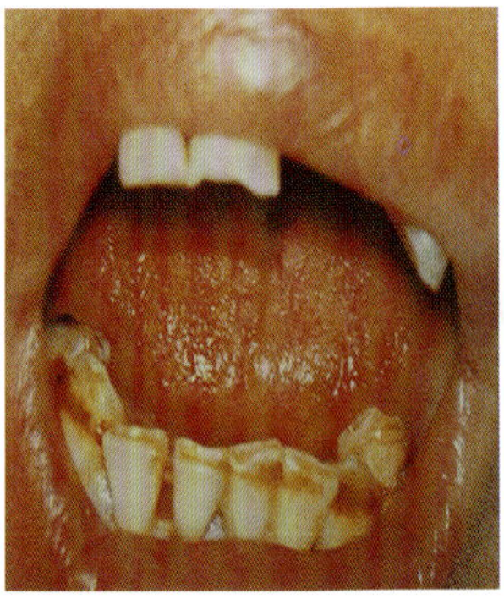

强硬舌是指舌体强硬，失其柔和灵活的一种证候。由于舌体失柔而不灵活，所以也常见语言滞涩、含糊不清。强硬舌绝不是局部的病变而是脏腑之重证。凡舌强不语者，都是中枢神经病变所致，如昏迷或半昏迷患者。

舌强硬、舌色深红：多属温热病，热入心包之后由于热扰神明，神志不清，以致舌无主宰，失其灵活而强硬。

舌强硬、舌色红绛少津：多属高热伤津，燥热为炽盛，舌的筋脉失养，失其柔和灵活而强硬。

舌强硬、舌体胖大兼厚腻苔：多属伴随出现肢体麻木、眩晕，甚至半身不遂、口眼㖞斜等，常为脑卒中的先兆，多因肝风夹痰、风痰阻络所致。

（五）㖞斜舌

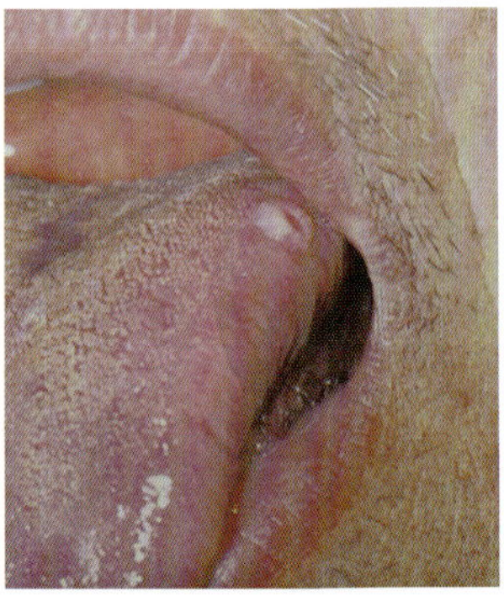

㖞斜舌是指舌伸出时，舌尖偏向一侧，或左或右，因病侧舌肌呈麻痹状态，无力收缩，伸长舌体时，两侧力量不均而偏歪。所以病在左的舌偏向右，病在右的舌偏向左。㖞斜舌多见于脑血管意外，伴有语言不畅、口眼㖞斜、半身不遂者；也要排除局部神经病变，如舌下神经损伤或面神经麻痹，此类疾病全身症状不明显。

（六）吐弄舌

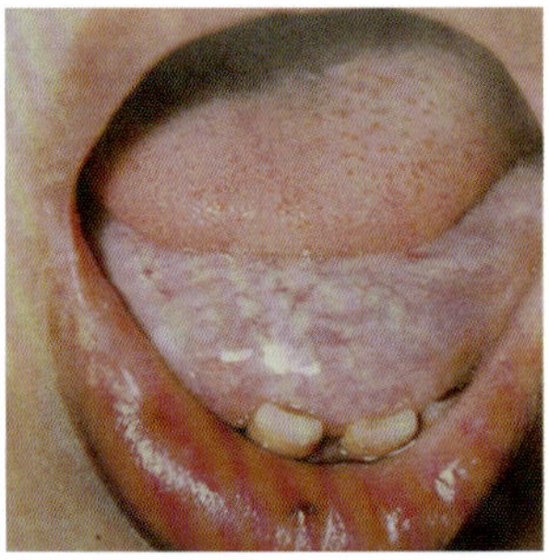

吐弄舌包括吐舌和弄舌。吐舌是指舌体伸出口外，长时间不收。弄舌指舌体微出口外，立即收回口内，或舌舐唇上下及口角左右。多见于小儿，属心脾热盛重证。

舌吐弄、舌质紫赤：多属热毒内攻心包的重证。

舌吐弄、舌质淡白：多属虚象，主见小儿先天不足，大脑发育不全。

（七）苍老舌

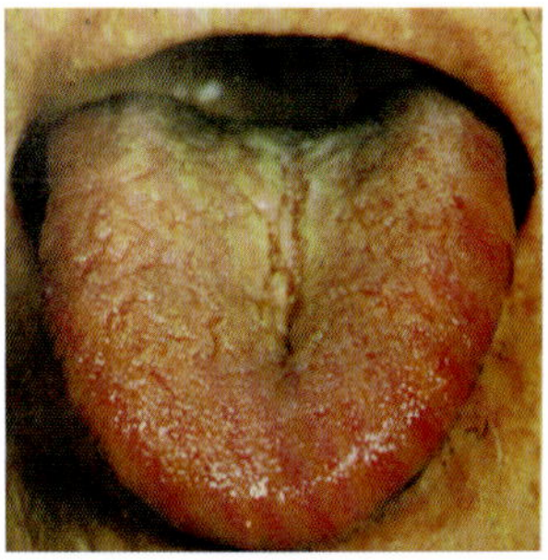

所谓“老”是与“嫩”相对而言的，苍老舌是指舌质挺而有力，纹理粗糙。

凡舌质坚敛苍老，不论苔色黄、白、灰、黑，病多属热盛、主实证。

老舌兼证较多，此类舌象的病人一般病情较复杂。

（八）胖嫩舌

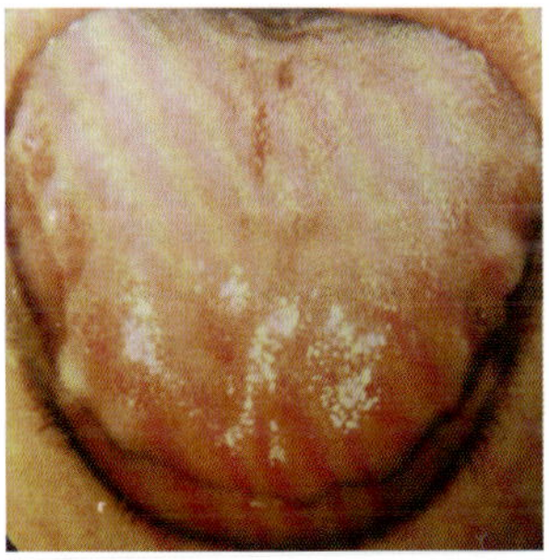

胖嫩舌是指舌体较正常舌大，舌肌松弛，且纹理细致。多为脾肾阳虚所致，气血运行不畅，内有水湿。主水肿、痰饮疾病。

舌质浮胖兼娇嫩，不拘苔色黄、白、灰、黑，病多属虚。

（九）肿胀舌

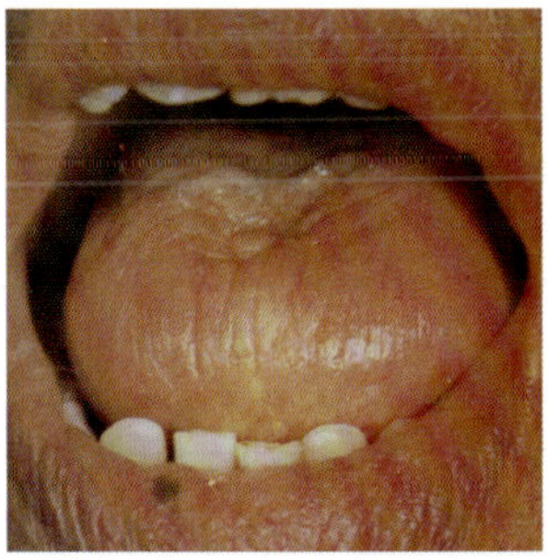

肿胀舌是指舌体增大，轻的较正常稍微肿大，重的可肿胀塞满口腔，不能闭口，不能缩回，甚至影响呼吸及言语。常见于严重咽喉炎、严重过敏、慢性肾炎所致尿毒症等病。

舌肿胀、舌质淡白、舌面水滑：多属脾肾阳虚，水湿滞留。

舌肿胀、舌质鲜红：常因心脾热盛，使气血上壅，如果神昏不清，更足以证明热入心包。

舌肿胀、舌质青紫：每由平素饮酒，又兼湿热，热盛酒毒上冲，为酒毒攻心。

（十）裂纹舌

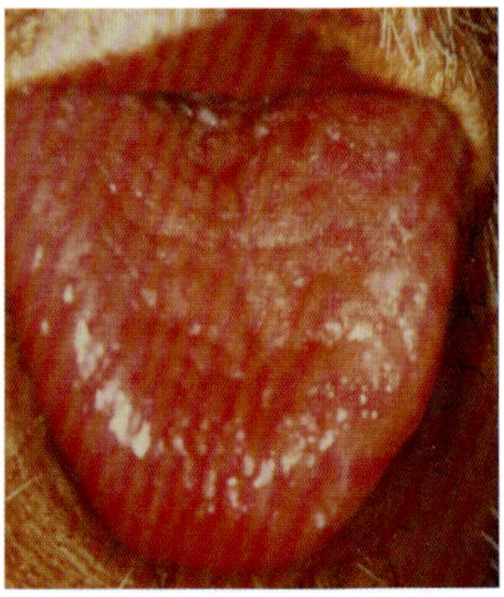

裂纹舌是指舌面有明显的裂痕，裂纹多少不等、深浅不一、形状各异，多呈“人”“一”“川”字等形状。临床上，轻证患者的裂纹舌大多属先天性的，没有具体意义。如是重证患者，且是病情变化中出现裂纹舌，就要重视，这是病情恶化的表现，提示精血亏虚。

舌有裂纹、舌质红绛：多属热盛伤阴。

舌有裂纹、舌质淡白：多属血虚不润。

（十一）瘦薄舌

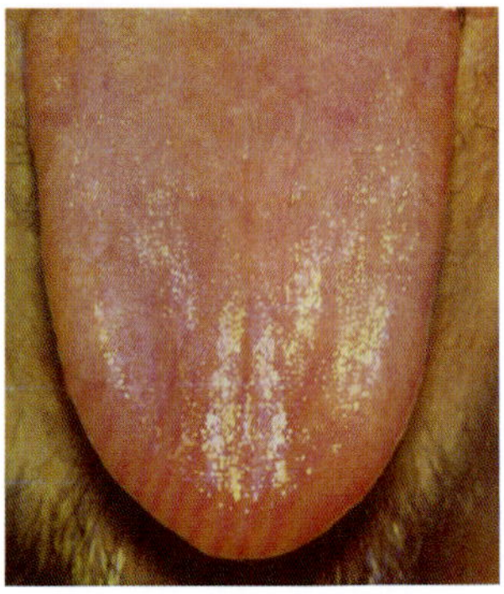

瘦薄舌是指舌体枯瘦淡薄。多因心脾两虚、阴血耗伤所致，主虚证。临床上多见于慢性消耗性疾病，多伴有全身消瘦。如严重的脑结核、肺源性心脏病、晚期癌肿。见此病舌，无论新病、久病均属重证。若枯萎无津，或色晦暗，预后多不良。

舌瘦薄、舌色淡白：多属阴阳两虚，气血不足。

舌瘦薄、舌色红绛：多属阴虚火旺，血中燥热。

（十二）芒刺舌

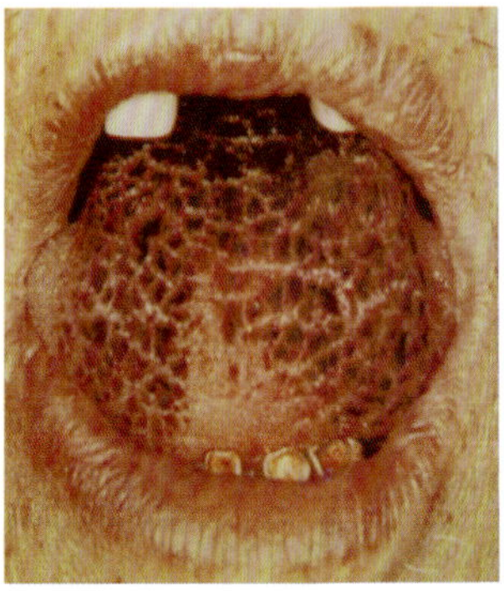

芒刺舌是指舌生芒刺。主邪热太盛，为实火。

舌尖有芒刺：多属心火亢盛。

舌边有芒刺：多属肝胆热盛。

舌中有芒刺：多属胃肠热盛。

舌芒刺、舌质鲜红：多属营分郁热、血热。

舌芒刺、舌质绛紫：多属热盛而气血壅滞。

第五章 舌象与辨证

一、舌象与八纲辨证

八纲，即阴、阳、表、里、寒、热、虚、实，是祖国医学辨证的根本大法，是带有普遍规律的纲领。

八纲辨证是指通过四诊掌握患者全身变化情况之后，进行综合分析，先分病证的阴阳类型，再辨别人体正气的盈亏、疾病所在部位深浅、病邪的寒热性质及正邪斗争的盛衰。

（一）阴、阳

《素问·阴阳应象大论》曰：“善诊者，察色按脉，先别阴阳。”说明阴阳是八纲中的总纲。其中，阴阳又可以概括其他六纲，即表、热、实证为阳，里、寒、虚证为阴。

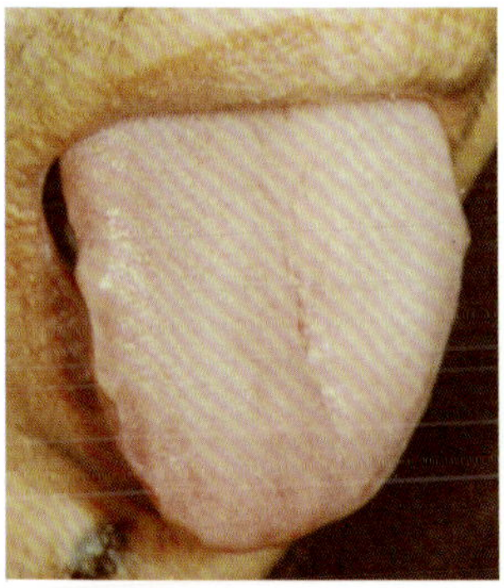

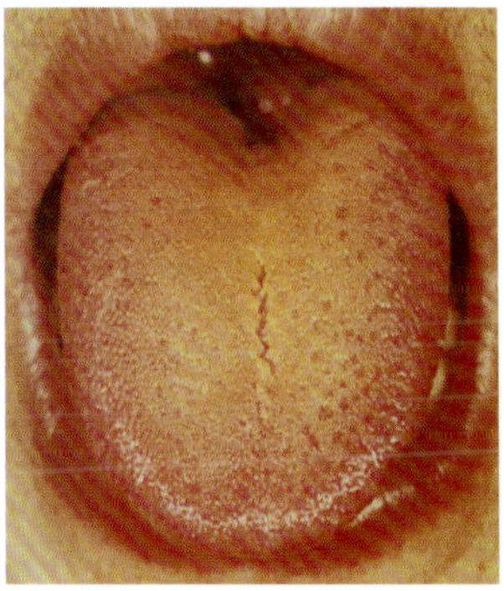

《类经·阴阳类》说“人之疾病，……必有所本，或本于阴，或本于阳，病变虽多，其本则一”，指出了虽然病证复杂多变，但可以变繁为简，抓住事物的本质，先分阴阳。《景岳全书·传忠录》说：“凡诊病施治，必须先审阴阳，乃为医道之纲领。阴阳无谬，治焉有差？医道虽繁，而可以一言蔽之者，曰阴阳而已。”

阴证多以寒象为表现，舌质淡，苔白或白润，伴身寒肢冷、无热恶寒、精神萎靡、脉虚无力。

阳证多以热象为表现，舌质红，苔黄，伴身热、烦渴、脉数。

（二）表、里

表、里是表示病邪侵犯人体部位深浅的两个纲领。

一般地说，病邪侵犯机体的皮毛、肌腠，病位浅，属表证；病邪侵犯脏腑，病位深，属里证。

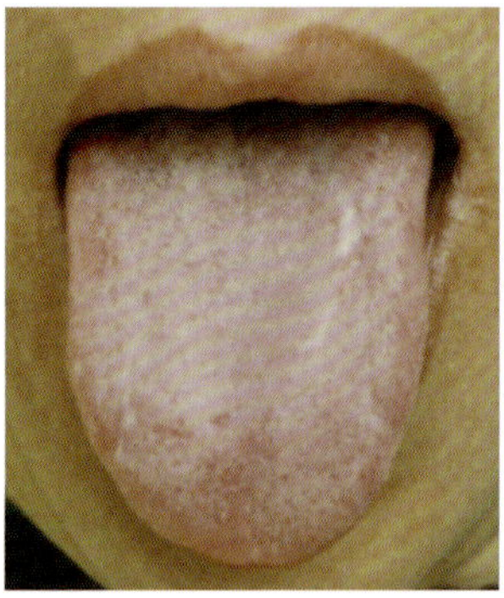

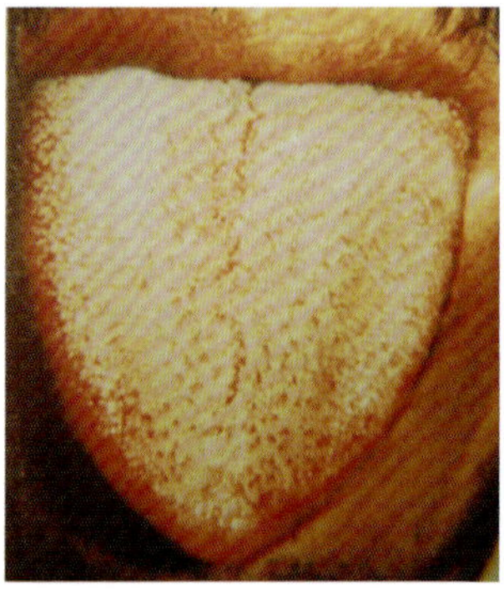

表证：舌象以薄苔为多见，但主要表现还是恶寒发热，所谓“有一分恶寒就有一分表证”。治疗表证以辛凉、辛温解表为法，常用方剂有桑菊饮、银翘散、麻黄汤、桂枝汤、荆防败毒散。

里证：舌象和症状表现多种多样，即无表证的疾病都属里证。又可以跟寒热、虚实相结合辨证分型，治疗方法也不同。如里实热，治疗以泄热通下，方选白虎汤、大小承气汤类；里虚寒，治疗以温里散寒，方选附子理中丸。

（三）寒、热

寒、热是概括机体阴阳偏盛、偏衰的两个纲领。《素问·阴阳应象大论》曰“阳盛则热，阴盛则寒”，《素问·调经论》曰“阳虚则外寒，阴虚则内热”，其意思一是病邪导致人体阳气偏旺而相对阴液不足，发为热证，为实热证，或因阴液亏损而使阳气相对亢盛，亦为热证，为虚热证；二是病邪导致人体阴气偏盛而相对阳气不足，发为寒证，为实寒证，或因阳气虚损而使阴寒内盛，亦为寒证，为虚寒证。

寒证舌象以舌质淡、苔白润为主要表现，伴有恶寒（畏寒），形冷喜温，口淡不渴，痰、涕清稀，小便清长，大便溏薄等症状。

热证舌象以舌质红、苔黄干（燥）为主要表现，伴有发热，喜冷，口渴饮水，痰、涕黄稠，小便短赤，大便干结等症状。

“热者寒之，寒者热之”是寒热病证的治疗原则。热者，治以甘寒清热，常用方剂为白虎汤、黄连解毒汤、犀角地黄汤；寒者，治以温阳散寒，常用方剂为附子理中丸、四逆汤、参附汤。

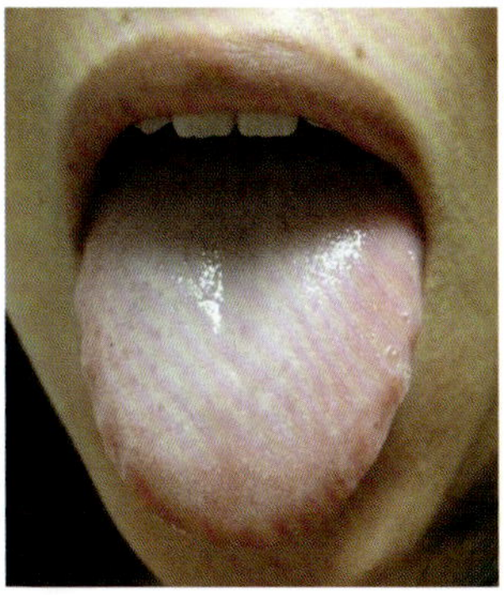

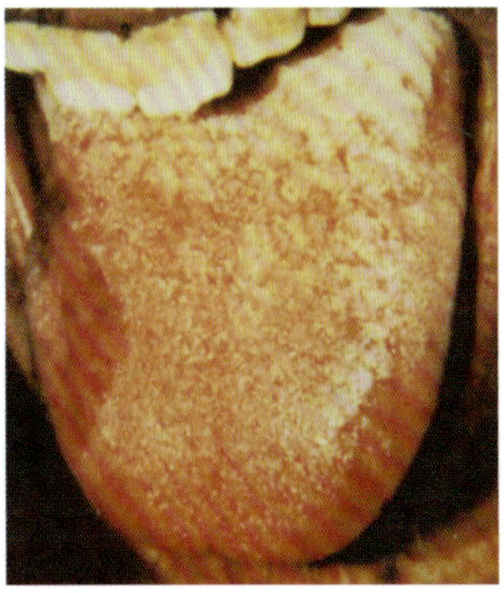

（四）虚、实

虚、实是概括人体正气强弱和病邪盛衰的两个纲领。《素问·通评虚实论》说："邪气盛则实，精气夺则虚。"实证是指邪气亢盛有余的证候，虚证则是指正气虚弱不足的证候。

在舌象表现上，两者有明显的区别，虚证舌象表现为舌质嫩，苔少或无；实证舌象表现为舌质老，苔厚腻。

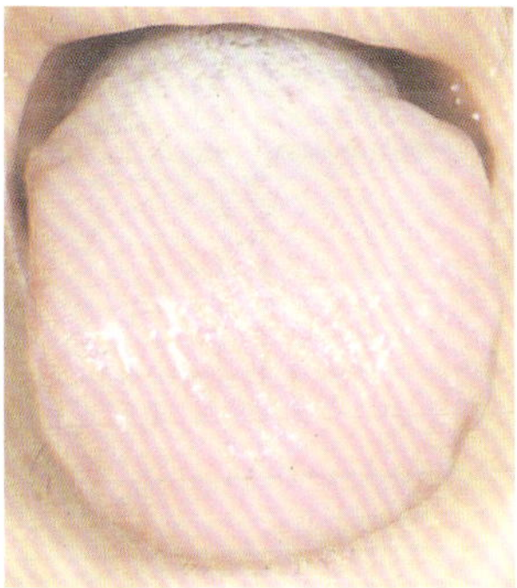

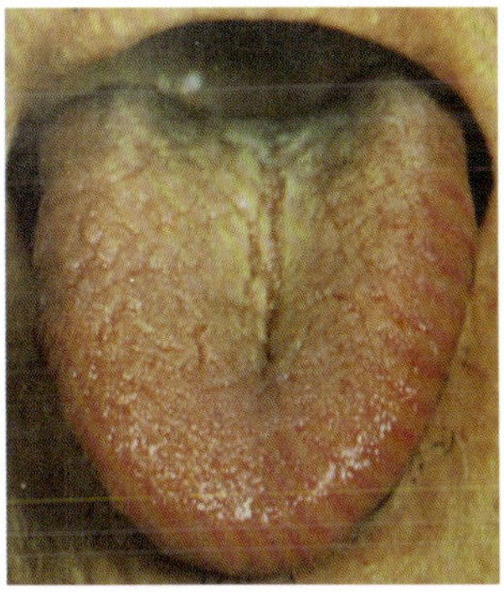

"虚则补之，实则泻之"是虚实病的治疗原则。虚者，治以补益之剂，常用方剂：独参汤、补中益气汤、四君子汤、四物汤等。实者，治以清泻之剂，常用方剂：承气汤类、白虎汤类等。

对于初学者来说，要明白两点：①八纲不是孤立的，相互间存在相兼、错杂、转化等关系；②八纲只是带有普遍规律的纲领，但对疾病本质的认识只是一个大方向，还不够具体和全面，是比较笼统和抽象的结论。应结合其他辨证方法，更进一步剖析疾病的本质，指导临床治疗。

二、舌象与六淫辨证

风、寒、暑、湿、燥、火本是自然界六种不同的气候变化，简称“六气”。六种气候是地球万物赖以生长的自然条件。如果六气变化剧烈，人体不能适应，或人体正气不足，抵抗力下降，不能适应六气的变化而产生疾病，六气便成为病因，称其为“六淫”或“六邪”。《灵枢·百病始生篇》说：“夫百病之始生也，皆生于风雨寒暑。”宋·陈言《三因极一病证方论》说：“六淫，天之常气，冒之则先自经络流入，内合于脏腑，为外所因。”六淫是泛指外感疾病的致病因素。

此外，由于脏腑功能失调，有些并不是外感疾病，但外在表现类似风、寒、湿、燥、火的证候，分别称为内风、内寒、内湿、内燥、内火。这种内生的风、寒、湿、燥、火与外感邪气的病变具有一定的区别。

风、寒、暑、湿、燥、火既有各自的致病特征，也有共同的特点：外感性、季节性、地域性和相兼性。

（一）风

风是指因自然界风的伤人而导致的病证，四季均可发病，多见于春季。风邪实为外感热病的先导。《素问·骨空论》云：“风者，百病之始也，……风从外入，令人振寒、汗出、头痛、身重、恶寒。”且寒、湿、燥、热诸邪多附于风而侵犯人体，如风寒、风湿、风温、风热之类。

风邪的性质和特点为：风为阳邪，其性开泄，风性善行数变，风性主动。

风有外风、内风之分。

外风是因外感风邪致病。主要病证是发热、恶寒、汗出，或并见咽痒、咳嗽、鼻塞流涕等。风邪的舌象特点主要是苔薄，但因为兼证不同，又有变化，这时就要结合其他四诊来判断了。

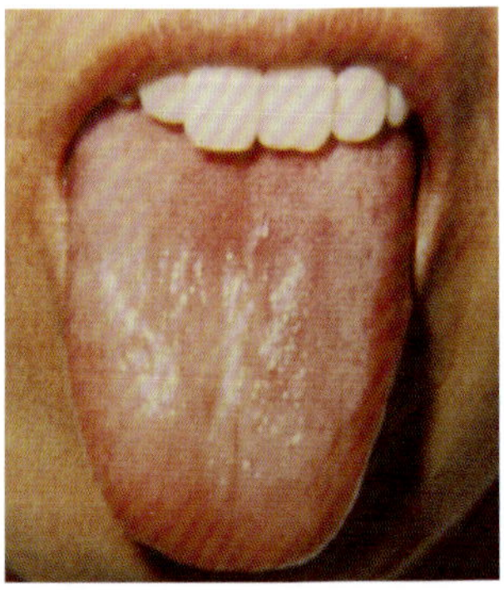

风寒证：舌苔薄白或白，略湿润，伴见恶寒重、发热轻，兼见头身疼痛、口不渴。治以祛风散寒，选用桂枝汤、荆防败毒散、麻黄汤。

风热证：舌质红，苔薄白或黄，稍干，伴见发热重、恶寒轻，或咽红肿痛、小便黄。治以祛风清热，选用桑菊饮、银翘散、麻杏石甘汤。

风湿证：舌质淡红，苔白、白腻、白滑，伴见发热（以午后为甚）、恶风汗出、关节肿痛或走窜不定等症状。治以祛风胜湿，选用羌活胜湿汤。

风水证：舌质淡，苔白、白腻、白滑，伴见发热、恶风汗出、头面肿，或一身悉肿、小便不利等。治以祛风利水，选用麻黄连轺赤小豆汤、麻黄汤合五皮散、五苓散。

内风是风从内生，由于肝的功能失调而致病。主要症状是头目眩晕、肢体震颤、抽搐等。舌象主要特点是舌质红，苔薄白干或薄黄干。治宜平肝熄风。常用平肝熄风药为主，选用牵正散、天麻钩藤饮、镇肝熄风汤。

（二）寒

寒是冬季的主气，有内寒与外寒之分。外寒，即由外界寒邪气侵入而发生的病变。常分为伤寒证和中寒证。寒邪伤于肌表，为“伤寒证”；寒邪直中脏腑，为“中寒证”。内寒是机体阳气不足、机能衰退的反映。

寒邪的性质和特点为：寒为阴邪，易伤阳气；寒性凝滞主痛；寒性收引。

寒邪的舌象特点主要是舌质淡白，苔白、苔腻、白滑。

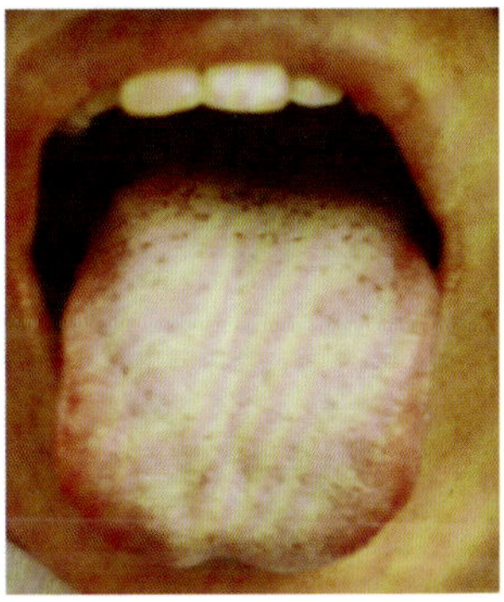

风寒证：舌质淡白，苔薄白润，伴见发热轻、恶寒重、无汗、鼻塞、咳嗽、喘息，脉浮紧。治以祛风散寒，选用麻黄汤、桂枝汤。

中寒证：寒邪客肺，舌质淡白，苔薄白润，伴见咳嗽、气喘、咯稀白痰等症状，治以辛温解表、温肺化痰，选用小青龙汤、止嗽散。寒滞胃肠，舌质淡，苔白腻、白滑，伴见腹部疼痛、肠鸣泄泻、呕吐等症状。治以解表和中、理气化湿，选用藿香正气散。

内寒证主要是上焦心肺阳虚、中焦脾阳不足、下焦肾阳不足。

上焦心肺阳虚：舌质暗淡，苔白、苔腻、白滑，伴见畏寒、胸背彻痛、呕逆短气、面唇青紫等症状，脉虚细、沉缓、沉迟。治以温通心阳、祛寒化痰，选用栝蒌薤白桂枝汤、小青龙汤、苏子降气汤、苏合香丸。

中焦脾阳不足：舌质淡，苔白、白腻、厚腻，伴见脘腹疼痛、呕吐清水、纳少腹胀、四肢不温，脉细缓。治以温中健脾、化湿行气，选用香砂六君子汤、陈夏六君子汤、小健中汤、附子理中丸、四神丸。

下焦肾阳不足：舌质淡，苔白、白滑，伴见畏寒肢冷、腰脊发凉、腰酸腿痛等症状，脉细缓、细弱。治以温阳固肾，选用金匮肾气丸、右归丸、金锁固精丸。

（三）暑

暑气为夏季的主气，乃火热之气所化。暑病独见于夏季。

暑邪的性质和特点为：暑为阳邪，其性炎热；暑性升散，耗气伤津；暑多挟湿。

暑邪的舌象特点主要是舌质红，苔白、黄或黄腻。

1. 伤暑证

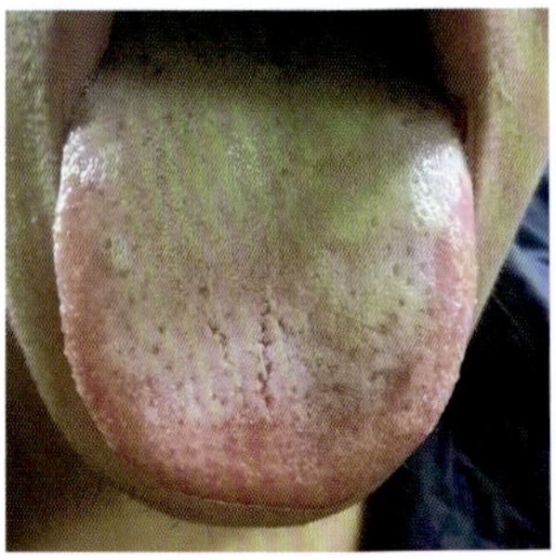

为暑病的轻证。舌质红，苔白或黄，伴见身热、多汗、心烦口渴、喜饮、乏力、倦怠无力，脉濡。治以清暑益气，选用六一散、四味香薷饮、清暑益气汤等。

2. 中暑证

为暑病的重证。舌质红或绛，苔白干，伴见突然昏倒、不省人事，或见面垢、喘渴、冷汗不止、手足厥冷，脉大而虚。治以清暑开窍，选用生脉散、独参汤、安宫牛黄丸等。

3. 暑湿证

舌质红，苔黄腻，伴见身热不扬，午后为甚，并有胸闷恶心、食饮不振、四肢困倦、大便溏、小便黄，脉濡。治以清暑化湿，选用三仁汤、藿朴夏苓汤、新加香薷饮等。

（四）湿

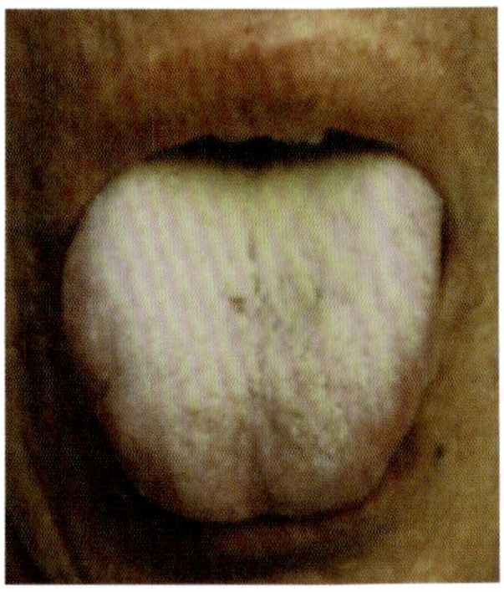

凡有重着、黏滞、趋下病性的邪气统称为湿邪。湿也有外湿、内湿的区别。外湿是自然界的湿气侵袭人体所致病证。内湿是由于脾失健运、水谷津液运化转输的功能发生障碍，蓄积停滞而成。

湿邪的性质和特点为：湿为阴邪，易伤阳气；湿性重浊；湿性黏滞，易阻气机。

湿邪的舌象特点主要是舌苔白腻或舌苔黄腻，严重的是舌苔滑腻。

1. 外湿证

外湿证分为伤湿证和湿痹证。

（1）伤湿证：舌苔薄白腻或薄黄腻，伴见恶寒发热、虽汗出而热不退、头身困重、胸闷、口不渴，脉濡而缓。治以祛风化湿，选用藿香正气散、藿朴夏苓汤等。

（2）湿痹证：又称“着痹”，为痹证中以湿邪为主的疾病。舌质淡，苔白腻，伴见肢体酸痛沉重，甚则难于转侧或肿痛有定处，肌肤麻木等，脉濡而缓。治以祛风除湿通络，选用蠲痹汤、羌活胜湿汤。

2. 内湿证

内湿证分上、中、下三焦。

（1）湿在上焦：舌苔腻，伴见胸膈满闷、头晕目眩，治以化痰熄风、健脾祛湿，选用二陈汤、半夏白术天麻汤等。

（2）湿阻中焦：舌苔腻，伴见脘腹痞满、不欲饮食、呕恶、口黏或甜、便溏下利、四肢沉重。治以健脾理气祛湿，选用平胃散、苓桂术甘汤、四君子汤等。

（3）湿注下焦：舌苔腻或滑润，伴见水肿、小便淋浊。治以温阳健脾、行气利水，选用五苓散、实脾饮等。

（五）燥

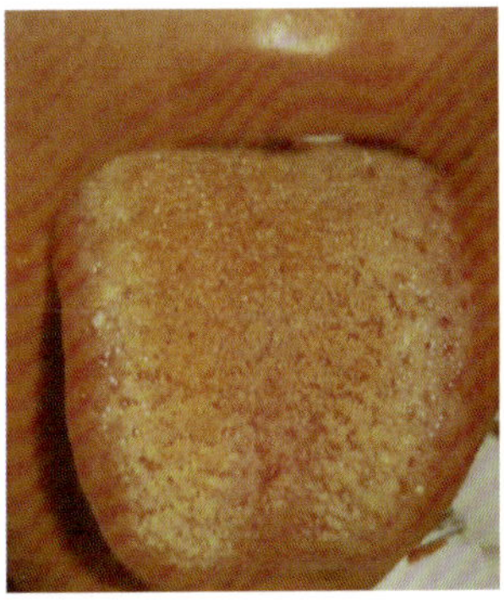

燥是秋季的主气。有外燥和内燥之分。人体感受外界燥邪发病，属外燥；内燥则属于机体津血内亏所表现的证候。

燥邪的性质和特点为：燥性干涩，易伤津液；燥易伤肺。

燥邪的舌象特点：外燥主要是舌苔干，内燥主要是舌苔少。

1. 外燥证

外燥证有凉燥、温燥之分。

（1）凉燥证：燥而偏寒。舌质淡红，舌苔薄白而干，伴见发热、恶寒、头痛无汗、口干咽燥、皮肤干燥、咳嗽少痰或无痰，脉浮。治以祛风润燥，选用杏苏散、沙参麦冬汤等。

（2）温燥证：燥而偏热。舌边尖红，苔黄干，伴见发热、微恶风寒、头痛、少汗、干咳或痰黏量少、咳而不爽、胸肋疼痛、皮肤及鼻咽干燥、口渴心烦，脉浮数。治以清热润肺，选用清燥救肺汤、麻杏石甘汤、桑杏汤等。

2. 内燥证

内燥证为舌质红，苔少或舌燥无津，伴见口渴、皮肤干燥粗糙、毛发干枯不荣、大便秘结、肌肉消瘦，脉细数。治以养阴复脉，选用复脉汤、生脉散、六味地黄丸等。

（六）火（热）

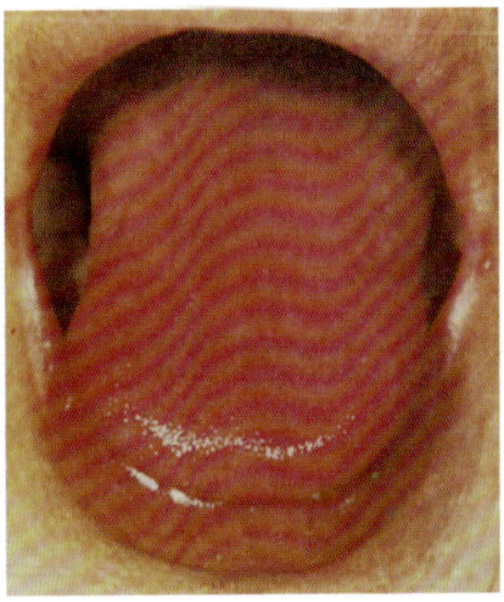

火病的发生可由直接感受温热邪气引起，也可由风、寒、暑、湿、燥转化而成；或因脏腑机能失调或情志过激而成，如肝火、心火、胆火等。热邪致病以全身性发热为主要特点，火邪致病以局部火热结聚为主要特点，如肌肤的红、肿、热、痛，或口舌生疮、牙痛、痈疮等。

火的性质和特点为：火为阳邪，其性燔灼趋上；火热易扰心神；火热易耗气伤津；火热易生风动血；火邪易致阳性痈疮。

火（热）邪的舌象特点主要是舌质红，苔黄干。

火又有实火、虚火之分。

1. **实火**

实火为邪实证。舌质红，苔黄或黄厚，伴见面红目赤、心烦恶热、口渴喜冷饮、大便秘结或泻下黏秽、小便短赤，甚则神昏谵语、狂躁不安，脉数实有力。治以清热凉血解毒，选用白虎汤、导赤散、龙胆泻肝汤、礞石滚痰丸、安宫牛黄丸。如伴有吐血、衄血、尿血、便血者，选用犀角地黄汤、玉女煎、八正散等。

2. **虚火**

虚火为阴虚火旺证。舌质红，苔少或无苔，伴见两颧潮红、五心烦热或骨蒸潮热、心烦失眠、口燥咽干、盗汗、尿短赤，脉细数。治以滋阴泻火，选用百合固金丸、黄芪鳖甲散、生脉散合六味地黄汤等。

三、舌象与气血津液辨证

气、血、津液是人体生命活动的物质基础。气、血、津液辨证是医生根据病人的生理、病理特征，对其病情进行分析，判断疾病的病理本质。

（一）气的病证

气的病证很多，一般可概括为气虚、气滞和气逆三个方面。

1. **气虚**

气虚是指全身或某一脏器出现机能减退的病理现象，常见于年老体弱、慢性病人和急性病的恢复期。气虚可见气陷证、气不固证和气脱证。

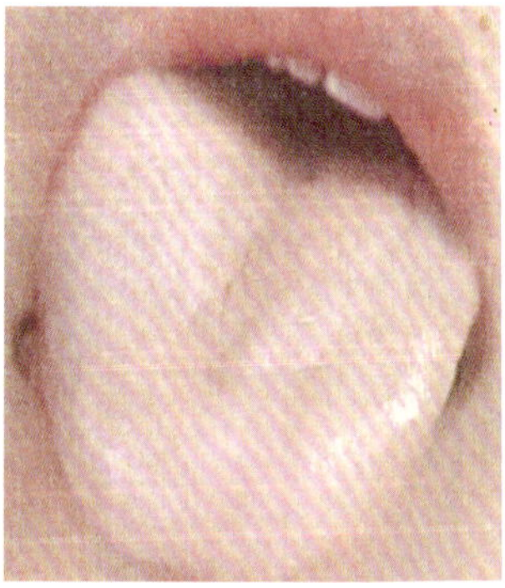

主要舌象：舌质淡，苔少。

其他脉证：呼吸气短、语声低微、疲倦乏力、自汗、饮食不振，脉虚细无力。气陷证为气虚无力升举而下陷，主要表现是内脏下垂，如脱肛、子宫脱垂。气不固证指气虚失其固摄，主要表现是自汗、二便失禁、男性滑精、女性经血、胎元不固等。气脱证是元气亏虚的危重证。

治疗法则为补气，方选四君子汤、补中益气汤、独参汤等。

2. **气滞**

气滞是指人体某一部位或某一脏腑、经络发生气机阻滞、功能障碍的病理现象，常由情志不畅、饮食失调、感受外邪或跌仆损伤等因素引起。

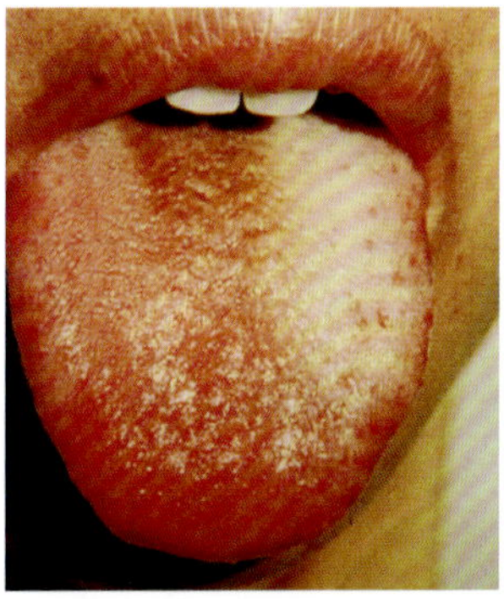

主要舌象：气滞证舌象无特殊表现，多见薄腻苔，挟热则舌质红，苔白黄腻。主要参照脉证。

其他脉证：闷胀、疼痛、脉弦为主要表现。如气滞胸胁则胸胁痛，气滞胃脘则胃脘痛。疼痛发作时轻时重，部位常不固定，疼痛性质为窜痛。病症发生往往与情绪变化有关，另外乳房作胀、排便时里急后重亦为气滞的症状。

治疗法则为行气、理气，方选半夏厚朴汤、越鞠丸、金铃子散、天台乌药散等。

3. 气逆

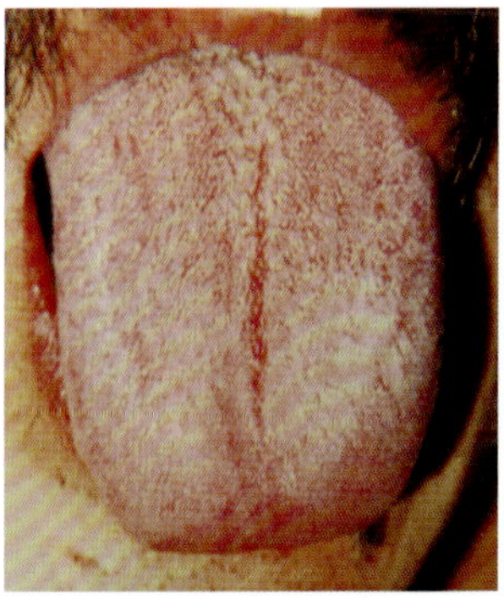

气逆是指气机当降不降，反逆上升的病证。有肺气上逆、胃气上逆、肝气上逆的不同，以上多属于实证；也有属于肾不纳气导致肺气上逆的虚证。

主要舌象：气逆证舌象无特殊表现，多见薄苔。主要参照脉证。

其他脉证：肺气上逆主要见症为咳喘上气，呼多吸少；胃气上逆主要见症为呃逆、嗳气、呕吐或噎膈反胃；肝气上逆主要见症为病人自觉有气上冲胸，发为奔豚气，或腹作痛、往来寒热。虚证气逆可见喘息汗出、小便不禁等虚象。

治疗法则为行气、理气、降气，方选苏子降气汤、旋覆代赭汤、天台乌药散、四逆散等。

（二）血的病证

临床上有关血的病证很多，概括起来主要有血虚、血瘀、血热、出血四个方面。

1. 血虚

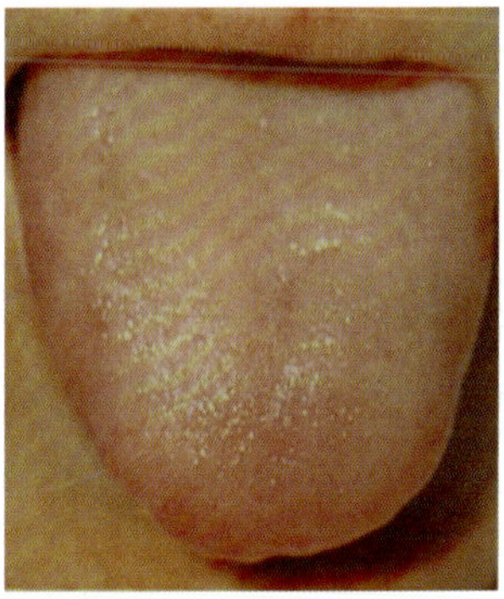

常由失血过多，或脾胃虚弱、生化不足，或瘀血阻滞、新血不足等引起。

主要舌象：舌质淡，苔白。

其他脉证：面色苍白或萎黄、唇色淡白、头晕眼花、心悸失眠、手足发麻，脉虚细无力等。常伴有气虚现象，如短气、疲乏等症状。

治疗法则为气血双补，“气为血之帅，血为气之母”，方选四物汤、十全大补汤、八珍汤等。

2. 血瘀

血瘀是人体局部或脏腑血行不畅，或血液留滞不行所发生的病变。多因外伤、出血、气虚、气滞、寒邪等引起。

主要舌象：舌质出现紫色瘀斑，久病者舌下脉络紫暗。

其他脉证：局部肿胀疼痛，痛如针刺拒按，痛处固定不移，夜间加剧，伴有面色晦暗、口唇色紫等。体表瘀血，常有青紫瘀斑；内脏瘀血，常可触到肿块，久瘀则肌肤甲错。

治疗法则为理气、活血、化瘀，方选桃核承气汤、桃红四物汤、血府逐瘀汤、复元活血汤等。

3. 血热

血热是由热邪炽盛侵犯血分所致。

主要舌象：舌质红或绛。

其他脉证：以实热和出血症状为主要表现。实热症状主要是心烦、口干不欲饮、身热以夜间为甚、脉细数；热迫血妄行而出血，主要见咯血、尿血、便血，以及妇女月经提前或经量过多。

治疗法则为清热凉血止血，方选犀角地黄汤、清营汤等。

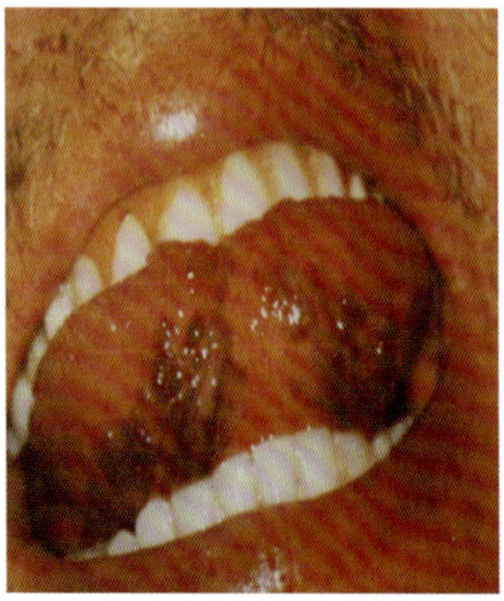

血瘀

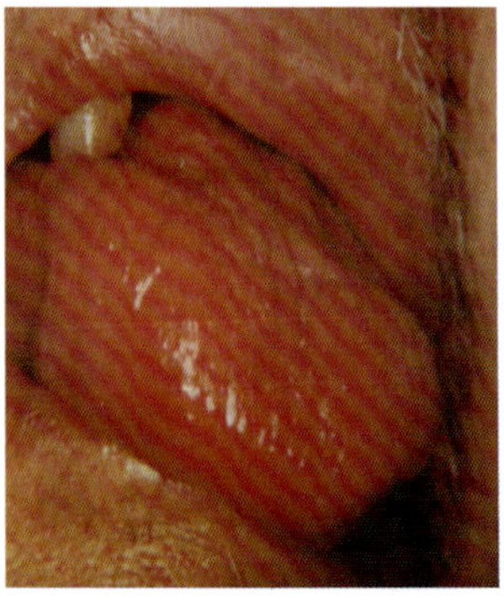

血热

4. 出血

引起出血的原因主要有四类：血热妄行、气虚失摄、瘀血内积、外伤所致。以下主要分述前三类。

（1）血热妄行。

主要舌象：早期舌质红或绛。

其他脉证：血色鲜红，并见心烦，脉细数。

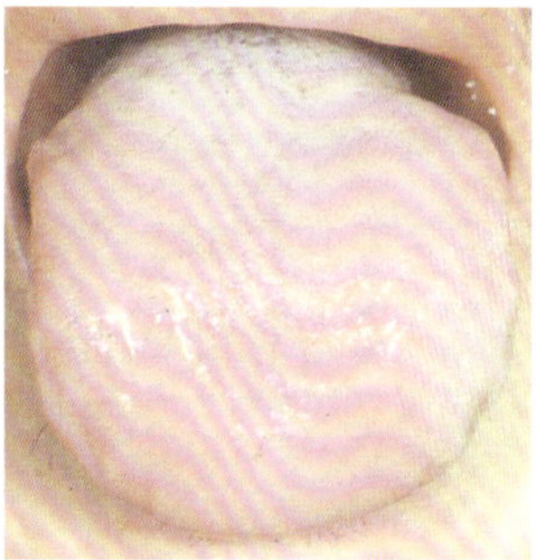

(2) 气虚失摄。

主要舌象：舌质淡。

其他脉证：血色淡而持续不止，脉细弱无力。

(3) 瘀血内积。

主要舌象：舌质暗紫或有瘀斑。

其他脉证：血色紫暗成块，常伴有刺痛，脉涩。

治疗法则为止血。又分为凉血止血、活血止血、补气摄血，方选犀角地黄汤、桃红四物汤、归脾汤、十灰散、小蓟饮子。若失血过多，气随血脱，急当补气摄血，用独参汤。

（三）津液的病证

气为阳，精、血、津液为阴。津血同源，津能生血，血可化津。津液病证主要以津液亏虚和津液输布受到阻碍为原因，常见证型有津液不足和水液内停。

1. 津液不足

多由大汗失血、呕吐泄泻、多尿以及高热耗伤津液所引起，亦可因肺、脾、肾功能失常导致。以口渴、咽干、小便短少、大便干结、唇燥舌干或无津、皮肤干燥等为辨证要点。

(1) 高热灼津。

主要舌象：舌质红，苔黄干。

其他脉证：心烦、渴饮，脉细数。

(2) 气阴两虚。

主要舌象：舌质淡，苔少或光剥无苔。

其他脉证：气短、神疲，脉虚无力。

治疗法则为增补津液、清热养阴、益气生津，方选增液汤、沙参麦冬汤、清暑益气汤、生脉散、麦味地黄丸等。

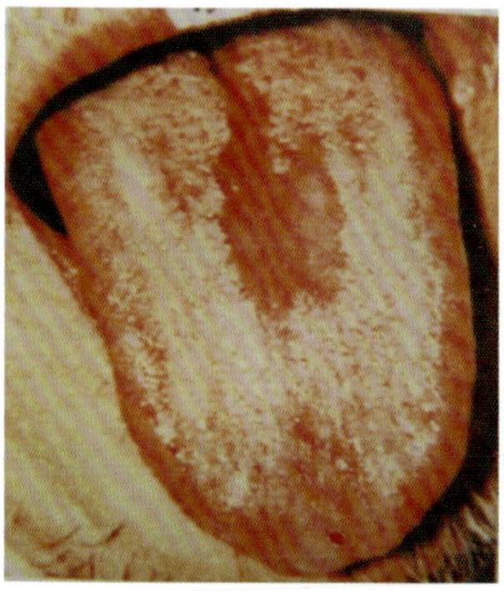

高热灼津

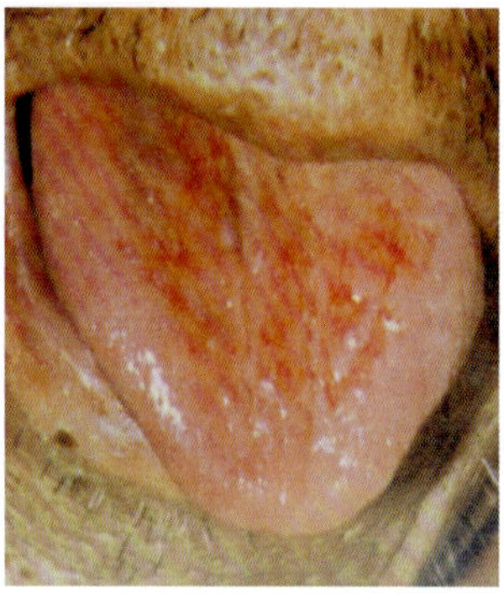

气阴两虚

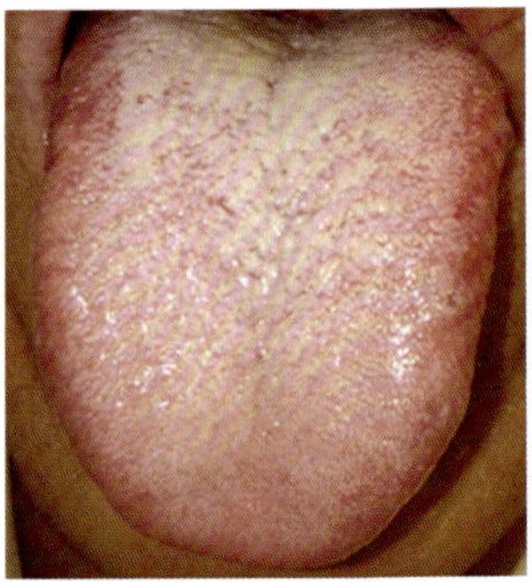

2. 水液内停

多由于肺、脾、肾等脏腑功能失常，津液的输送和排泄发生障碍，使身体局部或全身停积过量的水液，出现痰饮内停、水肿、鼓胀等病证。

主要舌象：舌质淡，苔白润滑或白腻，如鼓胀后期，舌质暗紫或有瘀斑。

其他脉证：水饮在上焦，见头晕目眩、咳嗽痰多、心下悸；水饮在中焦，见胁下胀满、咳唾引痛、脉弦，或腹胀纳少、口淡无味、小便不利、大便溏薄、脉细缓；水饮在下焦，见下肢浮肿，甚至全身浮肿；鼓胀则单纯腹大如鼓。

治疗法则为通阳化饮、健脾燥湿、温肾利水，方选苓桂术甘汤、胃苓汤、真武汤等。

四、舌象与六经辨证

六经辨证，是东汉医学家张仲景在《伤寒论》里创立的一种论治外感疾病的辨证方法，把外感病的各种证候变化归纳为三阳病（太阳病、阳明病、少阳病）和三阴病（太阴病、少阴病、厥阴病），用以说明病变部位、性质、正邪盛衰、病势的趋向以及六类病证之间的转变关系。其中三阳病证以六腑的病变为基础，三阴病证以五脏的病变为基础。运用六经辨证，不能只局限于外感病的诊治，同样可以指导内伤杂病的诊治。

六经病证从病变部位来看分别为太阳病主表，阳明病主里，少阳病主半表半里，而三阴病统属里。三阳病多实、多热，三阴病多虚、多寒。概括地说，六经病证的治疗原则为三阳病重在祛邪，三阴病重在扶正。

（一）太阳病证

太阳病证是外邪初袭体表的阶段。太阳经证的主要舌象是苔薄白，主要脉证有恶寒、发热、头项强痛、脉浮。太阳中风证又称表虚证，太阳伤寒证又称表实证，两者的区别就在于有汗和无汗。若外邪随经入腑，影响膀胱气化，成为太阳蓄水证；若邪热与血结于下焦，则成为太阳蓄血证。

1. 太阳中风证

主要舌象：舌苔薄白。

主要脉证：头痛、发热、恶风、汗出，脉浮缓。

治疗法则：解肌祛风、调和营卫，方选桂枝汤。

2. 太阳伤寒证

主要舌象：舌苔薄白。

主要脉证：恶寒、发热、头痛、身疼、腰痛、骨节疼痛、无汗，脉浮紧。

治疗法则：辛温发汗，方选麻黄汤。

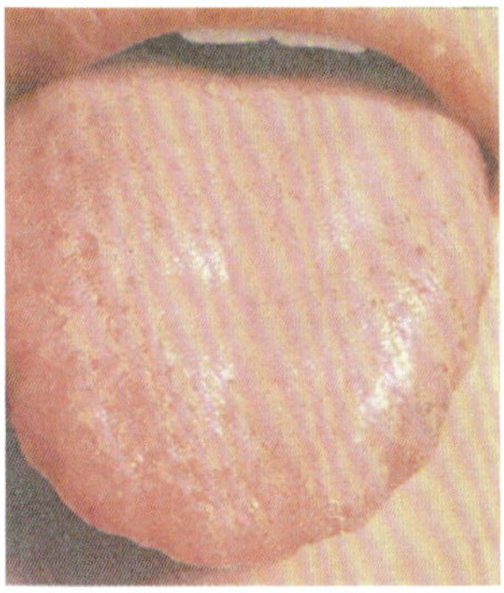

太阳中风证

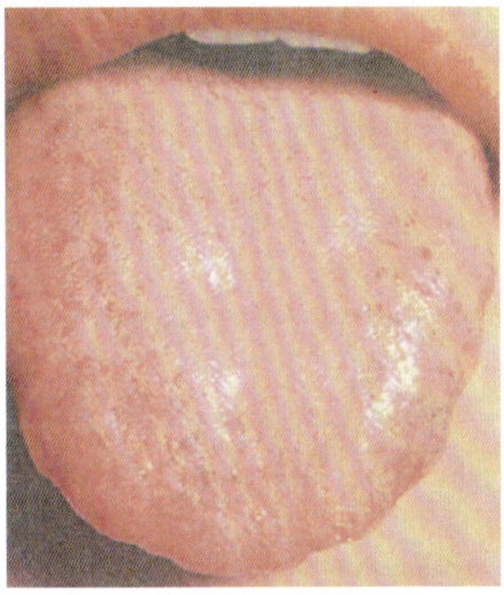

太阳伤寒证

3. 蓄水证

主要舌象：舌苔薄白。

主要脉证：发热、汗出、烦渴，或渴欲饮水、水入则吐，小便不利，脉浮。

治疗法则：通阳行水、外疏内利，方选五苓散。

4. 蓄血证

主要舌象：舌苔薄白。

主要脉证：小腹急结或硬满，精神如狂，甚则发狂，小便自利。

治疗法则：泻热破瘀，方选桃核承气汤。

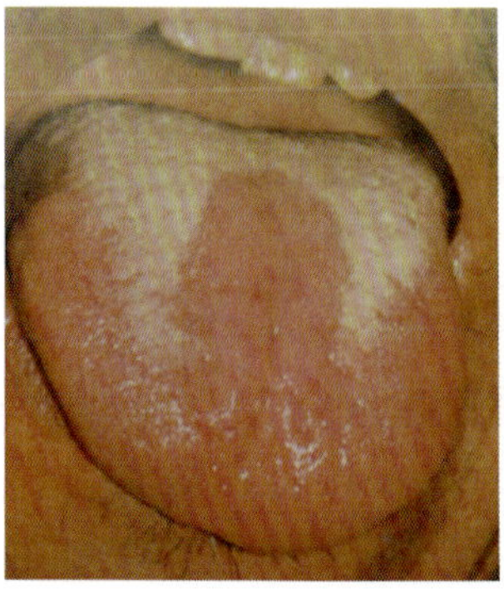

蓄水证

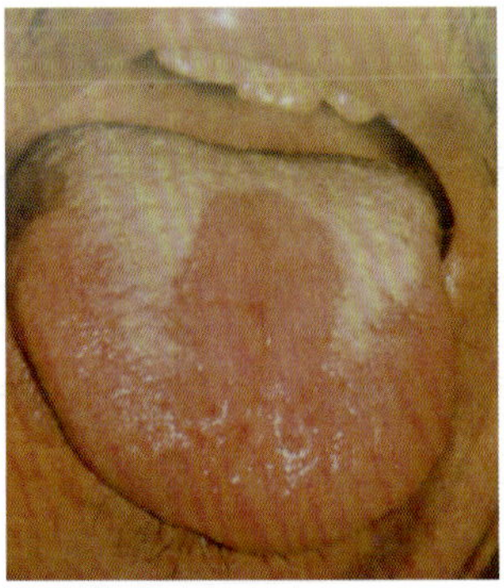

蓄血证

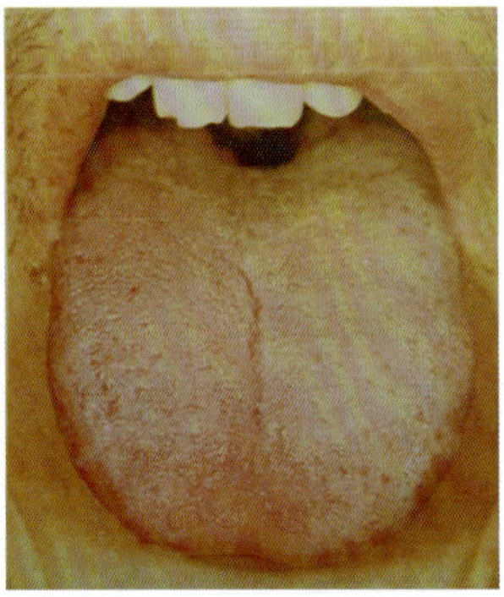

太阳病兼证

5. 太阳病兼证

（1）太阳经输不利。

主要舌象：舌苔薄白。

主要脉证：除太阳中风证或太阳伤寒证主要脉证外，并见项背强几几。

治疗法则：解肌祛风、疏通经脉，方选桂枝加葛根汤、葛根汤。

（2）肺气上逆作喘。

主要舌象：舌苔薄白。

主要脉证：除见太阳中风证的主要脉证外，兼见胸满、气喘。

治疗法则：解肌祛风，兼利肺气，方选桂枝加厚朴杏仁汤。

（3）外寒内饮。

主要舌象：舌苔薄白或白润。

主要脉证：具有太阳伤寒证主要脉证，兼见咳嗽，咯有稀白痰。

治疗法则：发汗散寒、溢除水饮，方选小青龙汤。

（4）外寒困闭，阳郁于里。

主要舌象：舌苔薄白或薄黄。

主要脉证：病在太阳经证主要脉证的基础上，兼见烦躁、精神不安。

治疗法则：发汗泻热，方选大青龙汤。

（二）阳明病证

太阳病或少阳病病邪入里，侵袭阳明而成阳明病。阳明病多为里热实证，可分为两大类：阳明病热证和阳明病实证。阳明病热证指阳明邪热亢盛，尚未燥屎内结；阳明病实证指胃肠燥热成实，大便秘结不下。

1. 阳明病热证

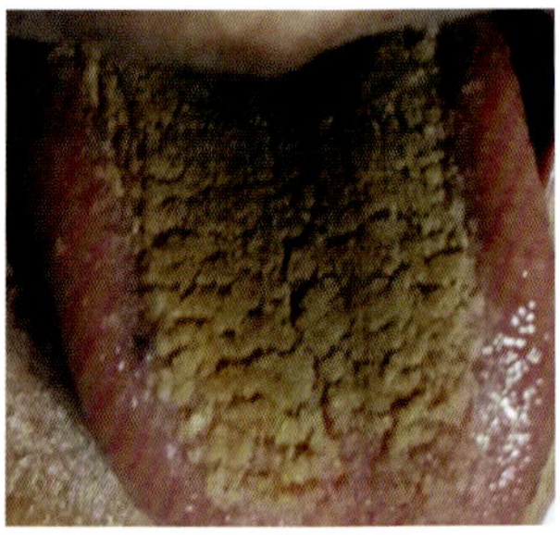

主要舌象：舌质红，苔黄燥。

主要脉证：身热汗出、口渴喜饮、心烦，脉洪大。

治疗法则：清热生津，方选栀子豉汤、白虎汤等。

2. 阳明病实证

主要舌象：舌质红，苔黄燥，或苔黄起芒刺。

主要脉证：身热、日晡潮热、汗出连绵、腹满疼痛拒按、大便秘结，或烦躁谵语，甚至神志不清，脉沉实有力。

治疗法则：荡涤燥结，方选三承气汤类。

3. 阳明病湿热发黄

主要舌象：舌质红，苔黄腻。

主要脉证：发热、身目皆黄、色鲜明、心烦、口渴、腹满、大便不爽、小便短赤，脉滑数。

治疗法则：清热利湿退黄，方选茵陈蒿汤、麻黄连轺赤小豆汤等。

4. 阳明病蓄血证

主要舌象：舌质红，苔黄腻。

主要脉证：阳明病患者，大便硬却反易解下，色黑而亮，其人喜忘。

治法：破瘀泄热，方选抵当汤。

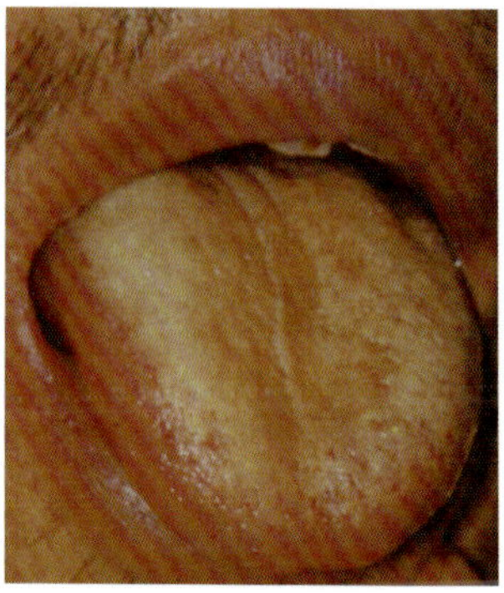

阳明病实证

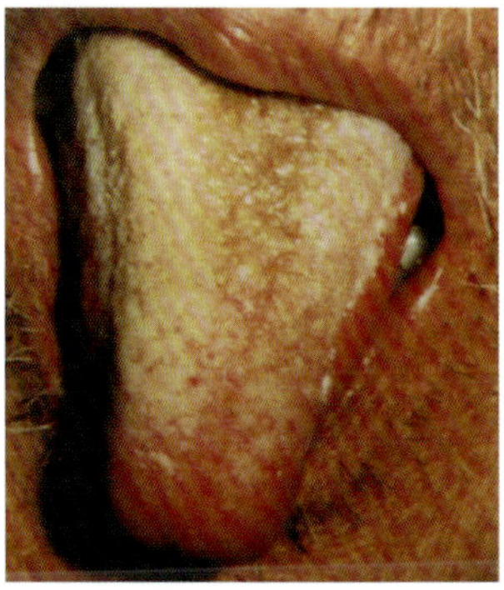

阳明病湿热发黄

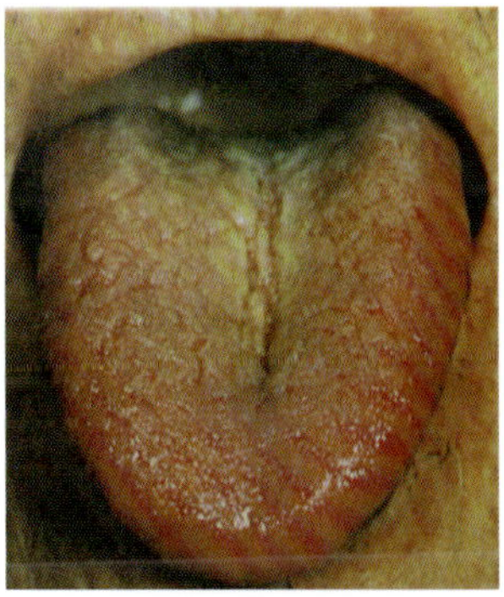

阳明病蓄血证

（三）少阳病证

少阳病是半表半里的病变。

1. 少阳病主证

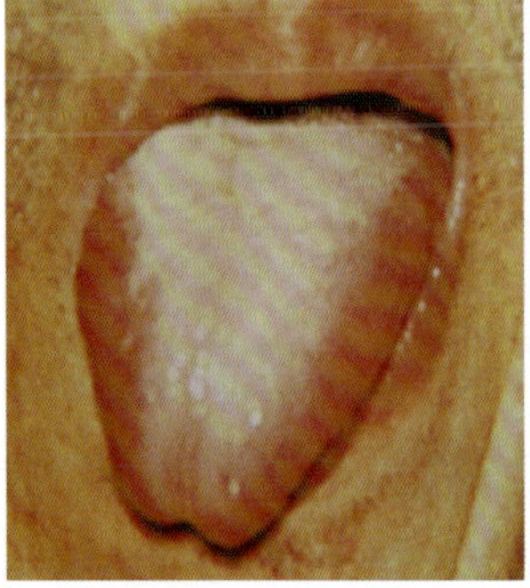

主要舌象：舌质淡红，苔白。

主要脉证：口苦、咽干、目眩是总提纲，伴见往来寒热、胸胁苦满、默默不欲饮食、心烦喜呕，脉弦。

治疗法则：和解少阳，方选小柴胡汤。

2. 少阳病兼证

（1）兼太阳经证。

主要舌象：舌质淡红，苔白。

主要脉证：发热、微恶寒、肢节烦疼、微呕、胃脘支结、郁闷不舒。

治疗法则：和解少阳，兼散表寒，方选柴胡桂枝汤。

（2）兼阳明腑证。

主要舌象：舌质红，苔白黄腻。

主要脉证：呕不止、心下急、郁郁微烦。

治疗法则：和解少阳、通泻腑实，方选大柴胡汤。

（3）兼脾虚寒证。

主要舌象：舌质淡，苔白滑。

主要脉证：胸胁满或痛，或痛绕肩背，口苦、心烦、不欲食，大便溏，日二三行，或见腹胀，脉弦迟无力。

治疗法则：和解少阳、兼以温脾，方选柴胡桂枝干姜汤。

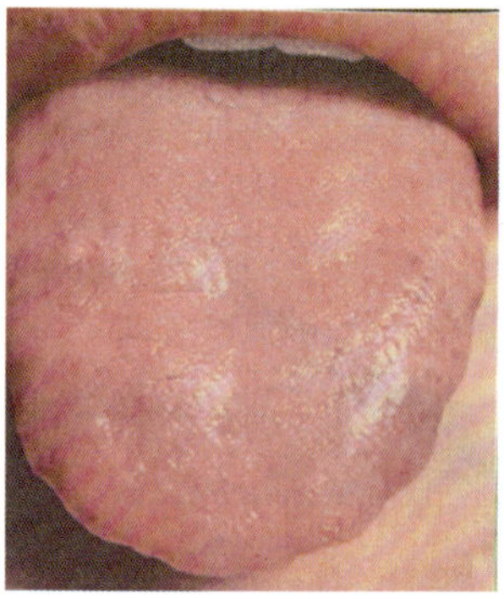

兼太阳经证

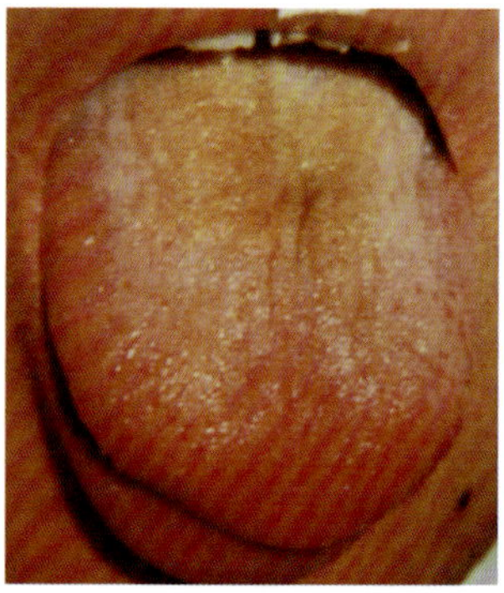

兼阳明腑证

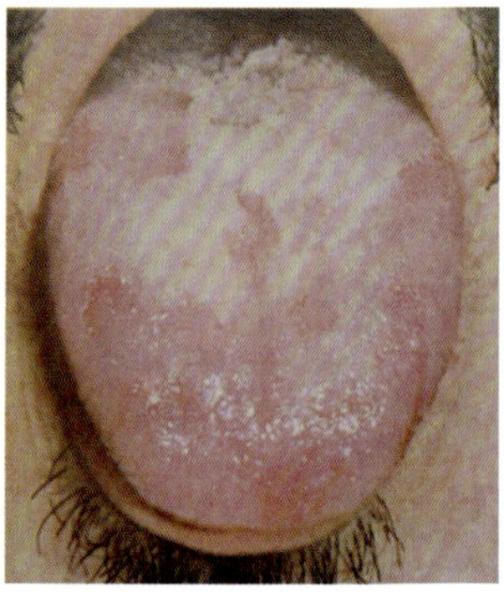

兼脾虚寒证

（四）太阴病证

太阴病的性质是中焦阳虚气衰，脾胃虚寒证，属于里虚寒证的早期阶段。

主要舌象：舌质淡，苔白、白滑、白腻。

主要脉证：腹满呕吐、食欲不振、腹泻时痛、喜温喜按、口不渴，脉迟或缓。

治疗法则：温中散寒、健脾燥湿，方选理中丸。

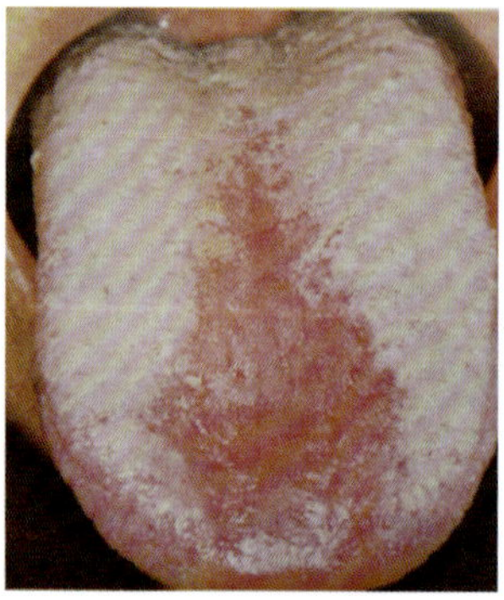

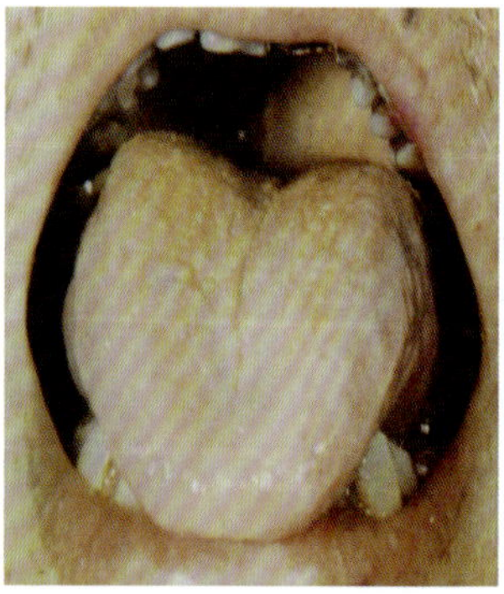

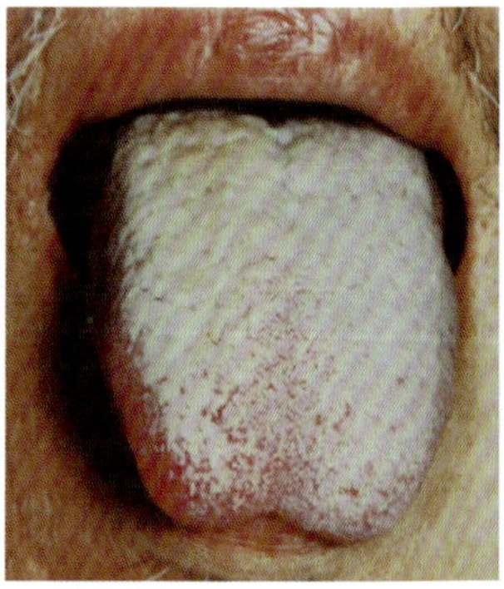

（五）少阴病证

少阴病以阳虚里寒为主，表现为心肾的机能衰减。足少阴肾与太阳膀胱互为表里，一为水脏，一为水腑，对水的代谢有重要作用，因此，少阴病每有水饮证候，小便清长是少阴阳虚寒盛的辨证依据。其主要舌象是舌淡，苔白或白滑。

1. 少阴寒化证

主要舌象：舌质淡，苔白。

主要脉证：但欲寐、自利而渴、欲吐不吐、心烦、小便色白，脉微。

治疗法则：急温少阴，方选四逆汤、参附汤等。

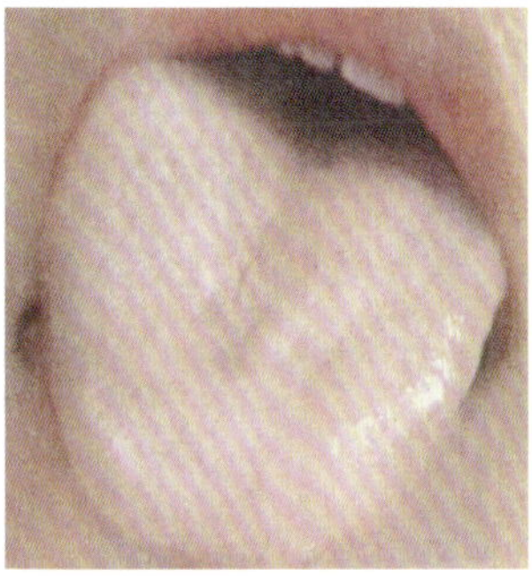

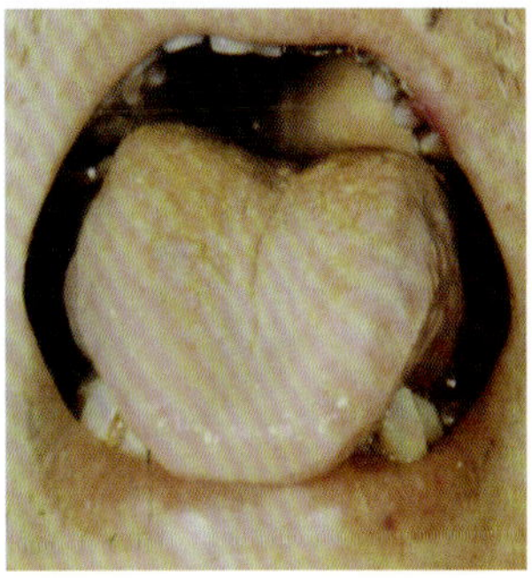

2. 阴盛格阳证

主要舌象：舌质淡，苔白滑。

主要脉证：手足逆冷、下利清谷、身反不恶寒、面色赤，脉微欲绝。

治疗法则：回阳救逆，方选通脉四逆汤、参附汤等。

3. 阳虚水泛证

主要舌象：舌质淡，舌苔水滑。

主要脉证：头目眩晕、心下悸、肢体和筋肉跳动或振摇站立不稳、小便不利或腹痛下利，肩背沉重、面色黧黑，脉沉弦。

治疗法则：温阳利水，方选真武汤、五苓散等。

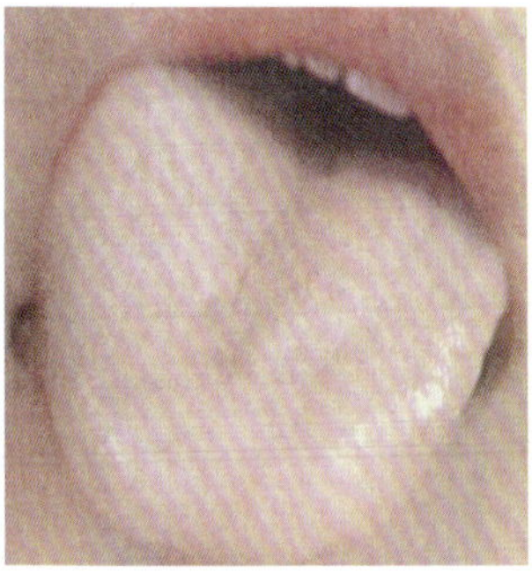

阴盛格阳证

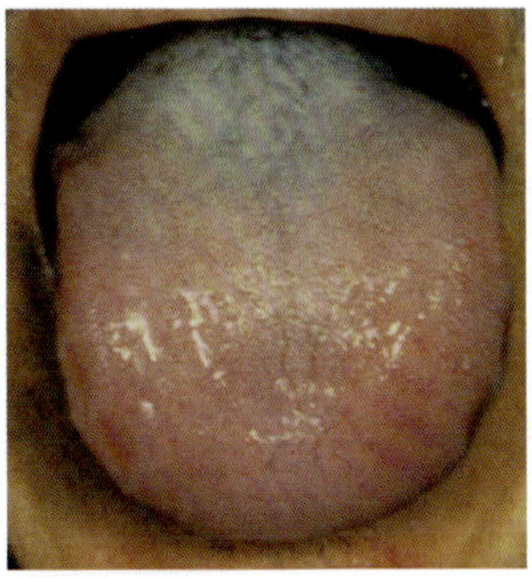

阳虚水泛证

4. 少阴热化证

（1）阴虚热证。

主要舌象：舌质红绛，苔少。

主要脉证：口燥、咽干、心烦不得眠、小便黄，脉细数。

治疗法则：滋水泻火，方选黄连阿胶汤。

（2）阴虚水停证。

主要舌象：舌质红，苔白。

主要脉证：咳而呕渴、心烦不得眠、小便不利，脉弦细数。

治疗法则：育阴、利水、清热，方选猪苓汤。

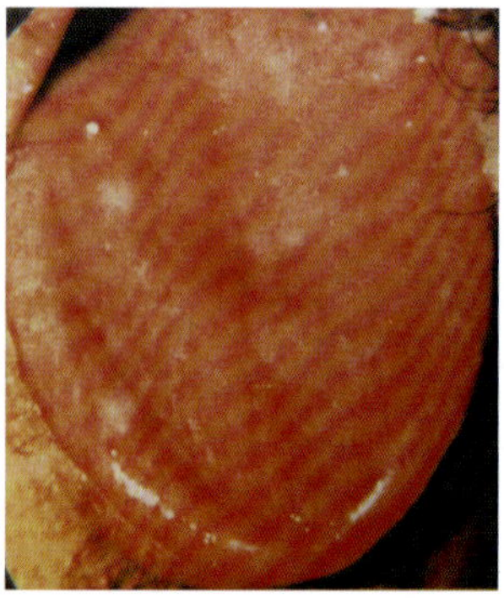

阴虚热证

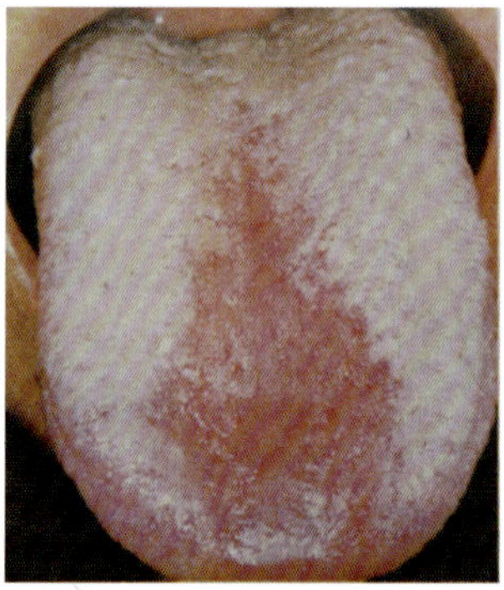

阴虚水停证

（六）厥阴病证

厥阴病是邪正相争的危重阶段，是上热下寒的寒热错杂证，表现为胃热脾寒之证，但又不同于脾胃虚寒、脾肾阳虚证。寒厥是因阳虚阴盛所致，热厥是因邪热深伏所致。

1. 寒厥（又称阴厥）

主要舌象：舌质淡，苔白润滑。

主要脉证：下利、手足厥冷、无热、恶寒，脉微或脉细欲绝。

治疗法则：回阳救逆、温通血脉，方选四逆汤、参附汤、当归四逆汤等。

2. 热厥（又称阳厥）

主要舌象：舌质红，苔黄。

主要脉证：手足厥冷、烦热、口渴、尿赤，脉滑数。

治疗法则：清热和阴，方选白虎汤。

3．蛔厥

主要舌象：舌质淡红，苔白黄腻。

主要脉证：以吐蛔、手足厥冷为主，伴消渴、气上撞心、心中疼热、饥而不欲食，脉弦。类似于胆道蛔虫病或蛔虫性肠梗阻。

治疗法则：调理寒热、和胃驱蛔，方选乌梅丸。

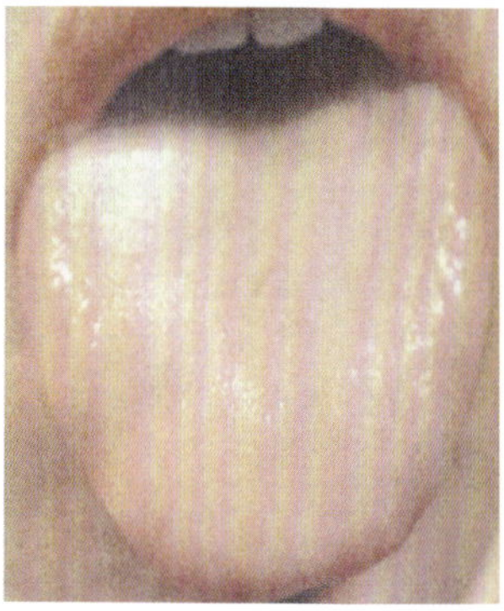

寒厥

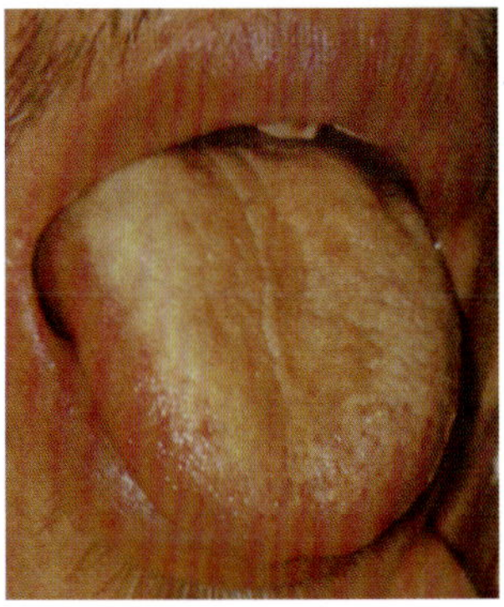

热厥

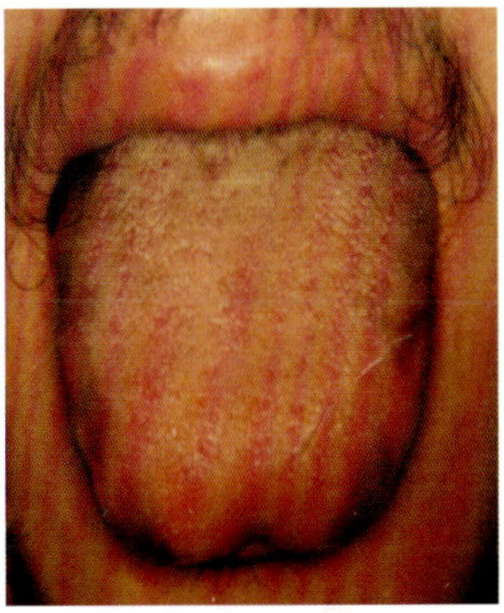

蛔厥

五、舌象与三焦辨证

三焦辨证是清代名医吴鞠通创立的一种诊治外感温热病的方法。岭南地区以湿为多，温病以湿热病为主。因为湿为阴邪，不同于温热邪气伤阴而入营血，所以用卫气营血的辨证方法对诊治湿热病的指导作用较小。与此类同，六经辨证也不能完全描述湿热病。三焦的主要生理机能是疏通水道、运行津液。因为湿为重浊阴邪，它有从上而下的特征，所以湿邪的特点以及三焦的生理机能决定了三焦辨证最适于湿热病。根据湿热伤人的重点脏腑部位和先后次序，划分为上、中、下三个部分，同时又是湿热病的初、中、末三个阶段。

（一）上焦湿热

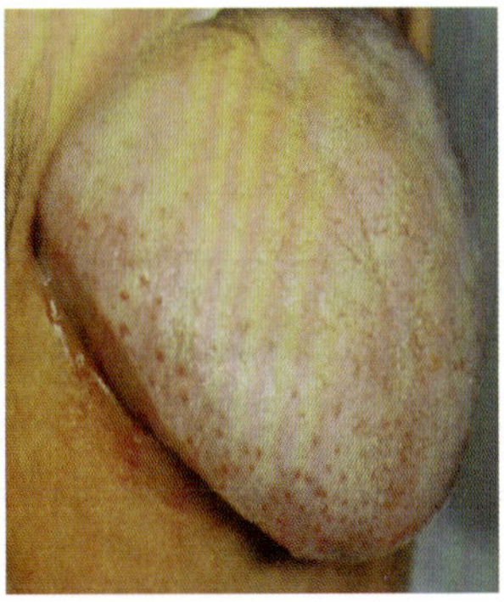

病在上焦，是湿热病的初期阶段，其病位主要在于肺和皮毛。热象多不明显，重点在于湿，有的还出现寒湿症状，一般数日后才有热象出现，其症状仍以恶寒为主。

主要舌象：舌苔白腻。

主要脉证：恶寒重、少言笑、不思饮食，脉濡而无力。

治疗法则：应以化湿为主。兼表证表现的，以温散表湿，方选藿香正气散、羌活胜湿汤等；兼热象表现的，用宣化湿热法，方选藿朴夏苓汤。

（二）中焦湿热

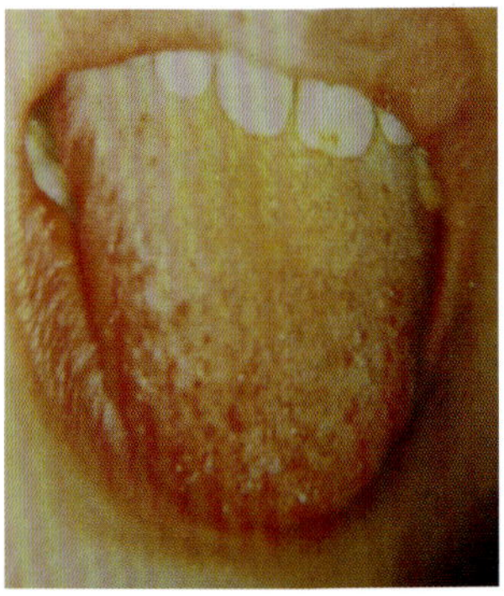

病入中焦，是湿热病的中期阶段。中焦湿热可由上焦传来，其特点是身热不扬。由于湿热伤损脾胃，主要表现是消化和运转方面的症状。

主要舌象：舌苔白腻微黄。

主要脉证：身热不扬、胸脘闷胀、不思饮食、便溏不爽、尿短而黄，脉濡。

治疗法则：清化湿热，方选甘露消毒丹、三仁汤、黄芩滑石汤、连朴饮等。如湿热酿痰、蒙蔽心窍、发为神识昏迷者，治宜豁痰开窍，如菖蒲郁金汤。

（三）下焦湿热

下焦湿热一般是由中焦传来，病位在于大肠、膀胱，突出症状在大小便上。

1. 湿困膀胱

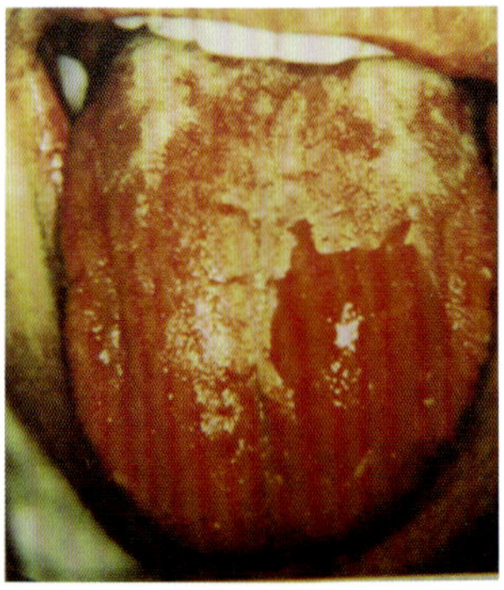

主要舌象：舌苔灰白黄腻。

主要脉证：小便不通，伴见头脑胀痛昏、脘腹痞闷、大便不畅，脉濡。

治疗法则：淡渗利湿，方选茯苓皮汤、五皮散等。

2. 湿滞大肠

主要舌象：舌苔灰黄腻。

主要脉证：大便不通或不畅，黏滞不成形，伴见小腹结痛、头胀脘闷，脉濡。

治疗法则：导浊行滞，方选平胃散、三仁汤等。治疗湿温病，重在看舌苔，舌苔以腻苔为主。湿在表，则薄腻苔，治以芳香化浊为主；湿在里，则厚腻苔，治以苦温燥湿为主；湿重于热，则白腻苔，治以淡渗利湿为主；热重于湿，则黄腻苔，治以苦寒清热为主，兼以化湿。

至于发汗、攻下、滋阴等法，本病初起应禁用。吴鞠通《温病条辨》说："汗之则神昏耳聋，甚则目瞑不欲言，下之则洞泄，润之则病深不解。"即明确指出了治疗湿温初起的三大禁忌。

六、舌象与卫气营血辨证

卫气营血辨证由清代医家叶天士创立，适用于外感温热病。

卫气营血病证，既是对温热病四类证候的概括，又是温热病发展过程中深浅、轻重不同的四个阶段。

（一）卫分证

卫分证，一般见于温热病的早期，病位在皮毛与肺，也就是温热病表证阶段。其辨证要点是微恶风寒、发热，舌边尖红，苔白黄，脉浮数。又分温热病邪在皮毛和邪在肺两种类型。

1. 邪在皮毛

主要舌象：舌质红，苔白黄。

主要脉证：发热、微恶风寒，脉浮数，或有咳嗽、咽痛、口渴等。

治疗法则：辛凉解表，兼清热，方选银翘散。

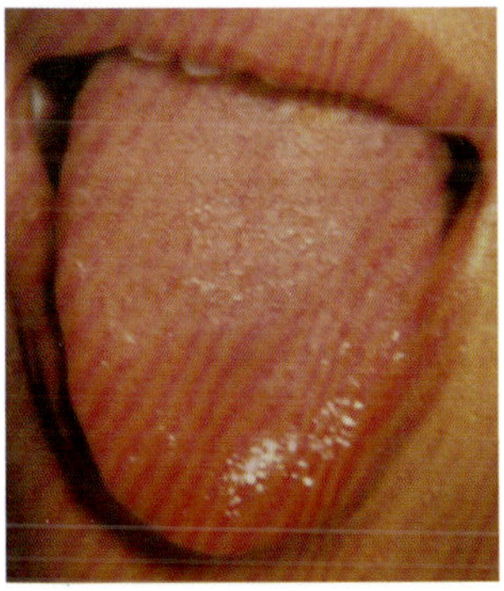

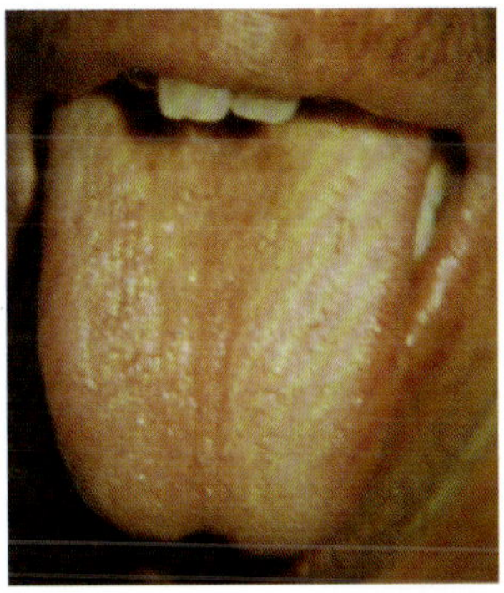

2. 邪在肺

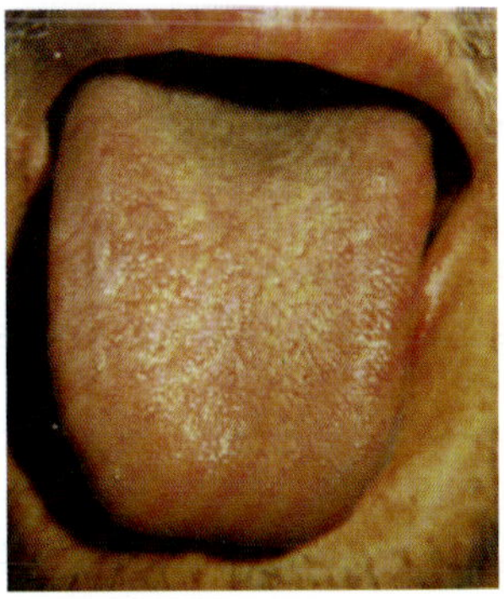

主要舌象：舌质红，苔薄黄。

主要脉证：咳嗽少痰，或咳出不爽，咽痛、微恶风寒、微发热，脉浮数。

治疗法则：宣肺散热，方选桑菊饮。

（二）气分证

温热入于气分，属于里热证，是比卫分更为严重的阶段。温热病入于气分的途径有两条：①从卫分传入，先见恶寒、发热，而后转变为不恶寒但恶热；②直入气分，不恶寒的卫分阶段，起病即见但热不寒。

气分证的主症是不恶寒，但恶热。根据邪热入里的所在部位不同，分为肺热、胸膈热、胃热、肝胆热、肠热等。

1．温热在肺

主要舌象：舌质红，苔黄。

主要脉证：咳喘胸痛、口渴汗出、汗出热不解，脉数，或有咳喘口燥、吐白津如皂泡的，则为肺燥偏甚。

治疗法则：前者宜宣肺、清肺热，方选麻杏石甘汤；后者宜清热、润肺，方选清燥救肺汤。

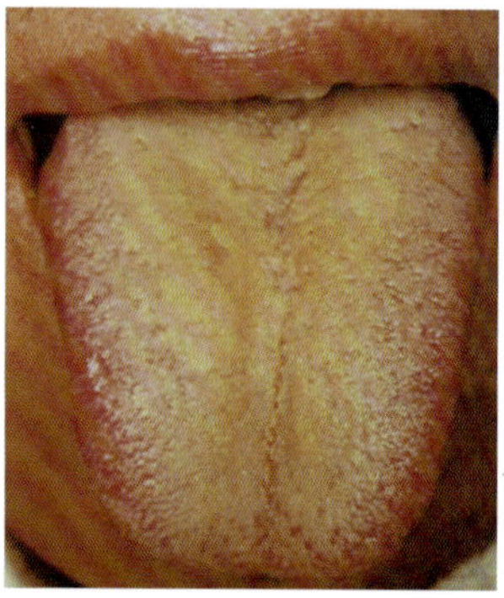

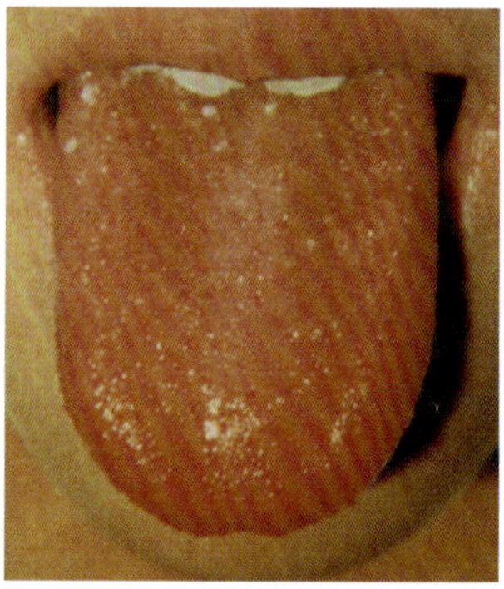

2．热郁胸膈

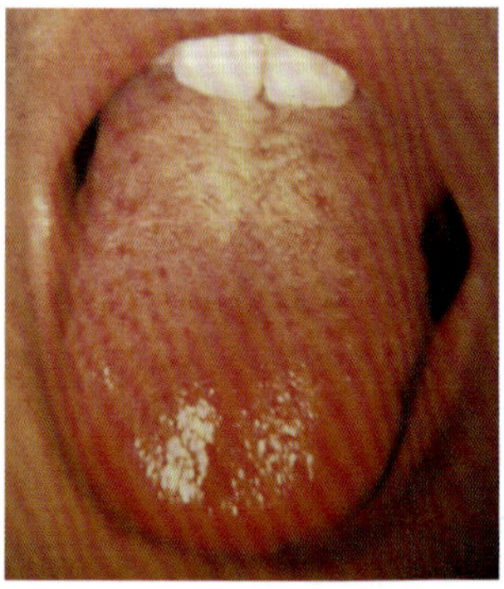

主要舌象：舌质红，苔黄。

主要脉证：胸中闷胀、阵阵烦热、时觉烦恼、不能安睡，脉数，或兼大便闭结。

治疗法则：前者宜清透郁热，方选栀子豉汤；后者宜表里两解，方选凉膈散。

3. 热入于胃

主要舌象：舌质红，苔黄燥。

主要脉证：大热、大汗、大渴，伴心烦，脉洪大，或因汗多而津气内伤，脉虚欲绝。

治疗法则：前者宜清热生津，方选白虎汤；后者宜益气固脱，方选生脉散、白虎加人参汤等。

4. 热郁肝胆

主要舌象：舌边红，苔黄。

主要脉证：干呕、口苦而干、心烦少寐、胁痛，脉弦数。

治疗法则：清热解郁，方选黄连黄芩汤。

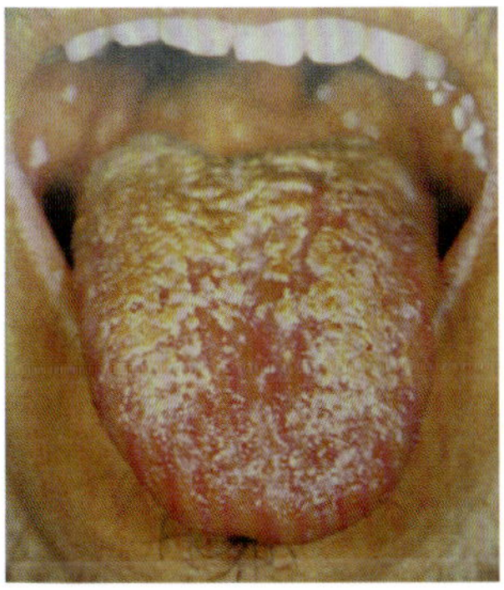

热入于胃

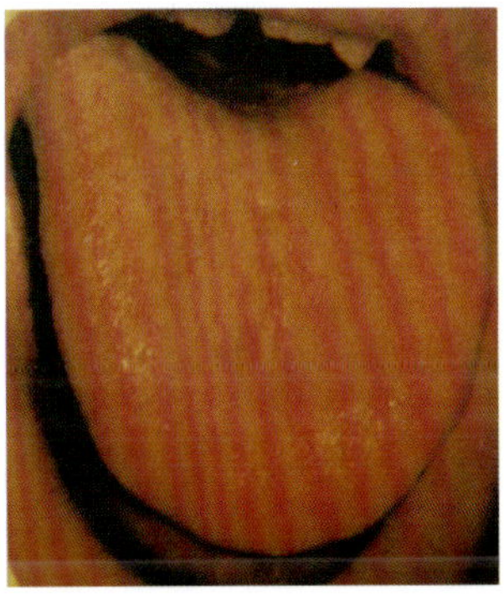

热郁肝胆

5. 温热在肠

（1）肠燥便秘。

主要舌象：舌质干，苔黄厚。

主要脉证：大便燥结不通，或纯便清水、发热汗出、腹痛拒按、尿赤，脉沉实。

治疗法则：润肠通便，方选调胃承气汤、增液承气汤等。

（2）肠热下痢。

主要舌象：舌苔黄燥。

主要脉证：泻痢频繁、肛门灼热、口渴，脉数。

治疗法则：泄热升津，方选葛根芩连汤。

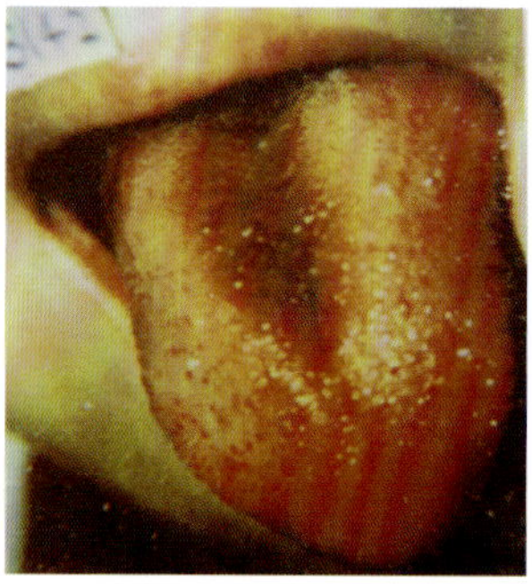

肠燥便秘

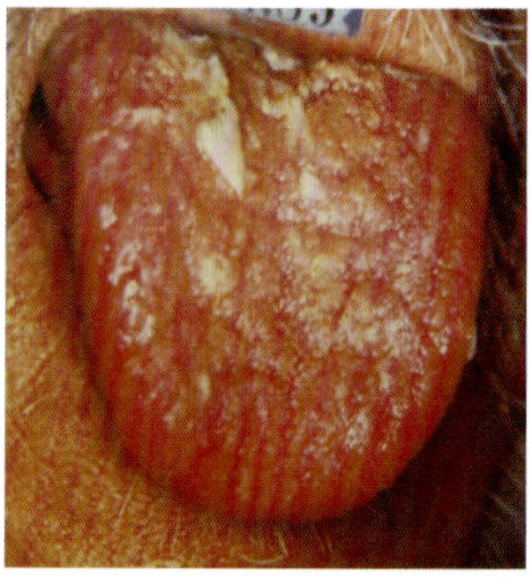

肠热下痢

（三）营分证

营分证是温热入血的轻浅阶段，病情已重。温热病邪入营分的途径有三条：①由卫分传来，即不经气分而由卫分直入营分，又叫“逆传心包”；②由气分传来；③直入营分。

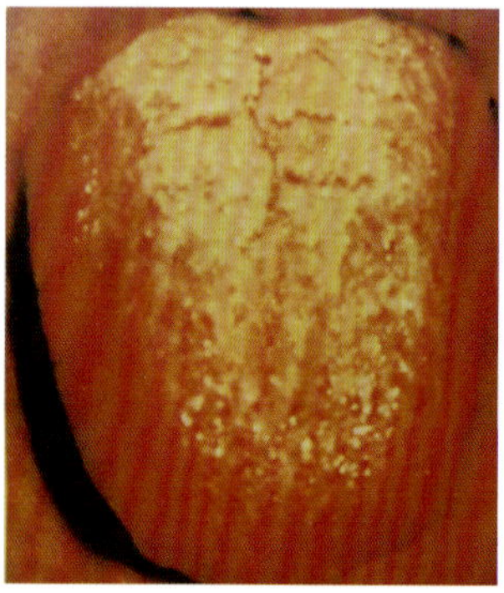

1. 热伤营阴

主要舌象：舌质红绛。

主要脉证：身热夜甚、心烦不寐，或见谵语，脉细数。

治疗法则：清营透热，方选清营汤。

2. 热入心包

主要舌象：舌质红绛。

主要脉证：神昏谵语、昏不识人，或昏睡不醒、哄语。

治疗法则：清心开窍，方选清营汤、安宫牛黄丸、紫雪丹、至宝丹等。

3. 营卫合邪

主要舌象：舌质红绛。

主要脉证：微恶风寒说明有卫分之证，仍有夜热不寐，或神昏谵语，脉数；或见营热发疹，疹色红润。

治疗法则：两清营卫，方选银翘散、清营汤等加减。

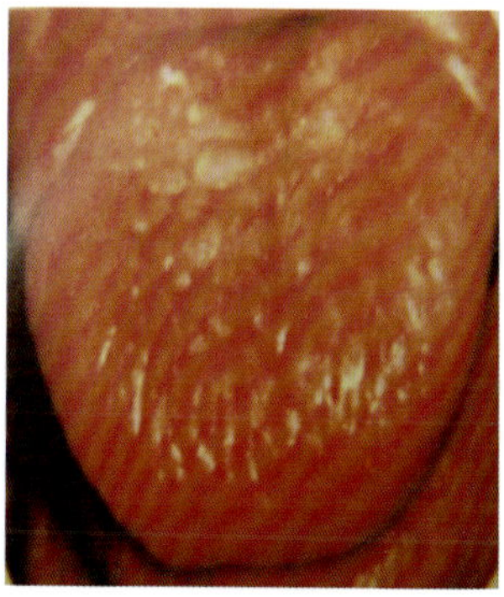

热伤营阴

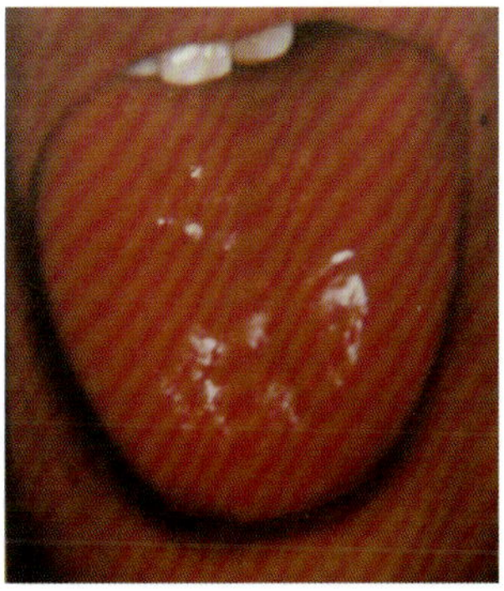

热入心包

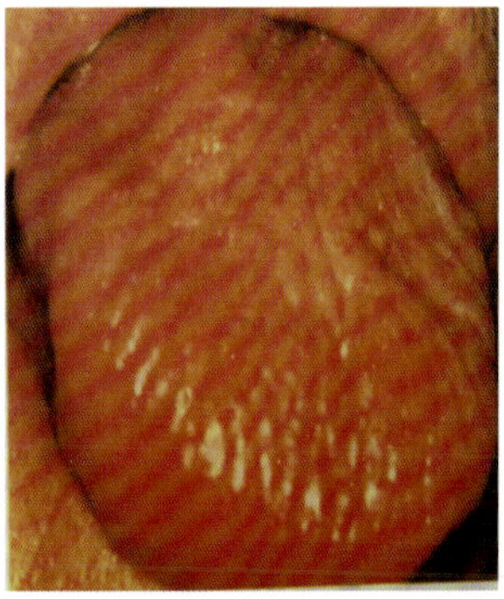

营卫合邪

（四）血分证

血分证是温热病的最重阶段，它的病位主要在于心、肝、肾。热入血分的途径有两条：①由气分传来，即病由气分直入血分；②由营分传来。邪入血分，主要舌象表现是舌色深绛，除具有热入营分的烦扰不寐、身热夜甚、口不甚渴等证外，一般多有吐血、衄血、便血、尿血或蓄血，以及斑疹透露、躁扰发狂等证。分为动血、动风、耗阴等类证。

1．血热妄行

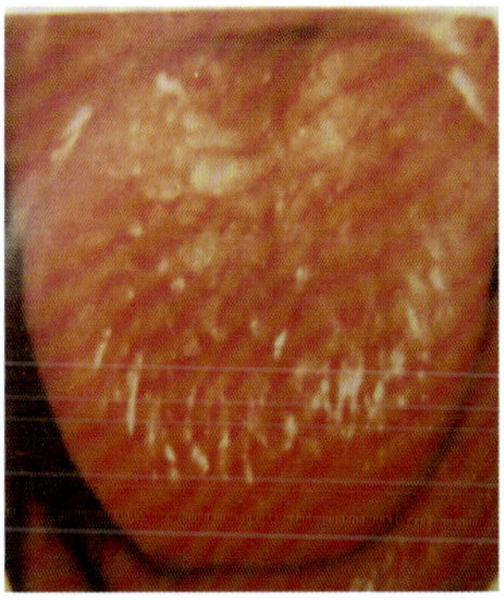

主要舌象：舌质红绛。

主要脉证：出血（包括吐、衄、便血，发斑和不正常的经血等）、血色深红带紫、发热夜重、心烦少寐、手足心热，脉数。如果兼见全身壮热、口渴汗多等气分热证，则为气血两燔。

治疗法则：凉血散瘀，方选犀角地黄汤；如气血两燔，则宜两清气血，方选清瘟败毒饮。

2．肝热动风

主要舌象：舌质红绛。

主要脉证：头痛眩晕、目赤、心烦、发热、口干、项背强直、阵阵抽搐，脉弦数。如兼见胃热或肠热便秘，则为气热动风。

治疗法则：清肝熄风，方选羚角钩藤汤。如气热动风，方选白虎汤加羚羊角、钩藤或调胃承气汤加羚羊角、钩藤。

3. 血热伤阴

主要舌象：舌质红绛。

主要脉证：身热面赤、手足心热、口干舌燥，或神倦耳聋，脉虚无力，亦有心烦不寐、暮热早凉、经久不已者。

治疗法则：滋阴养液，方选加减复脉汤。如心烦不寐甚者，治宜滋阴泻火，方选黄连阿胶汤；如暮热早凉者，治宜育阴清热，方选青蒿鳖甲汤。

4. 亡阴失火

主要舌象：舌质红绛无苔，舌面干燥。

主要脉证：肢体干瘦、唇萎舌缩、齿燥积垢、目陷睛迷、昏沉嗜睡、两颧赤、肢端厥冷、手指蠕动，脉微细欲绝。或见抽搐动风。

治疗法则：滋阴潜阳，方选三甲复脉汤。抽搐症状明显的，须加五味子、鸡子黄等，即为大定风珠。

七、舌象与脏腑辨证

脏腑辨证是中医辨证方法中的一个重要组成部分，是内科、外科、妇科、儿科各科诊断的基础方法。脏腑辨证的关键是熟悉各脏腑的生理、病理特点。此外，脏腑辨证必须与病性辨证（六淫、阴阳、气血、津液）相结合，可以说病性辨证是脏腑辨证的基础。

（一）脏病辨证

1. 心病辨证

心主血脉、藏神。心病主要是指其主血脉和藏神的功能失常。常见症状为心烦、失眠、心悸、怔忡、胸（心）痛以及神志错乱、神识昏迷，也表现为某些舌体的病变。有虚实证之分。

(1) 虚证。

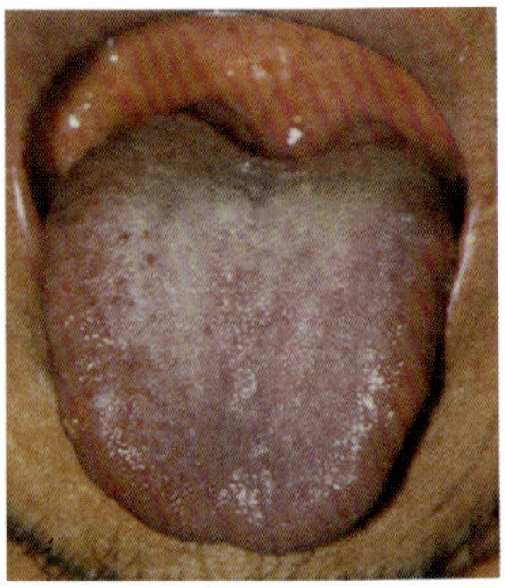

①心气虚与心阳虚。心气虚与心阳虚多由于年老体衰、汗下太过等原因导致的气血损伤、其他疾病的转变而形成。

心气虚与心阳虚的共有症状：心悸、气短、自汗、活动或劳累后加重。

心气虚的舌象：舌质淡，苔白。

心气虚的脉证：除上述共有症状外，兼见面色苍白、体倦乏力等气虚症状。

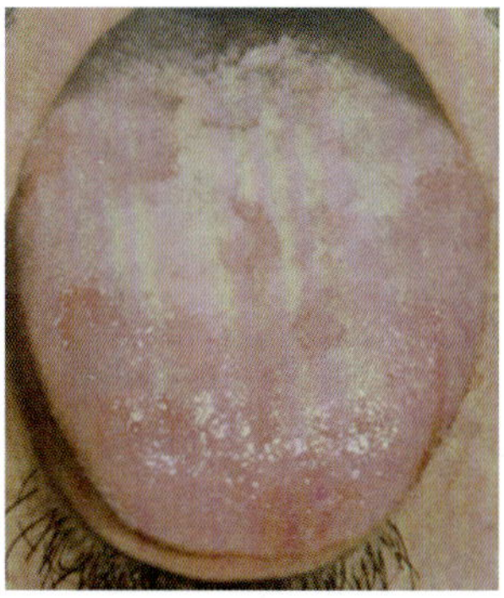

心阳虚的舌象：舌质淡、胖或紫暗，苔白滑。

心阳虚的脉证：除上述共有症状外，兼见心胸疼痛、畏寒肢冷、面色㿠白或面唇青紫等阳虚症状。

心阳虚脱的舌象：舌卷缩，唇舌青紫。

心阳虚脱的脉证：除了心阳虚的症状外，兼见大汗淋漓、四肢厥冷、口唇青紫、呼吸微弱，脉微欲绝。

治疗法则：心气虚宜补益心气，方选养心汤、归脾汤加减；心阳虚宜温通心阳，方选参附汤；心阳虚脱宜回阳救逆，急用四逆汤。

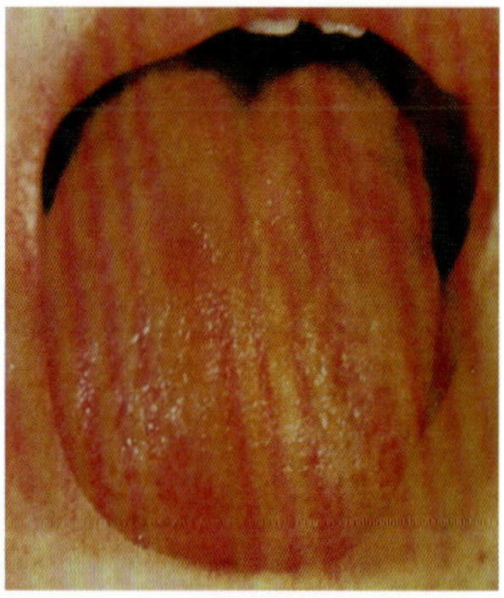

②心血虚与心阴虚。心血虚与心阴虚多由于脾虚或营养不良所致生血不足，劳神过度所致阴精暗耗，产子、崩漏、外伤等因素所致失血过多而形成。

心血虚与心阴虚的共有症状：心悸、心烦易惊、失眠、健忘。

心血虚的舌象：舌淡，苔薄白。

心血虚的脉证：除上述症状外，兼见眩晕、面色不华、唇舌色淡、脉细弱等血虚症状。

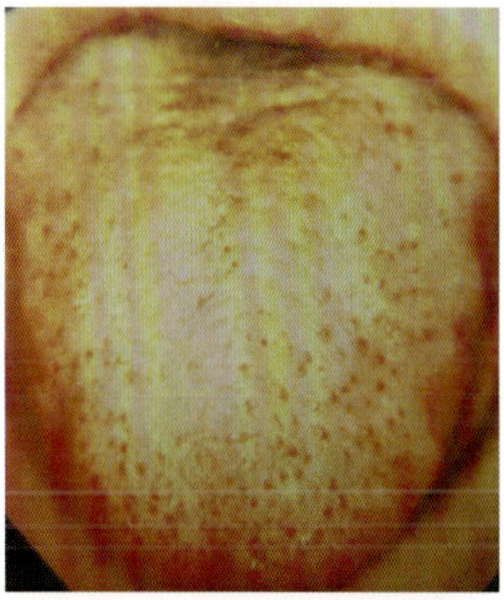

心阴虚的舌象：舌质红，苔少，津少。

心阴虚的脉证：除上述症状外，兼见低热、盗汗、五心烦热、口干、脉细数等阴虚症状。

治疗法则：心血虚宜养心血，方选四物汤、人参养荣汤、归脾汤等；心阴虚则宜滋养心阴、安神定志，方选天王补心丹、麦味地黄丸、柏子养心丸等。

（2）实证。

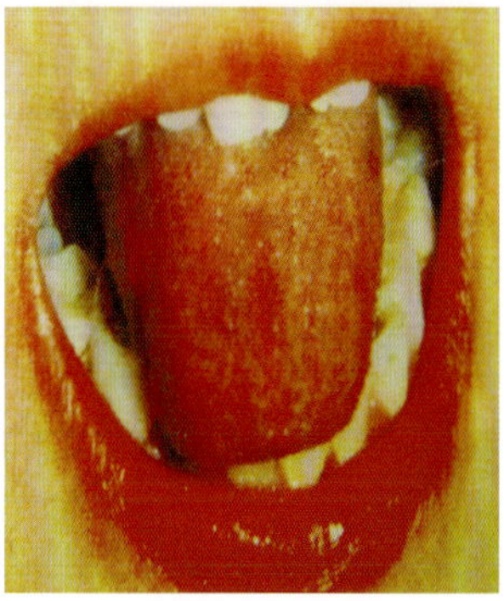

①心火亢盛。多由于情志郁火亢盛、六淫化火内侵、过食辛辣、温补太过而成。

主要舌象：舌质红，苔黄厚。

主要脉证：心中烦热、急躁失眠、口舌糜烂疼痛、口渴，脉数，甚则发生吐血、衄血。

治疗法则：清热泻火、凉血止血，方选导赤散、泻心汤、犀角地黄汤等。

②心血瘀阻。心血瘀阻虽是实证，但实际上只是一个病理

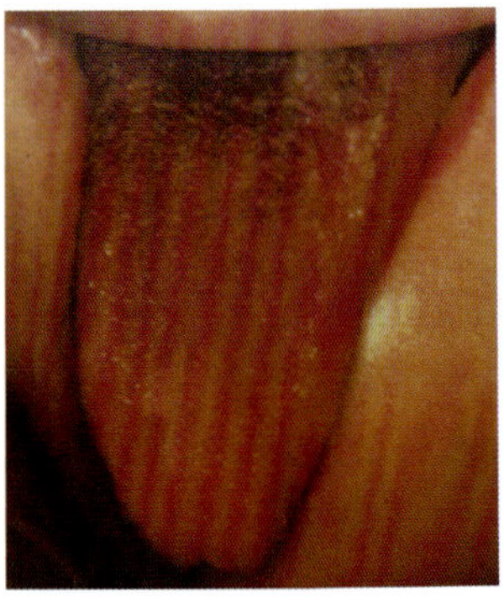

结果，其真正病因是在心气（阳）虚的基础上，受到其他诱因如情绪激动、劳累受寒等影响，引起胸中痰浊凝聚、气血闭塞不通致使血脉阻滞。

主要舌象：舌暗红或见紫色斑点，苔白或白腻。

主要脉证：心悸，心前区刺痛或闷痛，并常痛引上臂内侧，左侧多见，痛势较剧，时作时止，重者并有面唇、指甲青紫、脉微细或涩。

治疗法则：通阳活血、化瘀，方选枳实薤白桂枝汤，栝蒌薤白半夏汤，苏合香丸，补阳还五汤加桂枝、栝蒌皮。

③痰迷心窍。多由于精神刺激（如抑郁、喜怒、过度思虑）、肝风挟痰上涌而起。

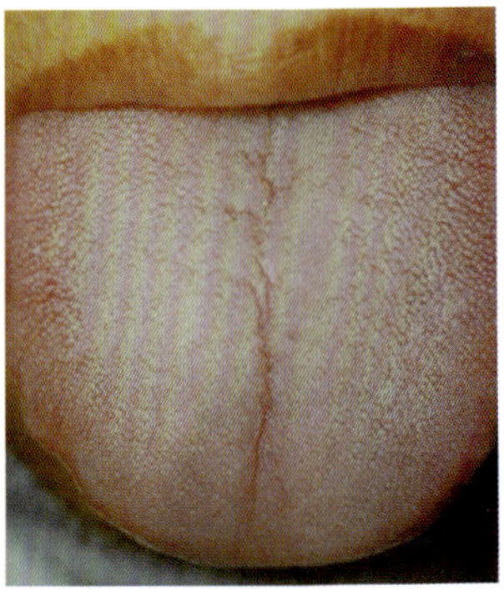

主要舌象：舌苔白腻。

主要脉证：神志错乱、意识不清，或自言自语、低吟慢唱、旁若无人、神呆目滞、举止失常。严重的可出现昏倒于地不省人事，喉中痰鸣、漉漉有声，脉沉弦滑。

治疗法则：涤痰解郁开窍，方选丹栀逍遥散合涤痰汤加减。偏于痰湿气阻的加用苏合香丸，偏于痰火内阻的加用安宫牛黄丸、清心牛黄丸。

④痰火扰心。多由于痰火相结，扰乱心神而起。

主要舌象：舌质红，苔黄厚腻。

主要脉证：心烦失眠、心悸、易惊、重则语无伦次、哭笑无常、狂躁妄动，甚则打人骂人，脉弦滑有力。

治疗法则：痰火扰心者，宜清心降火、涤痰开窍，方选涤痰汤加减；痰火盛者，可用礞石滚痰丸，重用大黄 30～100 克，或用大承气汤合涤痰汤。

2. 肺病辨证

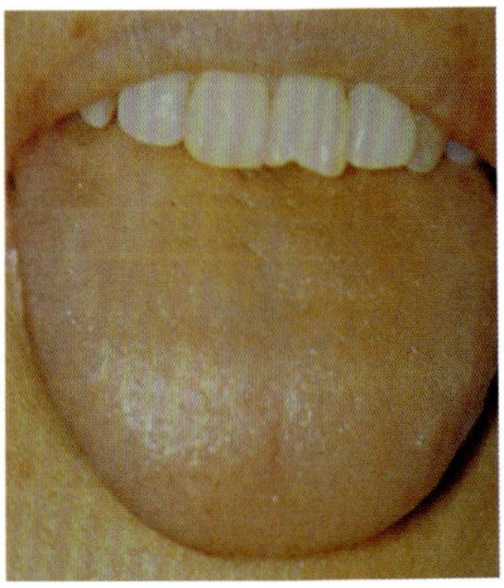

肺朝百脉，主治节，肺气宣降。肺病主要是指其宣发、肃降功能失常。常见症状为：鼻塞、流涕、咽痛、咳嗽、气喘、胸闷胸痛、咯痰，其中以咳、喘、痰为主要特征。有虚实证之分。

（1）虚证。

①肺气虚。指肺功能减弱，多因久咳伤气或脾肾气虚而致。

主要舌象：舌质淡嫩。

主要脉证：咳嗽无力、痰清稀、气短懒言、声音低微，或语言断续无力、稍动则喘、面色苍白，脉虚弱。

治疗法则：补益肺气，方选独参汤，参蛤散，保元汤，四君子汤，陈夏六君子汤加苏子、沉香、桔梗、枳壳等。

②肺阴虚。多因久病耗阴、结核伤肺、邪热伤阴、发汗大过所致。若阴虚不能制阳，则见阴虚火旺证。

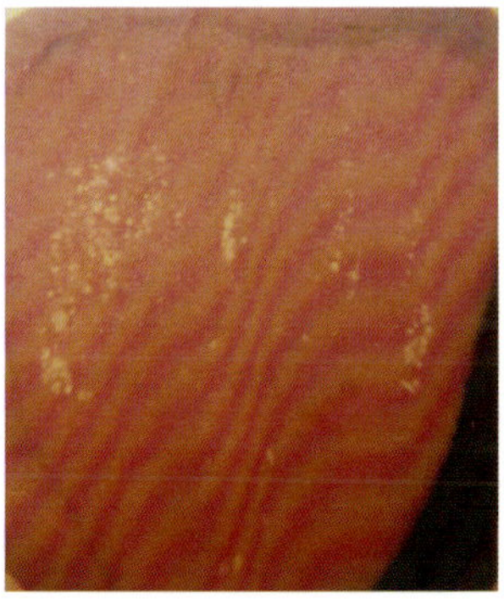

主要舌象：舌质红，津少。

主要脉证：干咳无痰、痰少而黏、咽喉干痒、声音嘶哑、身体消瘦，脉细无力。阴虚火旺者主要见咳痰带血、潮热盗汗。

治疗法则：滋养肺阴、润肺止咳，方选沙参麦冬汤、百合固金丸、黄芪鳖甲散。阴虚火旺者，方选知柏地黄汤、补肺阿胶汤等。

（2）实证。

①风寒束肺。多因外感风寒所致。

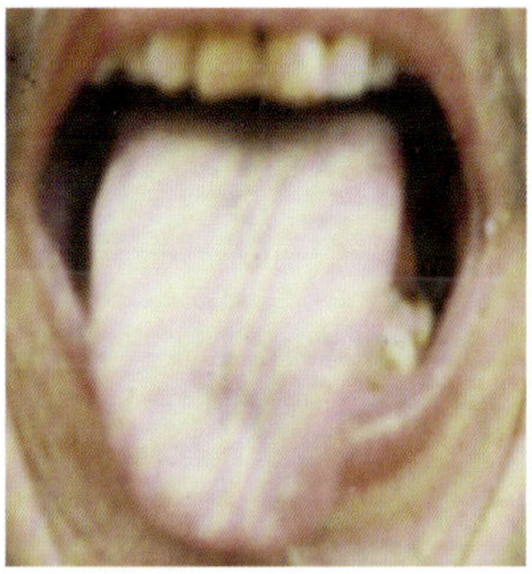

主要舌象：舌苔薄白。

主要脉证：咳嗽、痰稀薄、色白而多泡沫，伴有鼻流清涕、发热轻恶寒重、头身酸痛，脉浮或弦紧。

治疗法则：宣肺散寒，方选麻黄汤、杏苏散、止嗽散等。

②风热犯肺。多因外感风热或风寒郁而化热所致。

主要舌象：舌尖红，苔白黄。

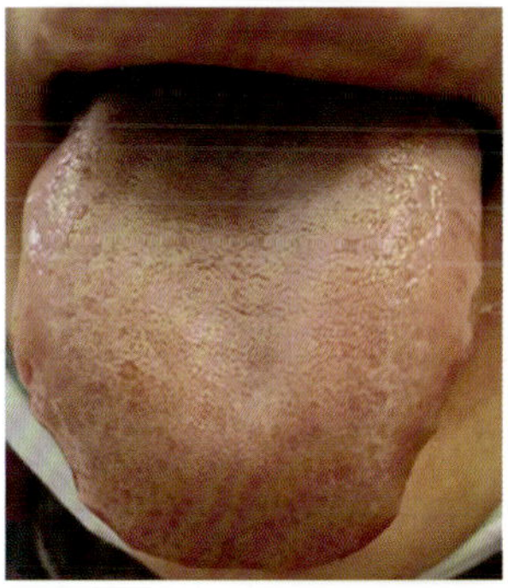

主要脉证：咳嗽、胸痛、痰黄稠而不易咳出，伴咽喉疼痛、流黄浊涕，病重者可见吐脓血臭痰、气喘鼻煽、烦躁不安。

治疗法则：清宣肺热、辛凉解表，方选桑菊饮、银翘散。若肺热气喘，宜清肺定喘，方选麻杏石甘汤、大青龙汤；若肺痈成脓，方选苇茎汤加减；气喘鼻煽、烦躁不安者，加用安宫牛黄丸。

③燥热伤肺。多因外感燥热之邪所致。

主要舌象：舌尖红，苔白干，津少。

主要脉证：干咳无痰，或痰少而黏、咯出困难，鼻咽干燥，脉浮细而数，常伴发热、头痛、全身酸痛等症状。

治疗法则：清热润燥，方选桑杏汤、清燥救肺汤等。

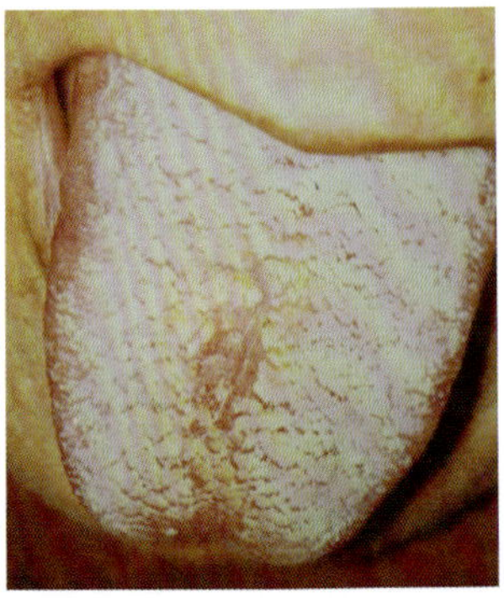

④痰浊阻肺。多因痰湿内阻肺经所致。

主要舌象：舌苔白腻。

主要脉证：咳嗽、痰量多、色白而黏、容易咳出，伴见气喘、胸满、呕恶等症状，脉滑。

治疗法则：宣肺燥湿化痰，方选麻黄汤合二陈汤，陈夏六君子汤加苏叶、杏仁、桔梗、川朴、枳实等。

3. 脾病辨证

脾主运化、脾气上升、脾统血、脾喜燥恶湿为其生理特征。脾病常见症状为腹胀、便溏、食欲下降、内脏下垂、出血等。有虚实证之分。

(1) 虚证。

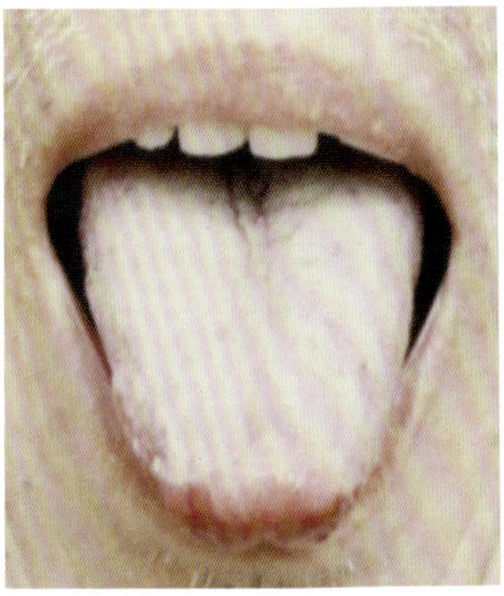

脾气虚多因素体虚弱、劳倦伤气、饮食不节所致。

①脾不健运。

主要舌象：舌质淡嫩，苔白。

主要脉证：食欲减少、饭后腹胀、大便溏泻，或肢体浮肿，伴有身倦无力、气短懒言、面色萎黄，脉缓或弱。

治疗法则：益气健脾燥湿，方选香砂六君子汤、胃苓汤、参苓白术散等。

②脾气下陷。

主要舌象：舌质淡嫩，苔白。

主要脉证：子宫脱垂、脱肛、胃下垂等内脏下垂为主要表现，伴有慢性腹泻、脘腹坠胀、体倦乏力、气短懒言、面色萎黄，脉虚细。

治疗法则：补脾益气升提，方选四君子汤、补中益气汤加减。

③脾不统血。

主要舌象：舌质淡，苔白。

主要脉证：各种出血表现，如肌衄、尿血、便血、崩漏等，伴见面色苍白或萎黄、饮食减少、倦怠无力、气短，脉细弱。

治疗法则：温脾补气、固摄止血，方选独参汤、归脾汤、黄土汤等。

④脾阳虚。多由于脾气虚发展而来，或者因贪食生冷、损伤脾阳所致。

主要舌象：舌质淡，苔白润。

主要脉证：腹中冷痛、得温则舒，口泛清水，四肢不温，形寒肢冷，妇女则见白带清稀、小腹下坠、腰膝酸痛，脉沉迟。

治疗法则：温中健脾，方选理中丸，如附子理中丸；妇女白带可用完带汤。

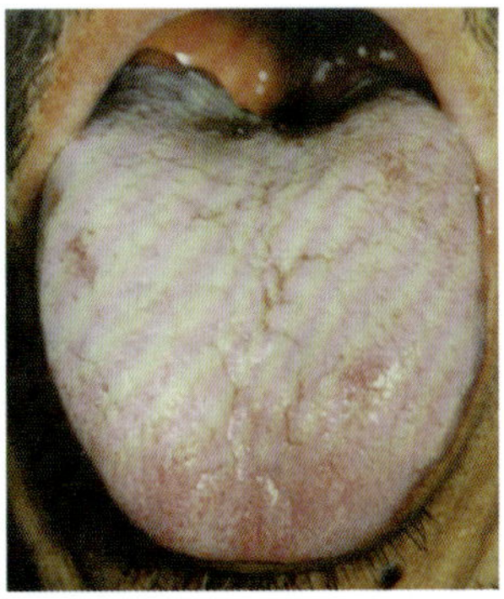

（2）实证。

①寒湿困脾。多因外感寒湿或饮食不节损伤脾胃内生寒湿所致。

主要舌象：舌质淡胖，苔白腻或厚。

主要脉证：脘腹胀满、头身困重、食纳减少、泛恶欲吐、口不渴、便溏稀薄、肢体浮肿、面色晦黄、妇女带下，脉沉迟缓。

治疗法则：芳香化湿、温中散寒，方选藿香正气散、胃苓汤等。

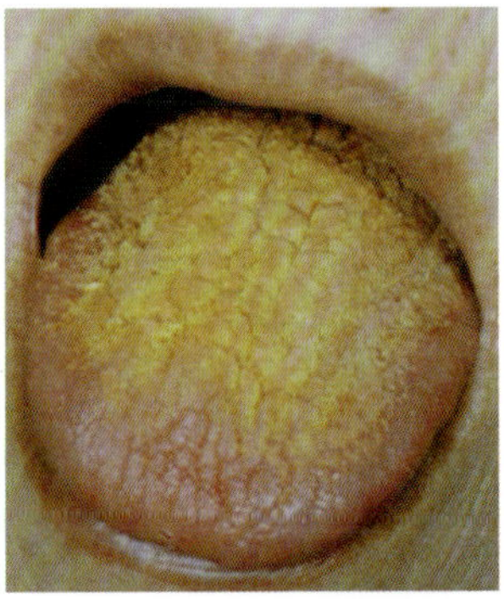

②湿热蕴脾。多因外感湿热或饮食不节湿热内生所致。

主要舌象：舌质红，苔黄腻。

主要脉证：脘腹胀满、不思饮食、厌食油腻、恶心呕吐、体倦身重、尿少而黄，或面目皮肤发黄鲜明，或发热、汗出热不解、口苦，脉濡数。

治疗法则：清利湿热，方选茵陈五苓散、茵陈蒿汤等。

4. 肝病辨证

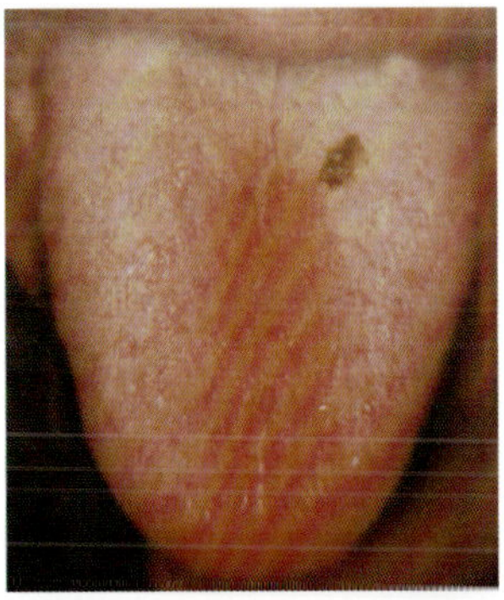

肝主疏泄、主藏血，肝气升发。肝病主要病理为肝的疏泄、藏血功能失常和肝气不能条达。

（1）肝气郁结。多因精神抑郁不舒所致。

主要舌象：舌质淡红，苔薄白。肝郁日久，或见舌色紫暗，或舌边有瘀斑。

主要脉证：胁肋胀痛、胸闷不舒、善太息、神情沉默、不欲饮食，或见口苦、欲呕、眩晕，脉弦，妇女则月经不调、痛经、经前乳房作胀等。癔病、肝脾肿大（肝硬化、肝癌）、腹部肿瘤、阑尾包块等多属肝气郁结范围。

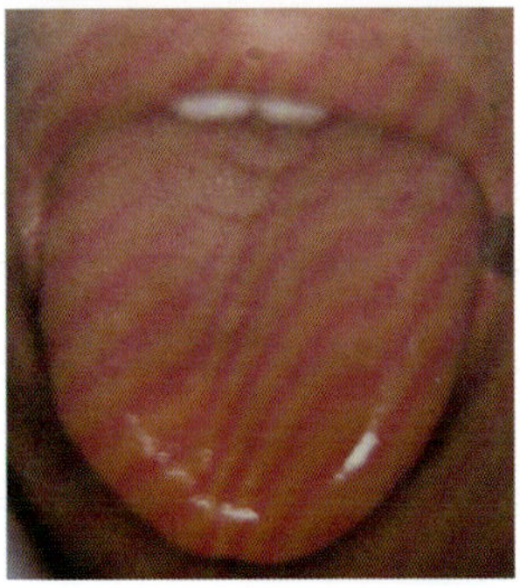

治疗法则：疏肝解郁、活血化瘀通络，方选四逆散、柴胡疏肝散、膈下逐瘀汤、复元活血汤等。肝郁而成癥瘕的，宜活血软坚散结，方选枳实消痞丸、鳖甲煎丸等。

（2）肝阳上亢。多因肝肾阴虚，不能制阳所致，属本虚标实之证。

主要舌象：舌质红，津少。

主要脉证：头痛、头胀、眩晕、耳鸣耳聋、口燥咽干、两目干涩、失眠健忘、肢麻震颤，脉弦而有力。

治疗法则：滋阴潜阳。方选杞菊地黄丸，天麻钩藤饮加石决明、牛膝、珍珠母、龙骨、牡蛎等。

（3）肝火上炎。多因气郁化火、饮食不节蕴热化火所致，为实证。

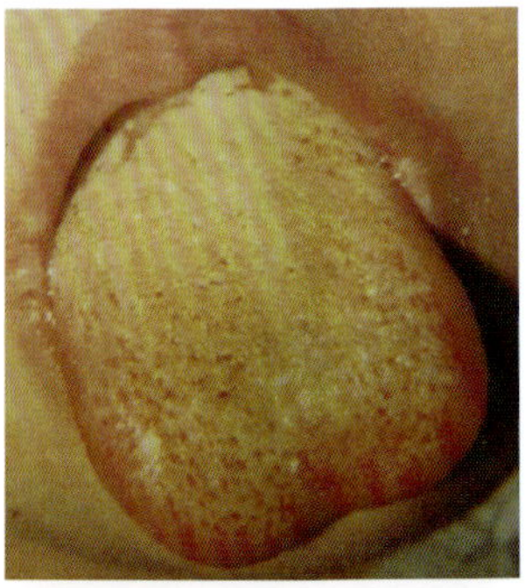

主要舌象：舌质红，苔黄。

主要脉证：头痛眩晕、耳聋耳鸣、面红目赤、口苦、尿黄，甚则咳血、吐血、衄血，脉弦数。

治疗法则：清肝泻火、凉血止血，方选当归龙荟丸、龙胆泻肝汤、犀角地黄汤等。

（4）肝胆湿热。多因外感湿热之邪，或脾虚生湿，湿郁化热，影响肝的疏泄所致。

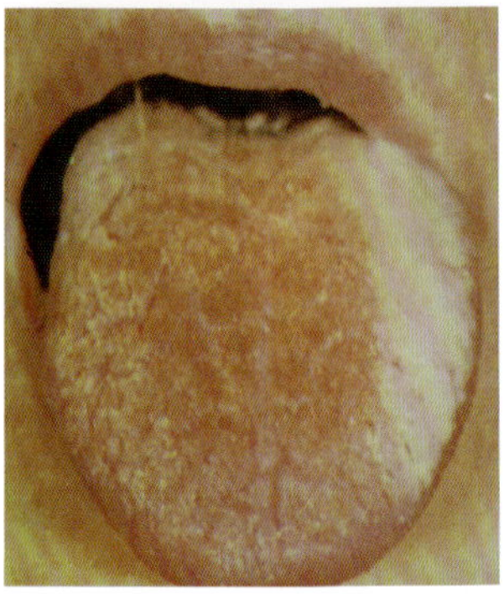

主要舌象：舌质红，舌苔黄腻。

主要脉证：胁肋满闷疼痛，小便短赤或黄而浑浊，甚则皮肤黄疸，女子出现带下色黄腥臭外阴瘙痒，男子出现睾丸肿痛、红肿灼热，脉弦数。

治疗法则：清利肝胆湿热，方选龙胆泻肝汤。黄疸者，方选茵陈蒿汤；妇女黄带者，方选丹栀逍遥散加苍术、黄柏、益母草。

（5）肝风内动。风有内风、外风之分，一般所称肝风，均指内风。其主要症状为眩晕、抽搐、震颤、麻木。通常这类证候可分三种：肝阳化风、热极生风、血虚生风。

①肝阳化风。多因阴液亏损不能制阳，肝阳亢奋化风所致。

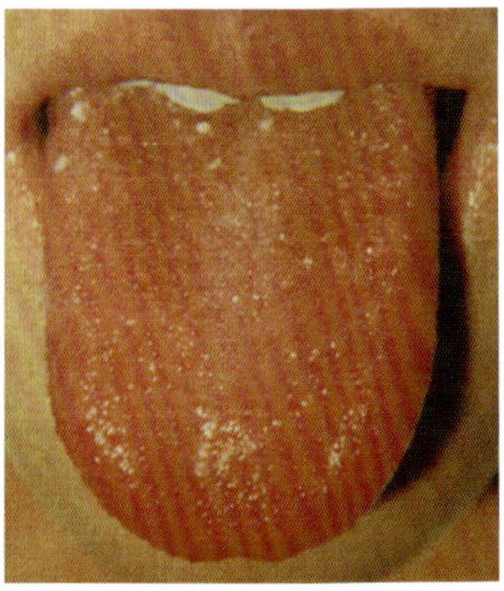

主要舌象：舌质红。

主要脉证：头部抽引作痛、头晕眼花、肢麻或震颤、舌体抖动、脉弦，甚则猝然昏倒、舌强、语言不利、半身不遂。

治疗法则：平肝熄风，方选天麻钩藤饮、镇肝熄风汤等。

②热极生风。多因外感风热，邪热亢盛所致。

主要舌象：舌质红或绛，苔少。

主要脉证：高热、肢体抽搐项强、两眼上翻，甚则角弓反张、神志昏迷，脉弦数。

治疗法则：清热熄风开窍，方选羚角钩藤汤加减，可另加安宫牛黄丸。

③血虚生风。多因血液亏虚，筋脉失养，虚风内动所致。

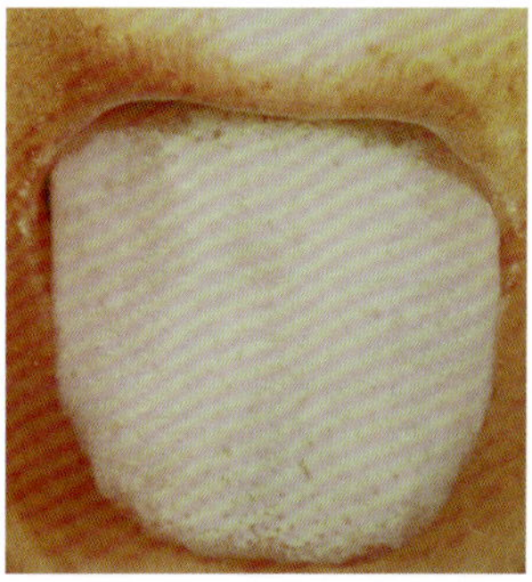

主要舌象：舌质淡，苔少。

主要脉证：手足震颤、头目眩晕、视物模糊、面色萎黄或面唇淡白，脉细弱。

治疗法则：养血熄风，方选四物汤、十全大补汤、加减复脉汤等。

（6）寒滞肝脉。多因外感寒邪客于足厥阴肝经所致。

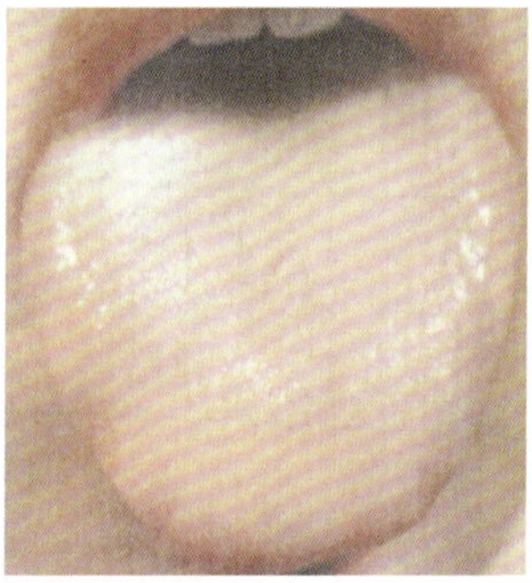

主要舌象：舌质润，苔白。

主要脉证：巅顶疼痛，遇寒加剧，得温痛减；小腹胀痛，牵引睾丸；或阴囊冷缩，脉沉弦。

治疗法则：暖肝散寒，方选暖肝煎、当归四逆汤、吴茱萸汤等。

5．肾病辨证

肾内藏元阴、元阳，只宜固密，不宜耗泄，故本病只为虚证，分为肾阳虚和肾阴虚。

（1）肾阳虚证。本证根据临床症状和病理变化的特点，可分为四种证候。

①肾阳虚衰。多因素体阳虚、久病不愈、房劳过度、年老体弱所致。

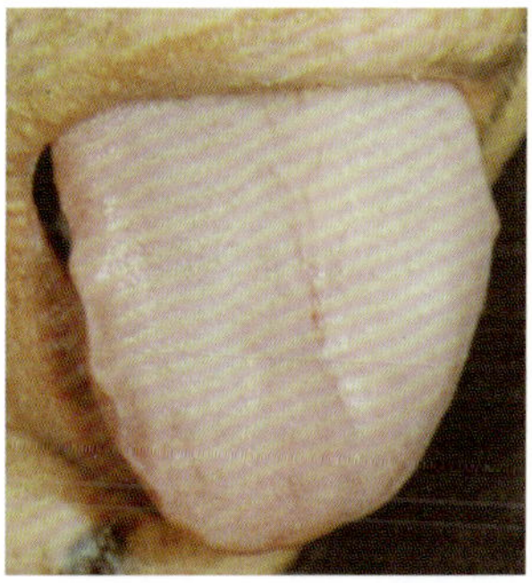

主要舌象：舌质淡，苔白。

主要脉证：形寒肢冷、精神不振、腰膝酸软或阳痿不举、脉沉迟或两尺无力。

治疗法则：温补肾阳，方选附桂八味丸、右归丸。

②肾气不固。多因肾气亏耗，失其封藏固摄之权所致。

主要舌象：舌质淡，苔白。

主要脉证：男子滑精早泄，女子月经淋漓不尽、胎动易滑，小便频数而清，或尿失禁，或尿后余沥不尽，伴腰脊酸软、面色淡白，脉细弱。

治疗法则：固摄肾气，方选金锁固精丸、缩泉丸加减。

③肾不纳气。多表现为因肾虚气弱所致的久病咳喘。

主要舌象：舌质淡，苔白。

主要脉证：气虚喘促、呼多吸少、动则喘甚，伴腰膝酸软、面部虚浮，脉虚浮。

治疗法则：补肾纳气，方选人参胡桃汤或人参蛤蚧散。

④肾虚水泛。多因肾阳亏损不能温化水液，致水邪泛滥所致。

主要舌象：舌质淡，苔白润。

主要脉证：面部及双下肢水肿，按之凹陷，小便短少，面色白，形寒肢冷，纳少便溏，脉沉迟。

治疗法则：温阳利水，方选真武汤、四君子汤合五苓散等。

（2）肾阴虚。多因伤精、失血、耗液所致。

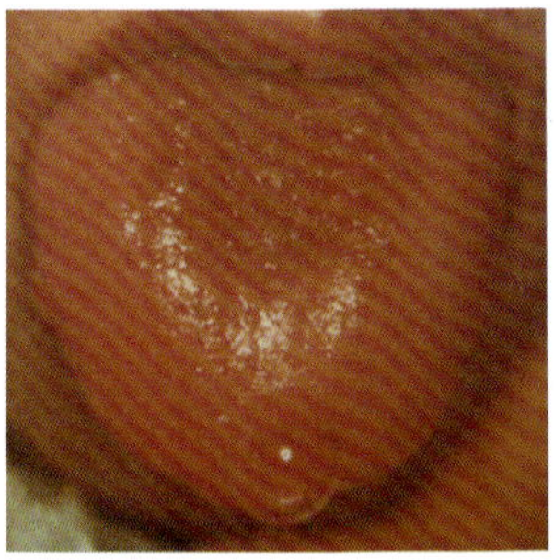

主要舌象：舌质红，苔少或无苔。

主要脉证：腰膝酸软而痛、头晕目眩、耳鸣耳聋、五心烦热、形体消瘦、潮热盗汗，脉细数。

治疗法则：滋补肾阴，方选六味地黄汤、大补阴丸等。

（二）腑病辨证

1. 胆病辨证

肝胆相表里，在发病上多见肝胆同病，以肝病为主，因此在治疗上也多从肝胆论治，故胆病辨证依从肝病辨证，其常见症状有：胁痛、往来寒热、口苦、呕吐苦水、黄疸等。

2. 胃病辨证

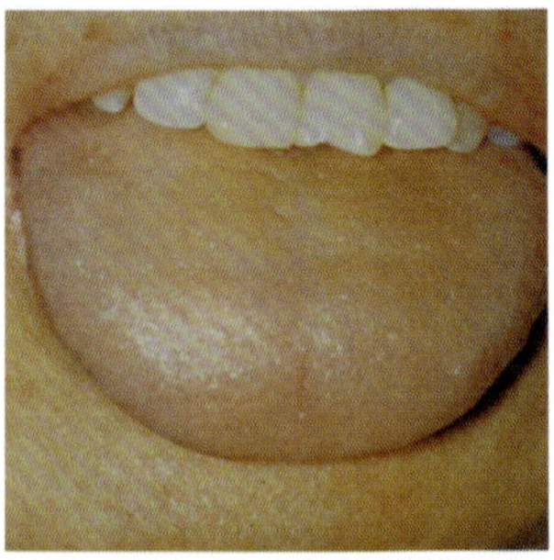

（1）胃寒证。多因饮食不节、贪凉饮冷所致。

主要舌象：舌苔白滑。

主要脉证：胃脘疼痛，轻则绵绵不已，得寒则重，得热则缓，呕吐清水，脉沉迟或沉弦。

治疗法则：温胃散寒，方选良附丸、理中丸等。

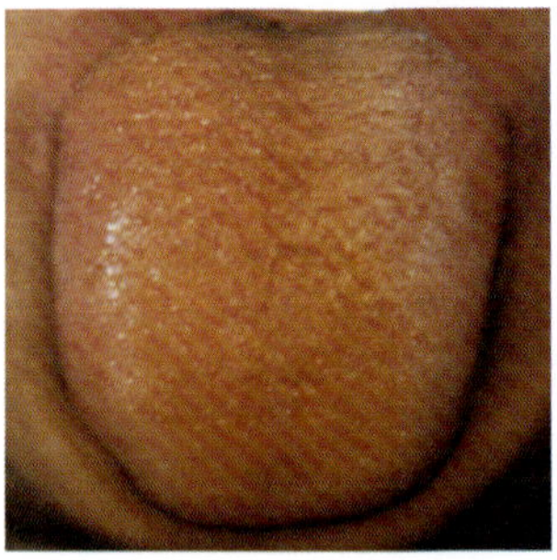

（2）胃热（火）证。多因过食辛辣厚味、外邪传内化热所致。

主要舌象：舌质红，苔黄。

主要脉证：胃脘灼热而疼痛、烦渴多饮或喜冷饮、消谷易饥、牙龈肿痛、口臭，脉滑数。

治疗法则：清泻胃火，方选清胃散、小承气汤加减。

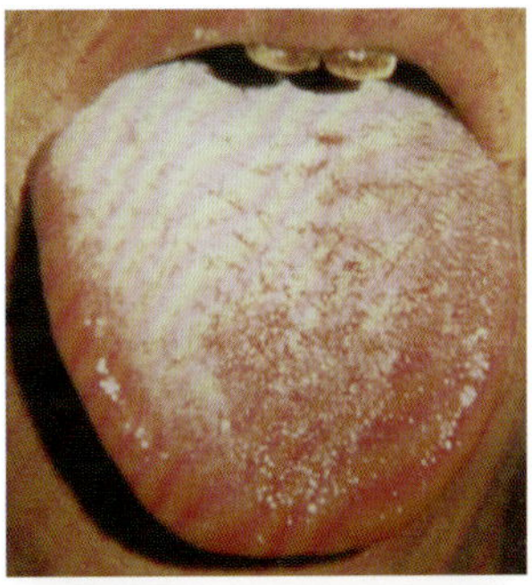

（3）食滞胃脘。多因暴饮暴食，或脾胃虚弱，食滞不化所致。

主要舌象：舌苔厚腻。

主要脉证：脘腹胀满、呕吐酸腐、嗳气泛酸，或矢气酸臭、不思饮食，脉滑。

治疗法则：消食导滞，方选保和丸加减。

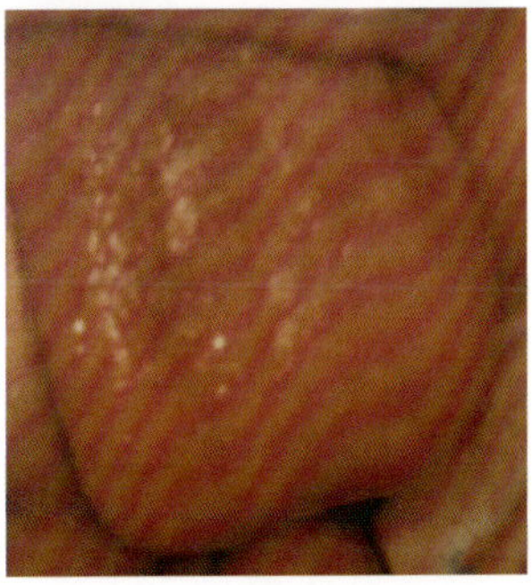

（4）胃阴虚。常见于急性热病后期，多因高热伤阴、津液亏耗所致。

主要舌象：舌质红，苔少或无苔。

主要脉证：口咽发干，多以睡后明显，不思饮食，或知饥不食，并有心烦低热、大便干结，脉细数。

治疗法则：益气滋养胃阴，方选益胃汤、参苓白术散加减。

3. 小肠病辨证

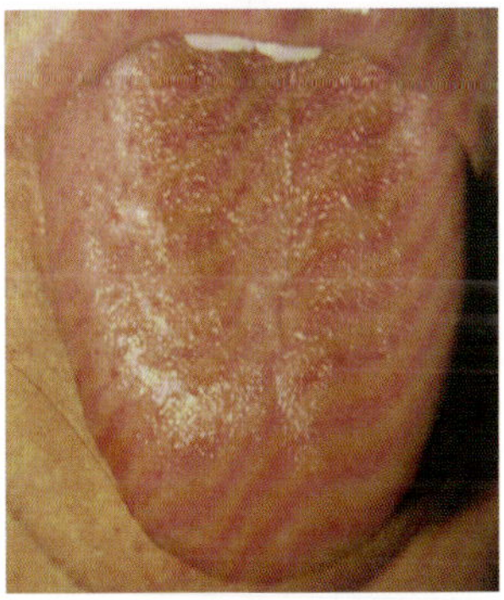

小肠病一般指小肠实热证，因为小肠虚寒证常概述于寒滞肝脉内。

小肠实热证多因心经有热，移热于小肠所致。

主要舌象：舌质红，苔黄。

主要脉证：心胸烦热、小便短赤，甚则尿道灼热疼痛或尿血，口舌糜烂疼痛，脉数。

治疗法则：清泻心火，方选导赤散加减。

4. 大肠病辨证

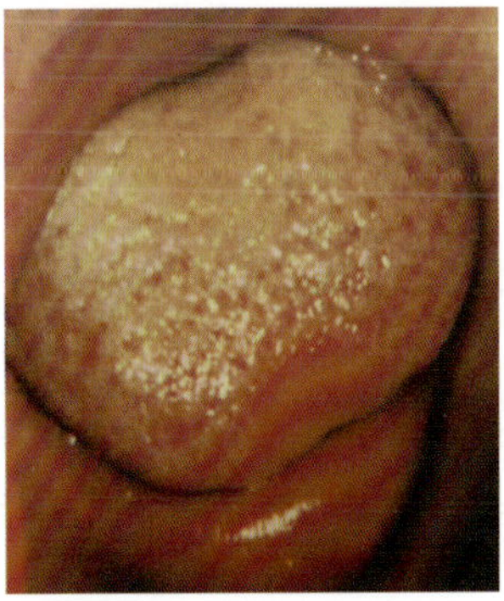

（1）大肠湿热。多因湿热侵袭、饮食不洁所致湿热蕴结，下注于大肠而发病。

主要舌象：舌质红，苔黄腻。

主要脉证：腹痛下痢、里急后重，或便脓血、肛门灼热、小便短赤，脉弦滑而数。

治疗法则：清利湿热解毒、调理气机，方选白头翁汤、黄连解毒汤等。

（2）大肠液亏。多因内在燥热，使大肠津液亏损，或胃阴不足不能下及大肠所致。本证多见于老年人和妇女产后及热病后期。

主要舌象：舌质红，津少，或可见黄燥苔。

主要脉证：大便秘结，干燥难以排出，往往数日一次，可兼见头晕、口臭，脉涩细。

治疗法则：润肠通便，方选麻子仁丸、四物汤合五仁丸等。

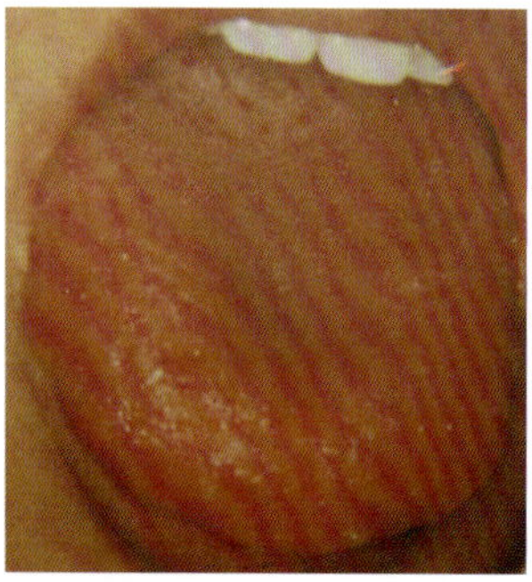

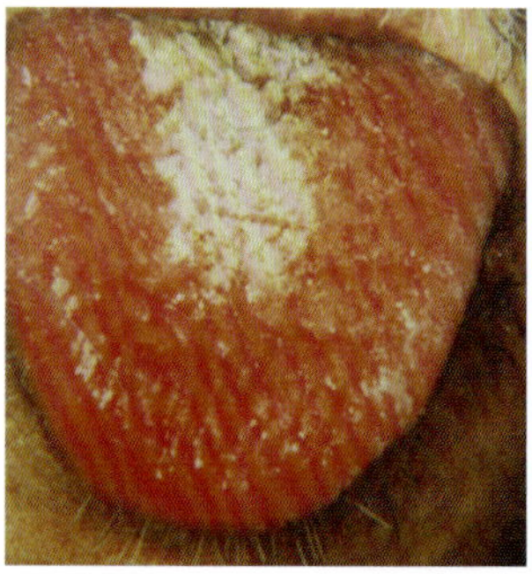

5. 膀胱病辨证

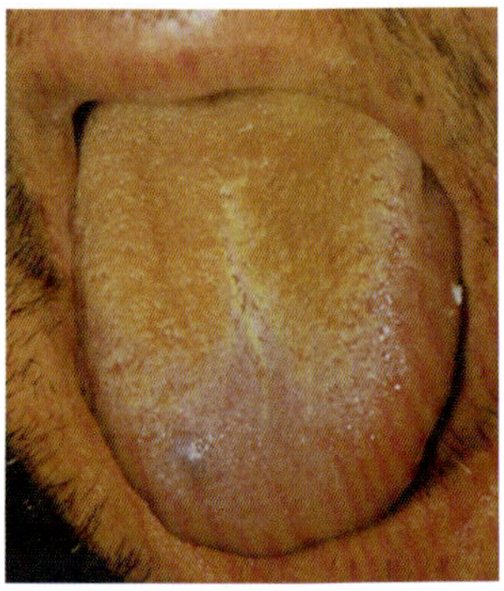

膀胱病常见的证型为膀胱湿热。膀胱湿热是因湿热下注于膀胱所致。

主要舌象：舌质红，苔黄腻。

主要脉证：小便不畅，尿频、尿急、尿痛，或小便淋沥、尿急浑浊，或有脓血或砂石，脉数。

治疗法则：清利膀胱湿热，方选六一散、八正散。

肾与膀胱相表里，膀胱的病症与肾密切相关，如肾气不足，可以直接影响膀胱气化，发生小便异常的现象。所谓膀胱虚寒证，实际上是肾阳虚衰或肾气不固的病理表现，在治疗上应从肾论治。

（三）脏腑兼病辨证

1. 心肺气虚

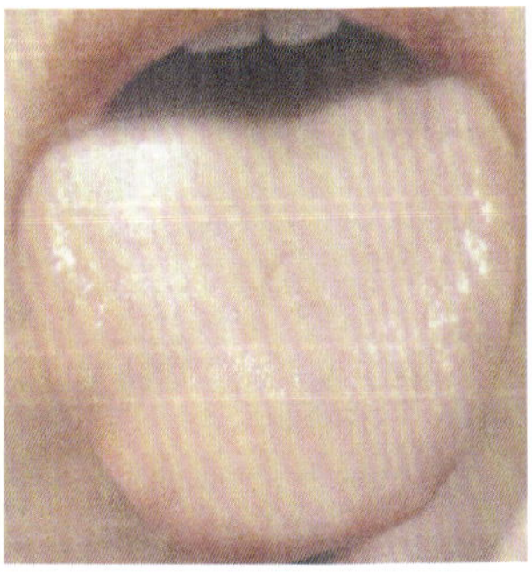

心肺虚证是指心肺两脏气虚，以心悸胸闷、咳喘及气虚症状为主要表现。

主要舌象：舌质淡，苔白。

主要脉证：气短心悸、久咳不已、痰清稀白、神疲乏力、面色苍白，甚者可见口唇青紫，脉细弱或结、代。

治疗法则：补益心肺、温通化阳，方选保元汤、陈夏六君子汤合苓桂术甘汤。

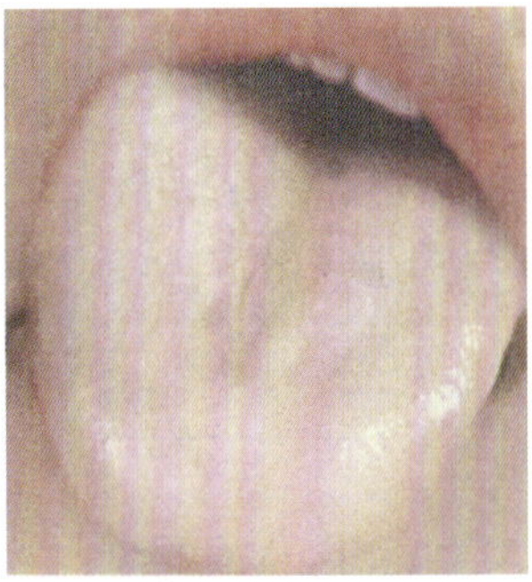

2. 心脾两虚

心脾两虚是指脾胃亏虚合并心血亏虚，以心脾两脏虚证为主要表现。

主要舌象：舌质淡嫩，苔白。

主要脉证：心悸怔忡、失眠多梦、食纳减少、腹胀、大便溏薄、倦怠乏力、面色萎黄，脉细弱。

治疗法则：补益心脾、安神定志，方选归脾汤，四君子汤合甘麦大枣汤，酸枣仁汤加合欢皮、夜交藤。

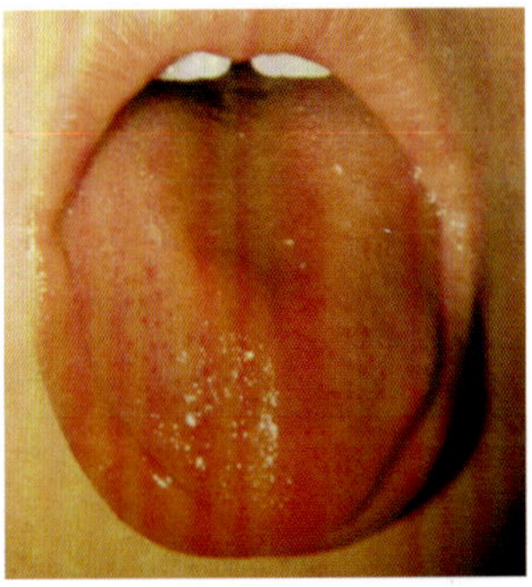

3. 心肾不交

心肾不交是指肾阴亏损，心火偏亢。其中肾阴亏损为本，心火偏亢为标。

主要舌象：舌质红，无苔。

主要脉证：虚烦失眠、心悸健忘、头晕耳鸣、咽干、腰膝酸软、多梦遗精、潮热盗汗、小便短赤，脉细数。

治疗法则：滋养交通心肾，方选天王补心丹、生脉散合六味地黄汤或黄连阿胶汤。

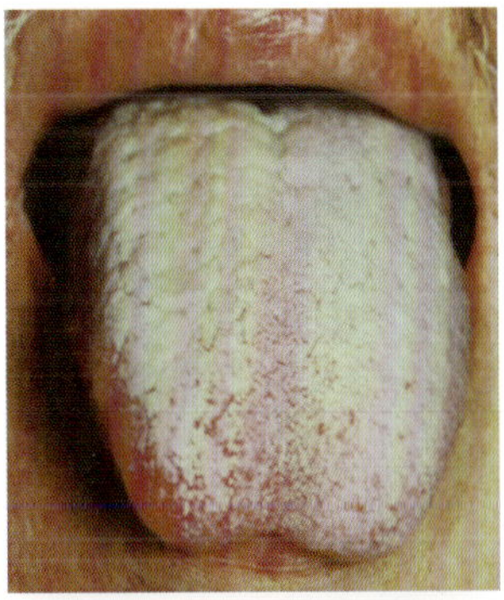

4. 肺脾两虚

肺脾两虚是指肺脾两脏气虚的证候。

主要舌象：舌质淡，苔白腻。

主要脉证：咳喘、纳少、腹胀便溏、面色无华、气短懒言，或见面浮肢肿，脉弱。

治疗法则：补脾益肺、温阳利水，方选参苓白术散、陈夏六君子汤合五苓散等。

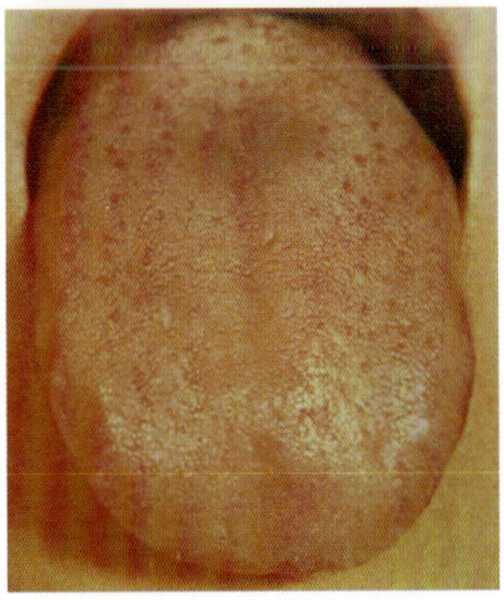

5. 肝火犯肺

肝火犯肺是指由肝气郁结，气郁化火，上逆犯肺，肺失肃降。

主要舌象：舌质红，苔白黄。

主要脉证：胸胁窜痛、咳嗽阵作、痰黄黏稠，甚则咳吐鲜血、性急善怒、烦热口苦、头眩目赤，脉弦数。

治疗法则：清肝泻肺，方选黛蛤散合泻白散加减。

6. 肺肾阴虚

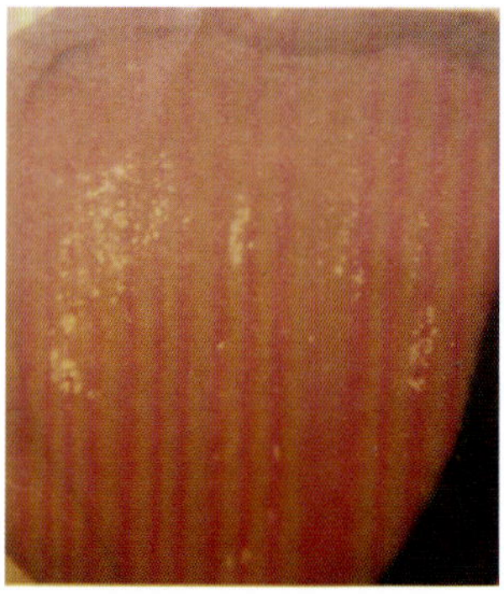

肺肾阴虚可引起虚火上炎，其中肺肾阴虚为本，虚火上炎为标。

主要舌象：舌质红，津少。

主要脉证：干咳、痰少难咯或痰中带血、腰膝酸软、形体消瘦、潮热盗汗，脉细数。

治疗法则：滋肾润肺止咳，方选补肺阿胶汤、麦味地黄丸等。

7. 肝脾不调

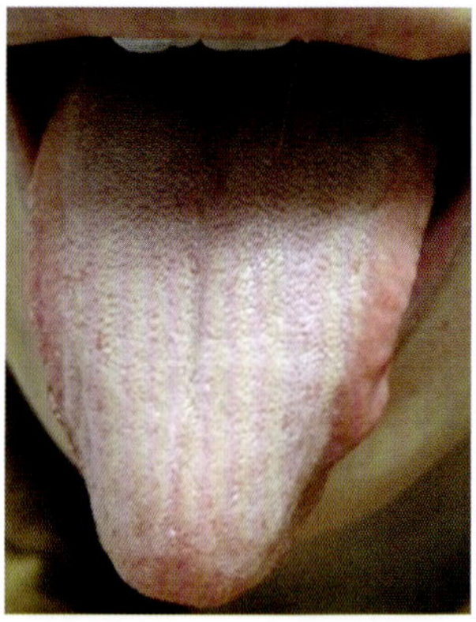

肝脾不调是指肝失疏泄，木克脾土，脾失健运。

主要舌象：舌质淡红，苔白。

主要脉证：胸胁胀痛、善太息、腹部胀满、肠鸣便溏、精神抑郁，脉弦数。

治疗法则：疏肝理气健脾，方选四逆散、逍遥散、痛泻要方。

8. 肝胃不和

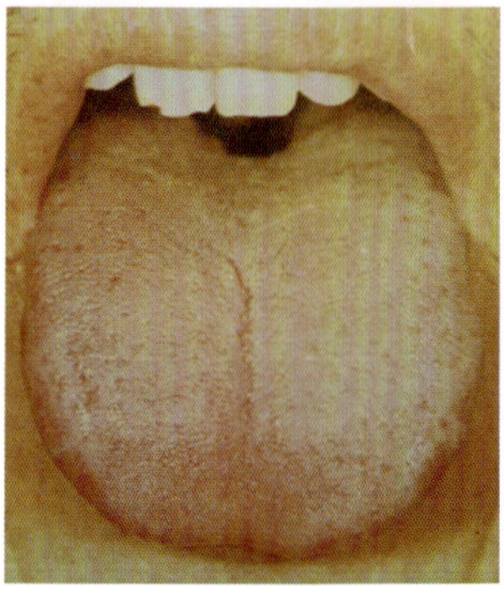

肝胃不和是指肝气郁结，疏泄失常，影响到胃的功能，使胃失和降。

主要舌象：舌质淡红，苔薄黄腻。

主要脉证：胸胁胀满、善太息、胃脘胀满作痛、嗳气吞酸、嘈杂或呕恶，脉弦。

治疗法则：疏肝和胃，方选柴平煎、四逆散合半夏泻心汤。

9. 脾肾阳虚

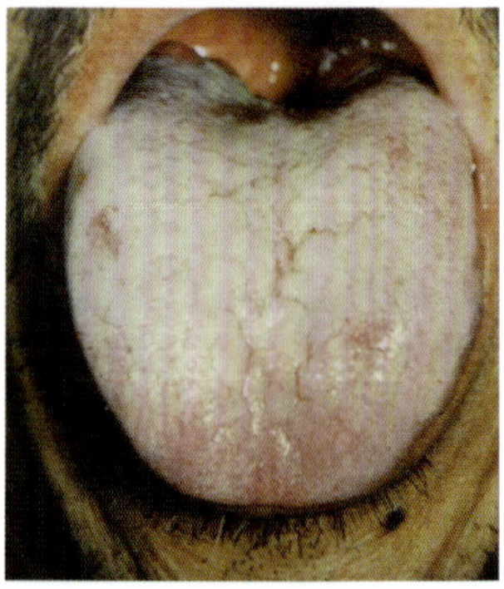

脾肾阳虚是指肾阳虚衰，不能温养脾阳，导致虚寒内生。

主要舌象：舌质淡，苔白润。

主要脉证：腰腹冷痛、形寒肢冷、气短懒言、身体倦怠、大便溏泻或五更泄泻、完谷不化，或见浮肿，脉细弱。

治疗法则：温补脾肾，水肿可用真武汤、五苓散、实脾饮，腹泻可用附子理中丸合四神丸。

10. 肝肾阴虚

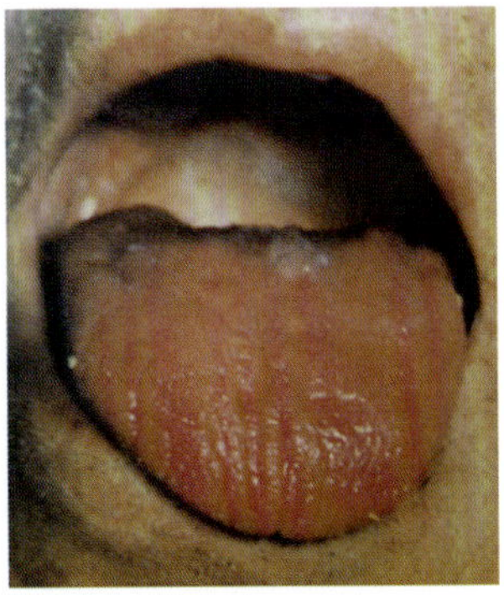

肝肾阴虚可引起虚火上扰，其中肝肾阴虚为本，虚火上扰为标。

主要舌象：舌质红，津少。

主要脉证：头晕目眩、耳鸣胁痛、腰膝酸软、咽干、颧红、盗汗、五心烦热，男子或见遗精，女子或见月经不调，脉细数。

治疗法则：滋补肝肾，方选杞菊地黄丸或一贯煎。女子月经不调可用四物汤合丹栀逍遥散。

下　编

第六章　舌象与治疗八法

中医学家们在长期的经验累积过程中，把中医内治法总结归纳成八法，包括汗、吐、下、和、温、清、补、消。八法具有纲领性的指导意义，现代中医上使用的治病方法都是从这八法演化而成。

一、汗法

汗法也叫解表法，是用药物开泄毛孔，通过排汗驱逐病邪的一种方法。具体方法含解表、透疹、祛湿、消肿，适于这些方法的病证的共同特点是都有外感症状，发汗透疹适用于麻疹初期有风温表证，发汗祛湿适用于外感风寒兼夹湿邪，发汗消肿适用于水肿兼夹表证。

外感病证常因体虚不能抵御外邪而发病，因此表证常兼有各类型虚证，治疗上要扶正祛邪。兼气虚者，当益气解表；兼阳虚者，应温阳解表；兼阴虚者，应育阴解表。

（1）舌质淡红，苔白，治以辛温解表。

（2）舌质淡红，苔白黄，治以辛凉解表。

（3）舌质淡，苔白腻，治以芳香化湿解表。

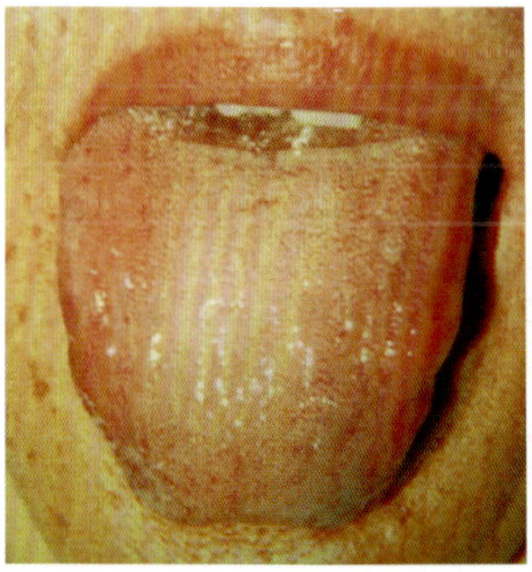

(1)

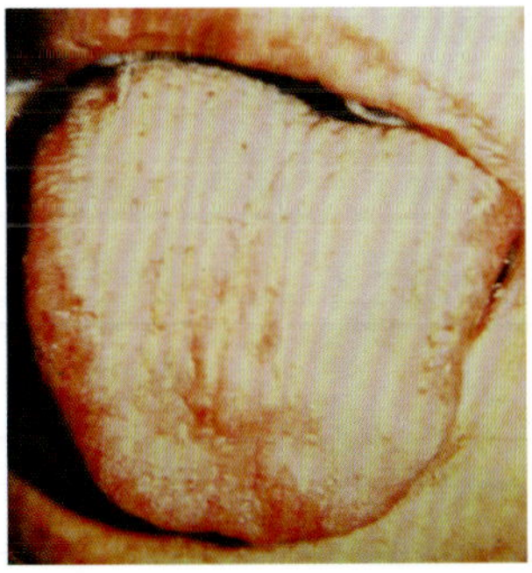

(2)

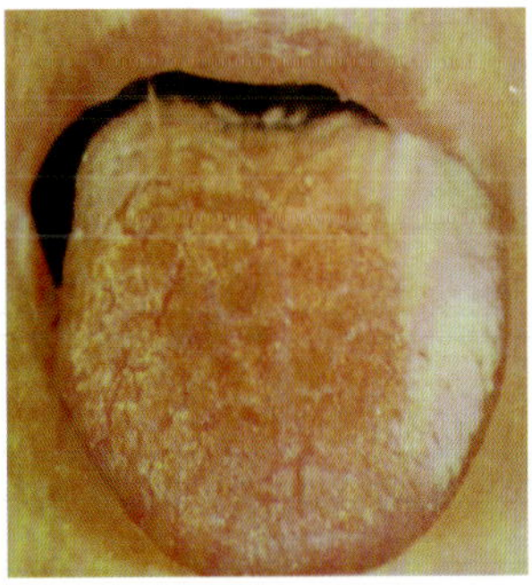

(3)

（4）舌质淡，苔白，治以益气解表。

（5）舌质淡，苔白润，治以温阳解表。

（6）舌质红，苔少，治以育阴解表。

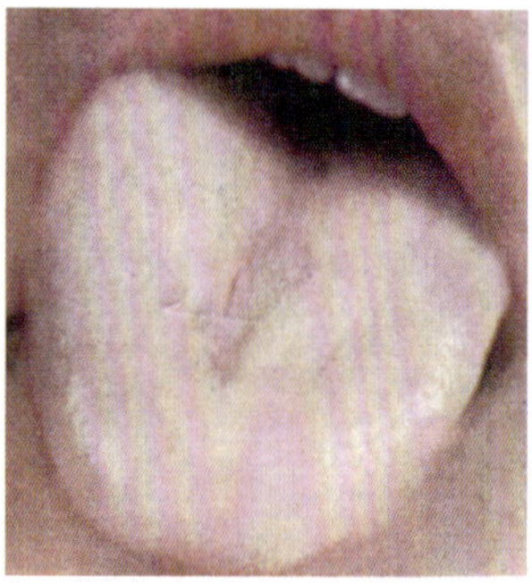
(4)

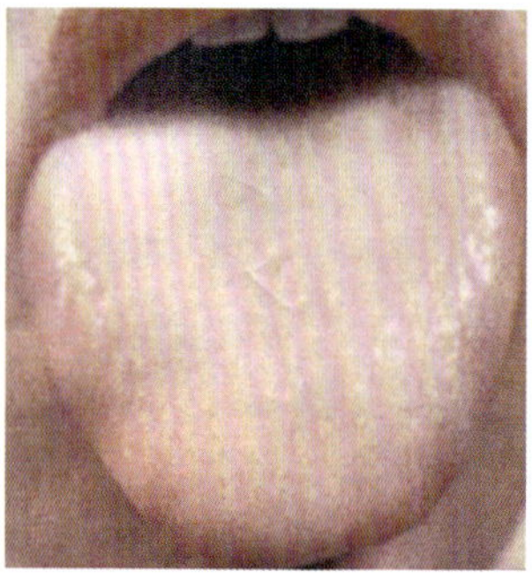
(5)

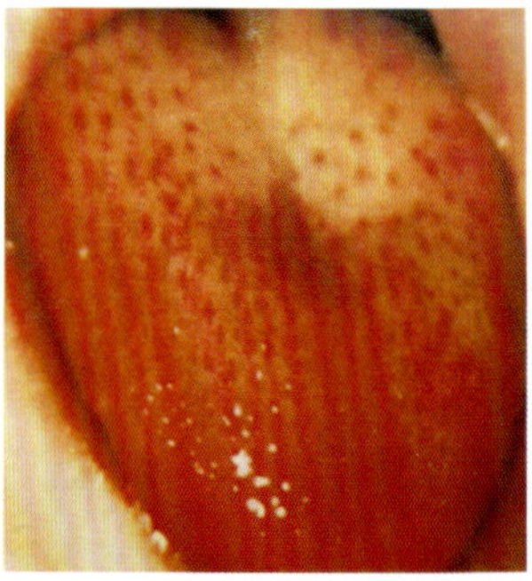
(6)

二、吐法

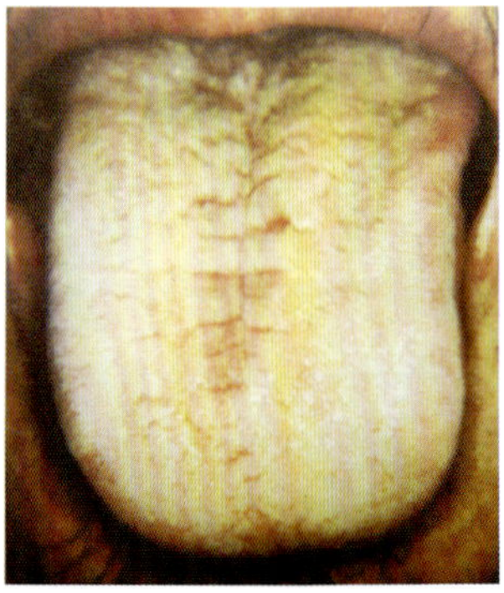

吐法是利用催吐药物或物理刺激（如手指、压舌板、棉签等）引起呕吐，排出停蓄在咽喉、胸膈、胃脘间的痰涎、宿食、毒物的治疗方法。

吐法现时使用并不广泛，部分医生对此方法已生疏，一般仅在误食毒物时作为紧急救治的方法，如洗胃法就是吐法的延伸。

舌苔厚腻，为湿浊内蕴，可用涌吐法祛除实滞、异物。

三、下法

下法，也叫攻下法，是利用药物攻下的作用，以清除体内积滞（包括燥屎、实热、食积、痰、瘀、水浊）。下法包括苦寒通下法、温中通下法、燥湿通下法、养阴润下法、补气养血通下法、活血通下法。下法和消法的原理及应用方药比较相似，常被配合使用。

（1）苦寒通下法。

具有泻实热、下燥屎的作用，适用于里热炽盛的阳明腑实证。主要舌象表现为舌质红，苔黄厚腻。

（2）温中通下法。

具有温阳祛寒、泻下寒实的作用，适用于脏腑阳气不足、里寒积滞的寒实证。主要舌象表现为舌质淡，苔白润。

（3）燥湿通下法。

具有化湿行气、泻下湿滞的作用，适用于湿困中焦、腑气不通的湿积证。主要舌象表现为舌质淡，苔白厚腻。

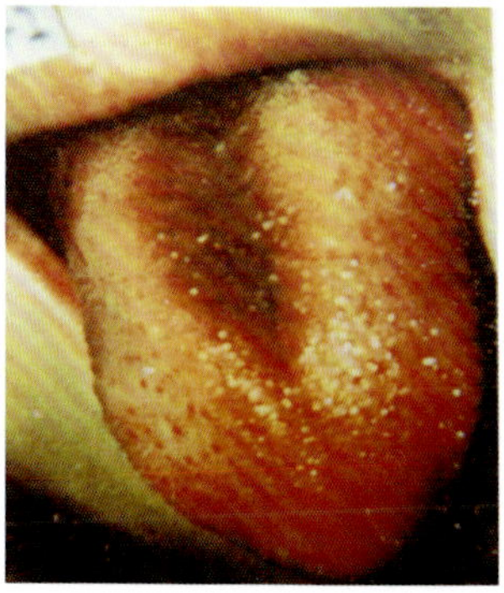

（1）

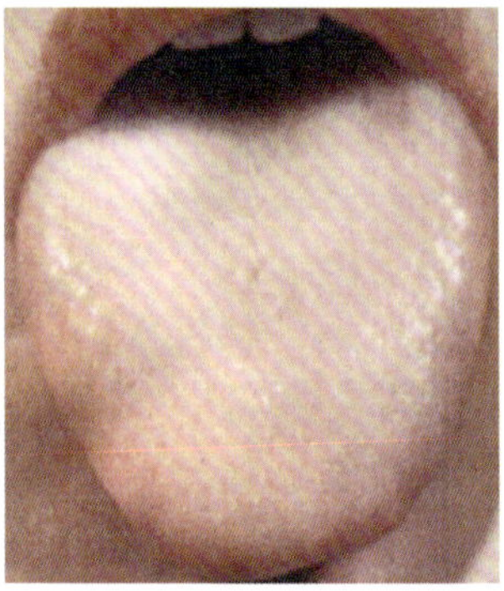

（2）

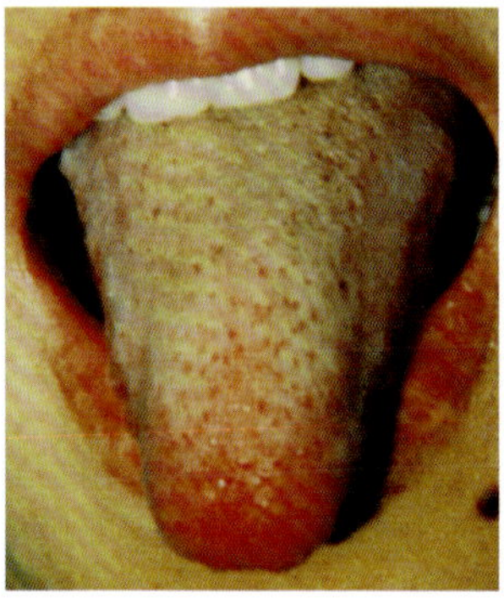

（3）

（4）养阴润下法。

具有养阴润燥通便的作用，适用于阴虚肠燥、便结难下的阴虚肠燥证。主要舌象表现为舌质红，苔少。

（5）补气养血通下法。

具有补益气血、润肠行气的作用，适用于气血不足之便秘。主要舌象表现为舌质淡，苔白。

（6）活血通下法。

具有活血化瘀通便的作用，适用于各类夹有瘀血病证的便秘，常见的是肿瘤便秘、外伤（腰椎外伤）所致便秘。主要舌象表现为舌质紫暗，有瘀斑。

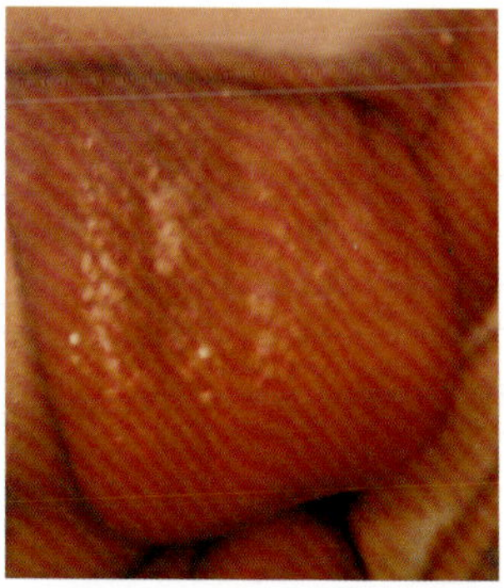

（4）

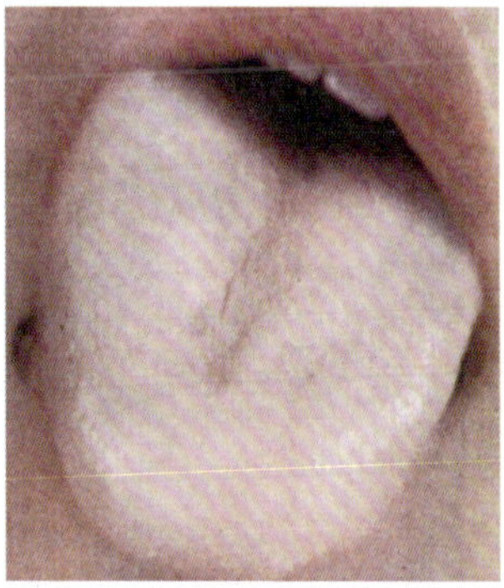

（5）

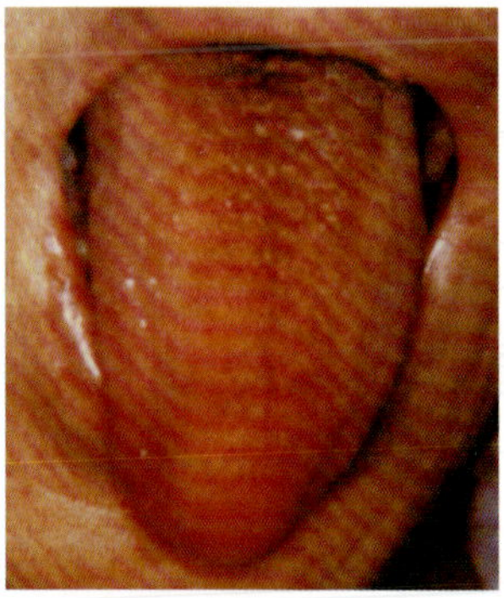

（6）

四、和法

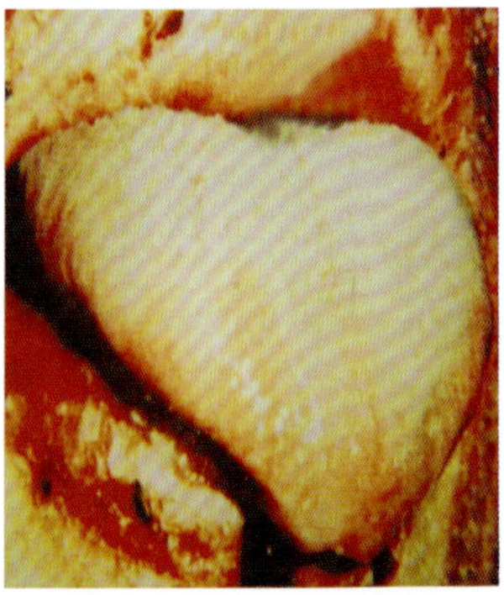

和，就是协调的意思。和法，也叫和解法，主要是指和解少阳、调和肝脾胃。适用于治疗半表半里的少阳病，肝脾不和、肝胃不和的胃肠疾病，气血阴阳不和的情志病等。

主要舌象表现为舌质淡红，苔白干。

五、温法

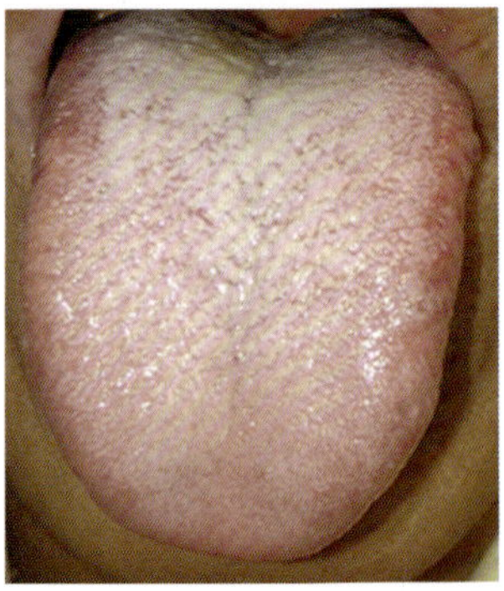

温法，也叫温里法、祛寒法，是用温性或热性的药物来达到振奋阳气、祛除寒邪、回阳救逆等目的的一种治疗方法。温法根据寒病发生的部位不同可分为温经散寒、温中祛寒和回阳救逆。

主要舌象表现为舌质淡红，苔白润。

六、清法

清法，也叫清热法、泻火法、降火法，是用寒凉泄热的药物等治疗热性病的一种方法。里热病容易伤津耗气，所以清法经常和生津、益气的药物配合使用。

（1）辛凉清热法。适用于风热表证。

（2）苦寒清热法。适用于里热证。

（3）清营透热法。适用于温病热邪深入营血证。

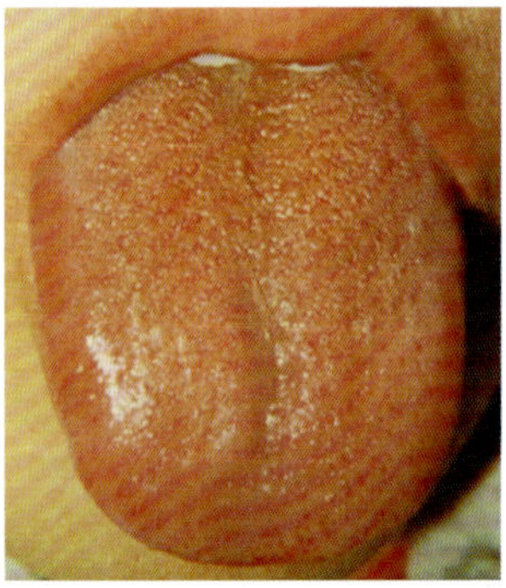

(1)

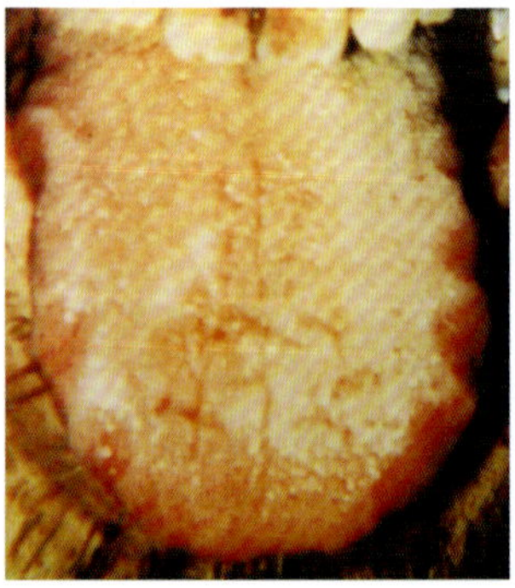

(2)

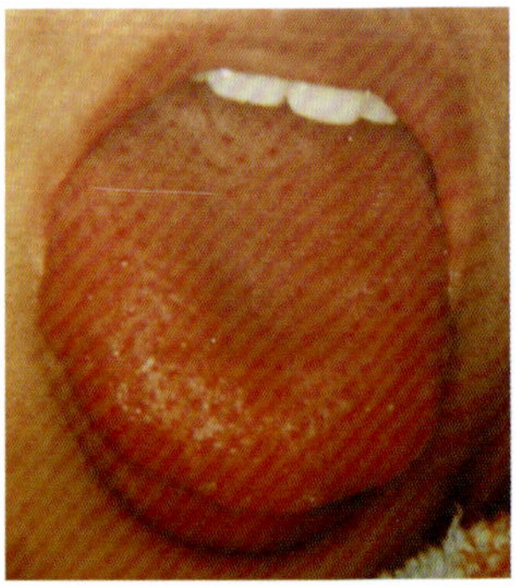

(3)

（4）咸寒清热法。用性味咸寒的药物以清除邪热。适用于阴虚内热证。

（5）养阴清热法。适用于阴虚发热证。

（6）清热开窍法。适用于温热病邪热内陷心包、神识昏迷证。

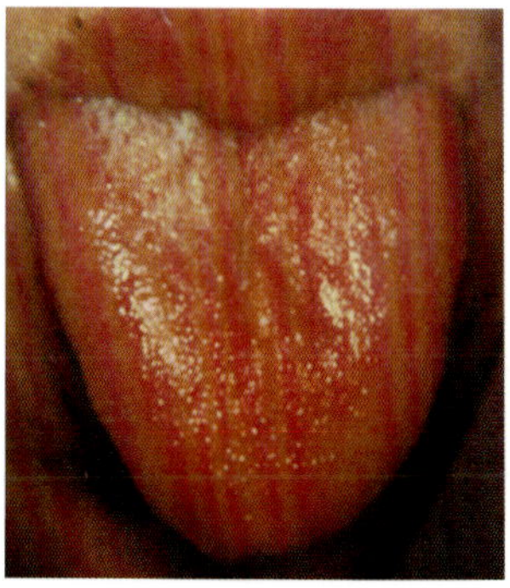

(4)

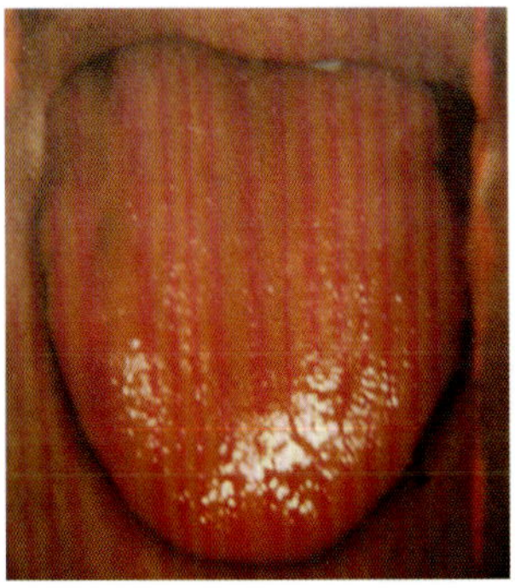

(5)

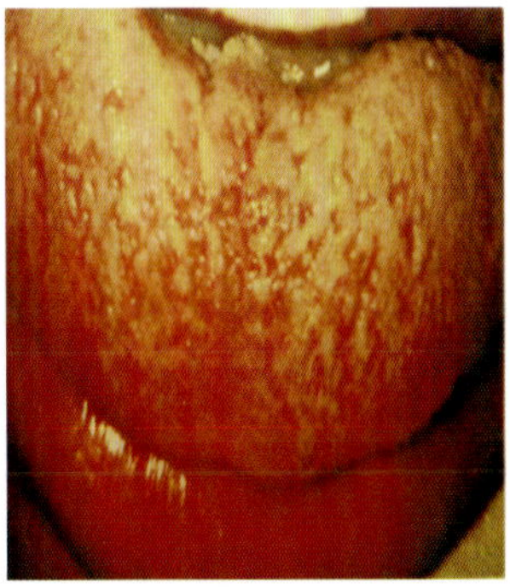

(6)

七、补法

补法，也称补益法，适用于一切虚证。补法以补虚为主，还能扶正祛邪。补法常分为补气法、补血法、补阴法、补阳法、气血双补法等。

（1）补气法。适用于气虚证。

（2）补血法。适用于血虚证。

（3）补阴法。适用于阴虚证。

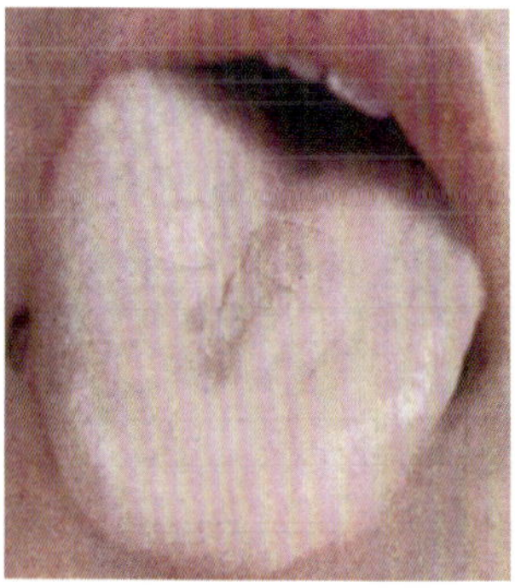

(1)

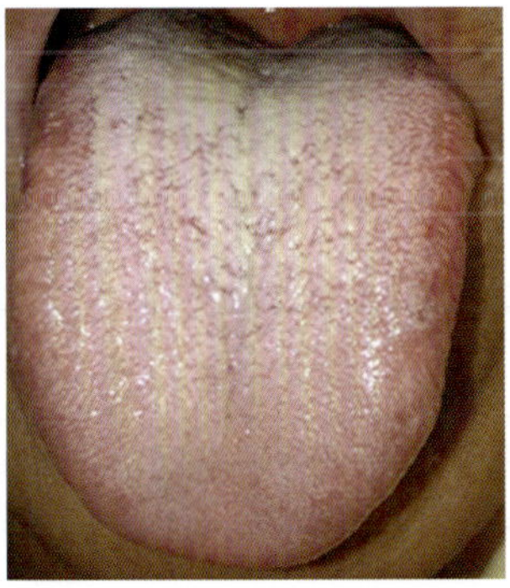

(2)

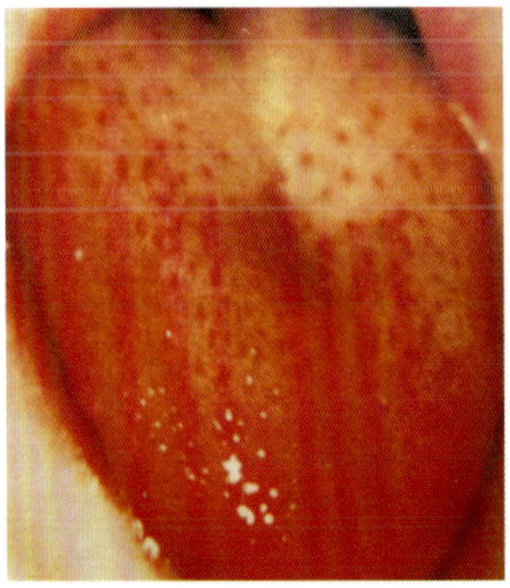

(3)

（4）补阳法。适用于阳虚证。还包括温阳救逆法，适用于阳脱证。

（5）气血双补法。适用于气血两虚证。

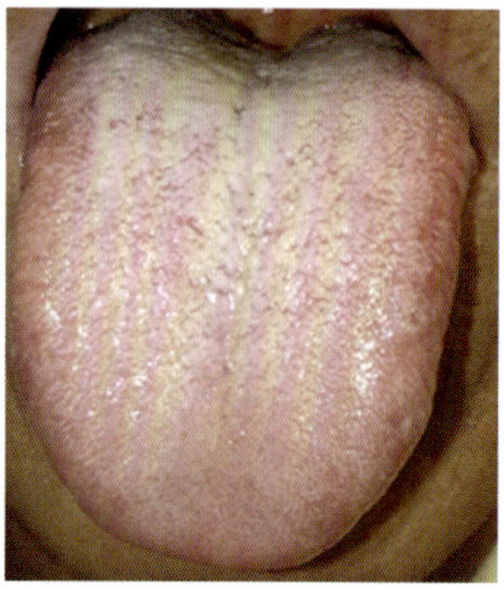

（4）

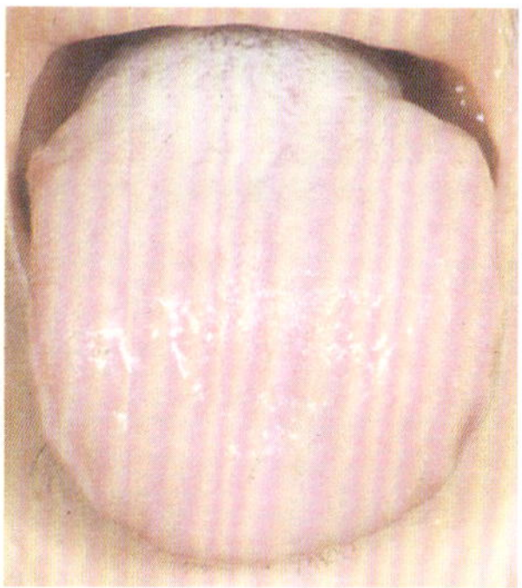

（5）

八、消法

消法，又称消导法，是指用消散破积的药物或方法，以消散体内气滞、血瘀、食积、水积、肿块等病证。

（1）舌质淡，苔厚腻，治以消坚散积。

（2）舌质淡，苔浊腻，治以消坚消积。

（3）舌质淡，苔白腻，治以行气消滞。

（4）舌质淡，苔白润，治以消肿利尿。

（5）舌质暗，有紫斑、瘀点，治以活血消瘀。

（6）舌质淡，苔白腻，治以消食导滞。

（7）舌质淡，苔白腻，治以消痰化饮。

（8）舌质淡，苔白润腻，治以消导和胃。

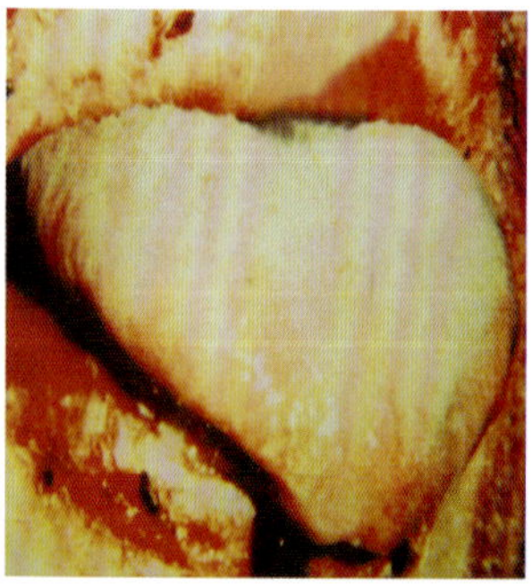

（1）

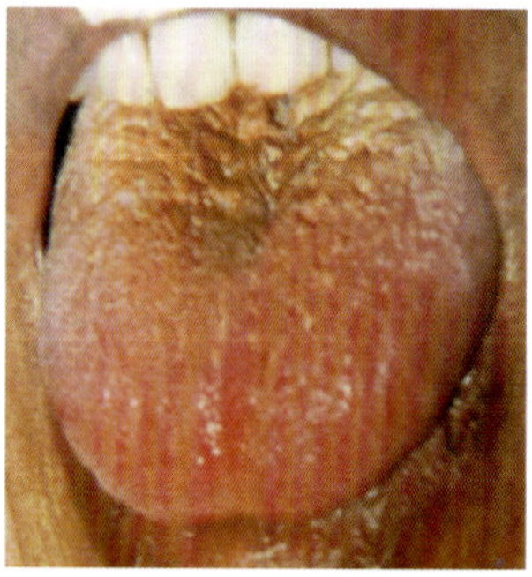

（2）

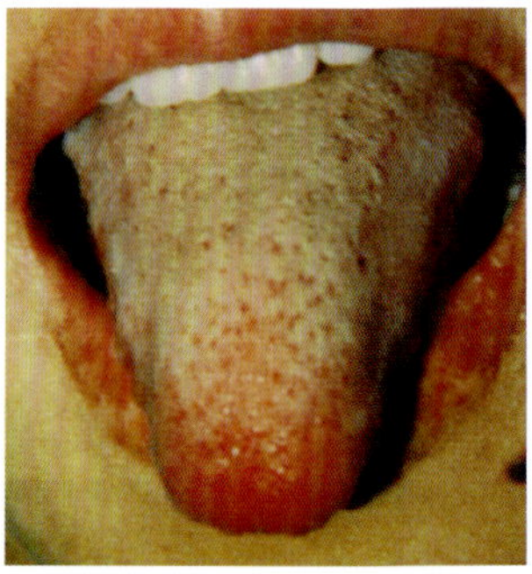

（3）

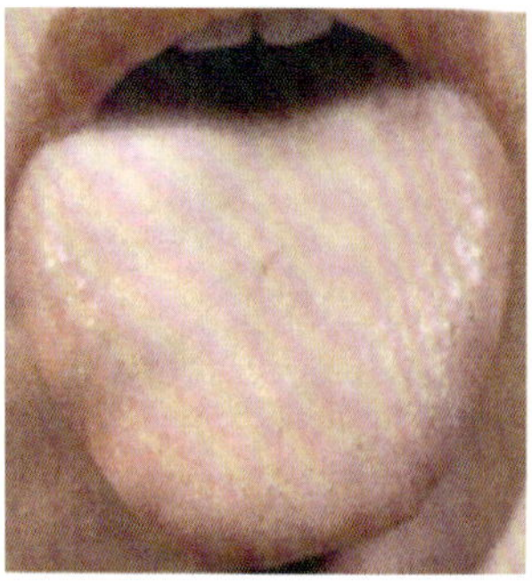

(4)

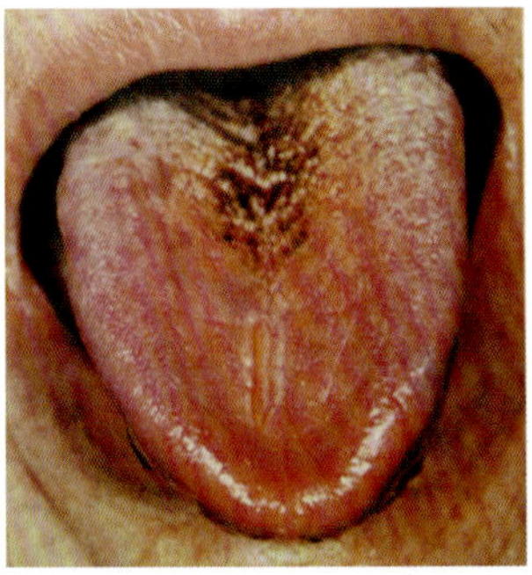

(5)

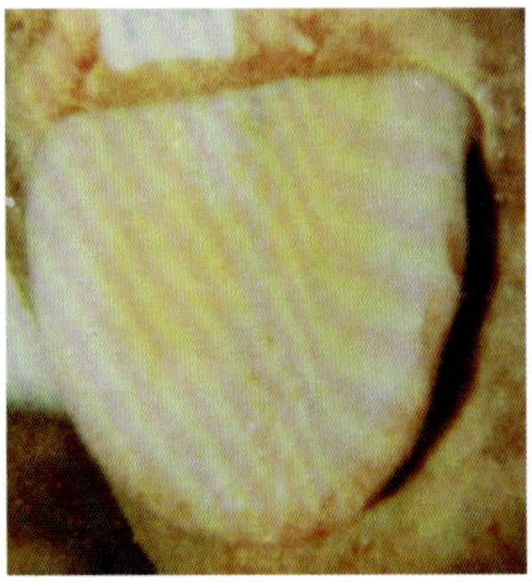

(6)

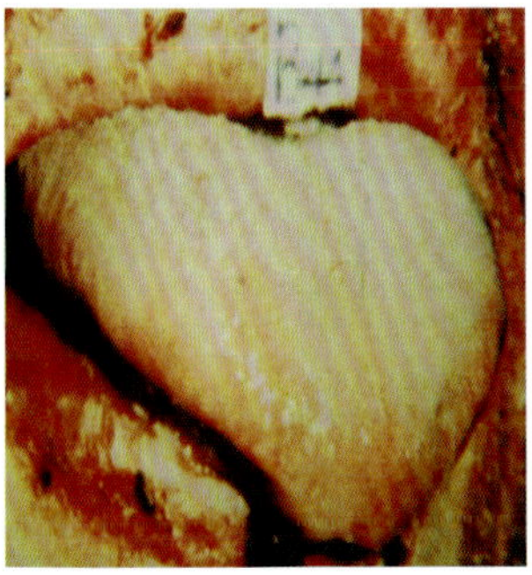

(7)

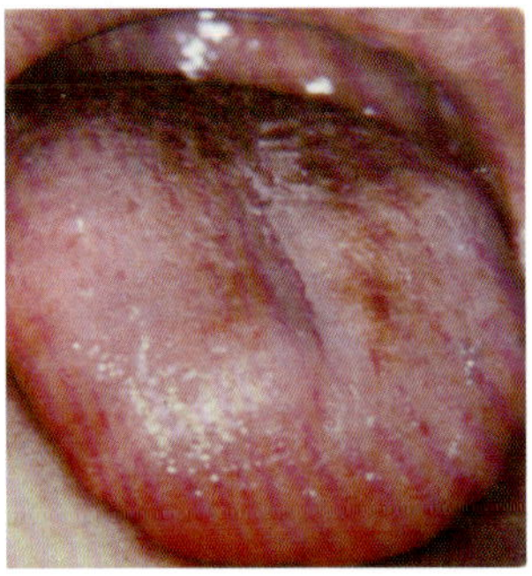

(8)

第七章　常见内科病证舌象与分型治疗

一、感冒

感冒是常见的外感疾病，主要是感受风邪所致，临床症状为头痛、鼻塞、流涕、打喷嚏、恶寒、发热等。在证型上分为风寒、风热两大类，又与当令之时相合，夏季夹暑湿，秋季夹燥，以及体虚感冒，包括阳虚感冒、气虚感冒、血虚感冒、阴虚感冒。

本病的治疗原则，根据邪在肺卫的特点，应以宣肺解表为主。老年人、平素体质虚弱者，或大病后正气未复者，治疗应当标本兼顾，扶正祛邪。

（一）风寒感冒

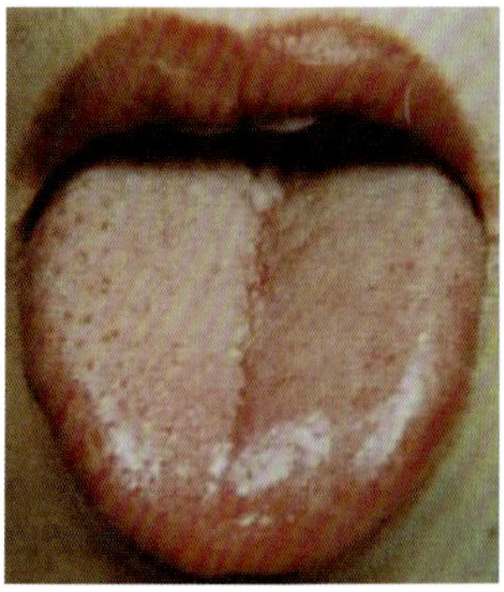

【舌象】舌苔薄白。

【主证】鼻塞声重，喷嚏，流清涕，喉痒，咳嗽，痰多稀薄，甚则恶寒发热，头痛身痛，脉弦或浮紧。

【治法】辛温解表，宣肺散寒。

【方药】麻黄汤、荆防败毒散、葱豉汤、九味羌活汤。

（二）风热感冒

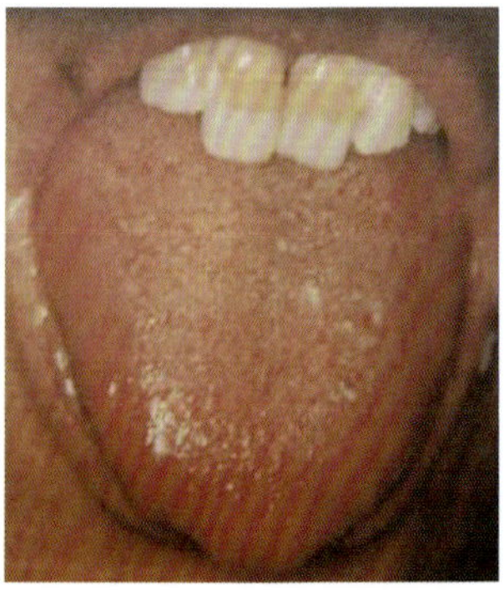

【舌象】舌质淡红或红，苔薄黄。

【主证】发热，微恶风寒，或有汗出，头痛，鼻塞涕浊，咽喉红肿疼痛，咳嗽痰黄黏稠，脉浮数。

【治法】辛凉解表，宣肺清热。

【方药】银翘散、桑菊饮、柴葛解肌汤。

（三）表寒里热

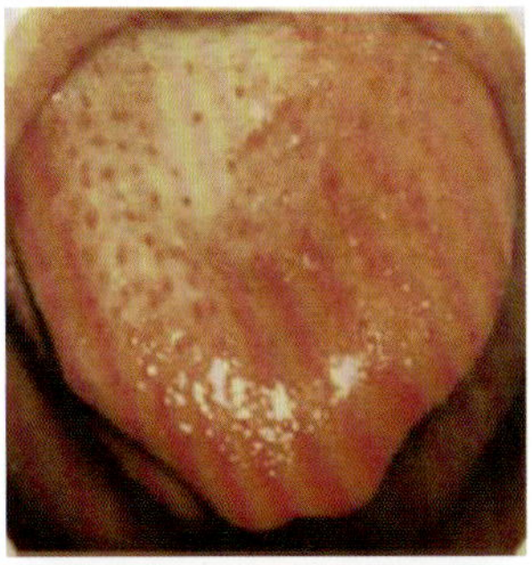

【舌象】舌质红，苔黄。

【主证】发热恶寒，肢节烦痛，鼻塞声重，口渴，咽痛，咳嗽气急，痰黄黏稠，尿赤，脉数。

【治法】疏风清热，宣肺散寒。

【方药】麻杏石甘汤、大青龙汤、大柴胡汤、防风通圣散。

（四）阳虚感冒

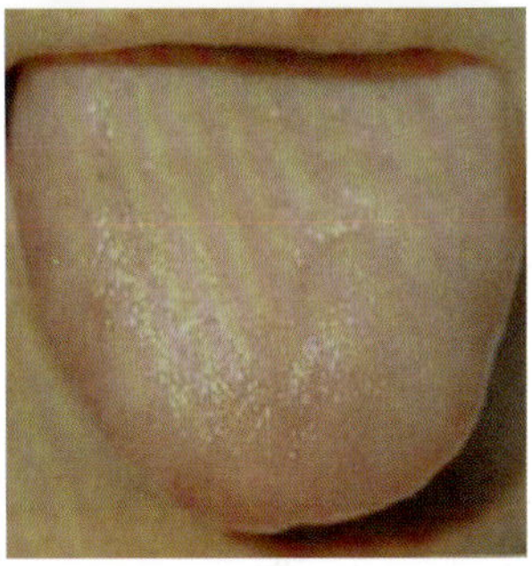

【舌象】舌质淡胖，苔白。

【主证】身热轻，恶寒较甚，头痛身热，无汗或自汗，面白，语声低微，四肢不温，脉沉无力。

【治法】助阳解表。

【方药】参附再造丸、柴胡桂枝干姜汤、麻黄附子细辛汤。

（五）气虚感冒

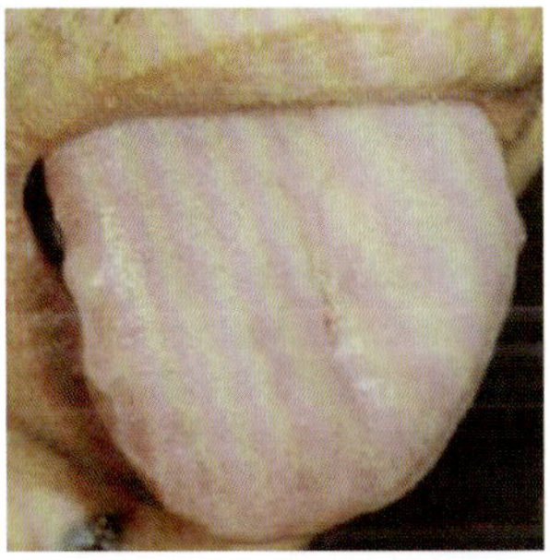

【舌象】舌质淡，苔白。

【主证】恶寒发热，头痛鼻塞，咳嗽痰白，倦怠无力，气短懒言，脉沉无力。

【治法】益气解表。

【方药】参苏饮、人参败毒散、补中益气汤、玉屏风散。

（六）血虚感冒

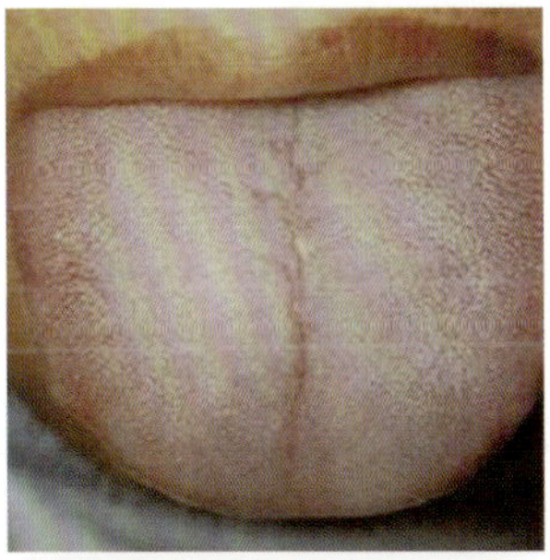

【舌象】舌质淡，苔白。

【主证】头痛身热，微恶风寒，无汗，面色不华，唇甲色淡，心悸头晕，脉细或浮无力。

【治法】养血解表。

【方药】葱白七味饮、四物汤合逍遥散、四物汤合补中益气汤。

（七）阴虚感冒

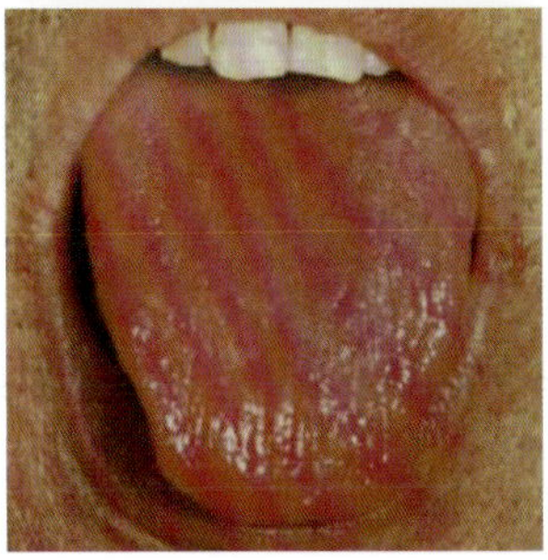

【舌象】舌质红，津少。

【主证】头痛身热，微恶风寒，无汗或微汗，口渴咽干，手足心热，干咳少痰，脉细数。

【治法】滋阴解表。

【方药】加减葳蕤汤。

二、内伤发热

内伤发热是指凡因脏腑功能失调、气血虚弱而引起的发热。其发热特点以低热多见，偶有高热表现。病人自觉发热或五心烦热，而体温不升高者，也为内伤发热。

根据内伤发热的病因可分为虚实两类。虚证多因气、血、阴、阳的不足；实证多因情志为病，气郁化火和瘀血停滞而化火。

内伤发热的治疗，必须根据发热的不同类型采用适宜的方法，如滋阴增液、补气温阳、疏肝解郁、活血化瘀等，不能用外感温热病的思维和方法，如用发汗清凉、苦寒辛散之剂，必然促使病情加重。

（一）阴虚内热

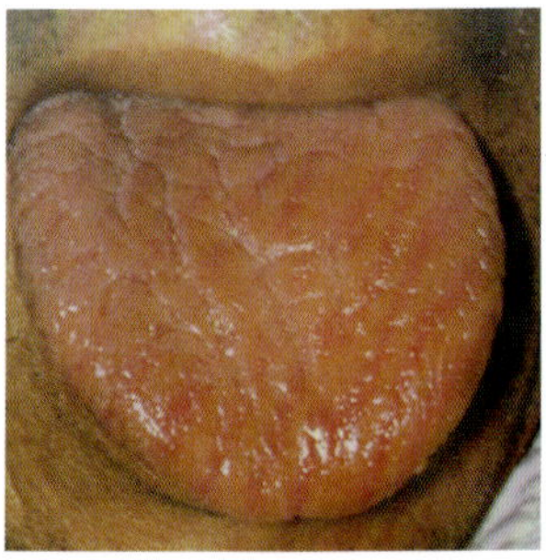

【舌象】舌质红而干。

【主证】午后或夜间潮热，手足心热，骨蒸颧红，心烦盗汗，口干咽燥，失眠梦多，大便干结，尿少色黄，脉细数。

【治法】滋阴清热。

【方药】清骨散，黄芪鳖甲散，麦味地黄丸加牡蛎、白芍、龟板等。

（二）气虚血亏发热

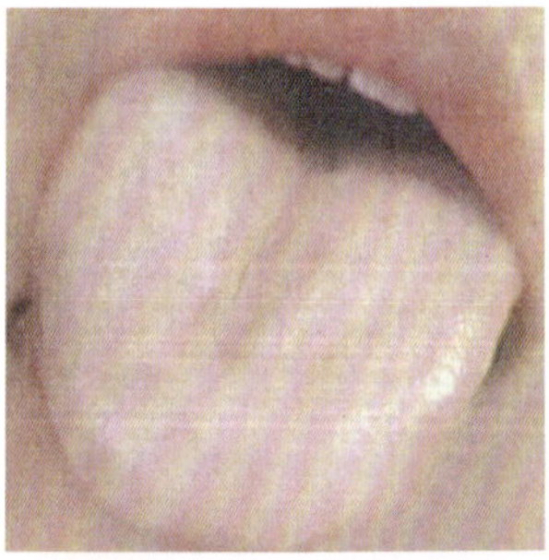

【舌象】舌质淡，苔薄白。

【主证】发热常在劳累后发作或加重，热势或高或低，伴头晕乏力、自汗、气短懒言、食少便溏，脉细弱，偏于血虚者，则面白无华、心悸怔忡、唇甲色淡等。

【治法】益气生血，甘温除大热。

【方药】补中益气汤、归脾汤、当归补血汤、四君子汤合逍遥散。

（三）肝经郁热

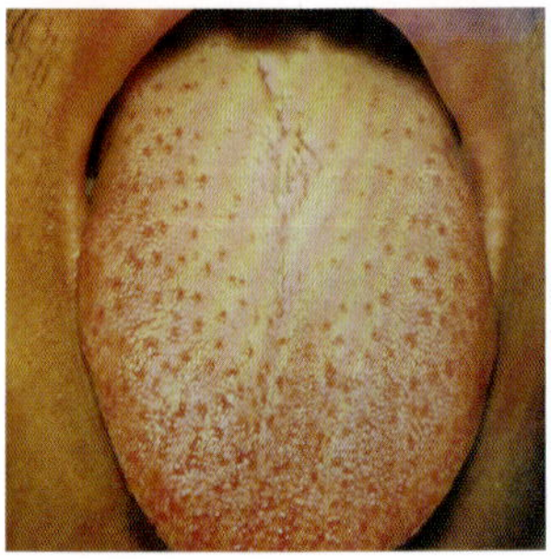

【舌象】舌质红，苔黄。

【主证】时觉身热心烦，热势随患者的情绪好坏而起伏，平时易怒，性情躁急，胸胁闷胀，喜叹息，口苦，脉弦数；

妇女常见月经不调，经来腹痛，或乳房胀痛。

【治法】疏肝解郁清热。

【方药】丹栀逍遥散、四逆散、龙胆泻肝汤。

（四）瘀血内结发热

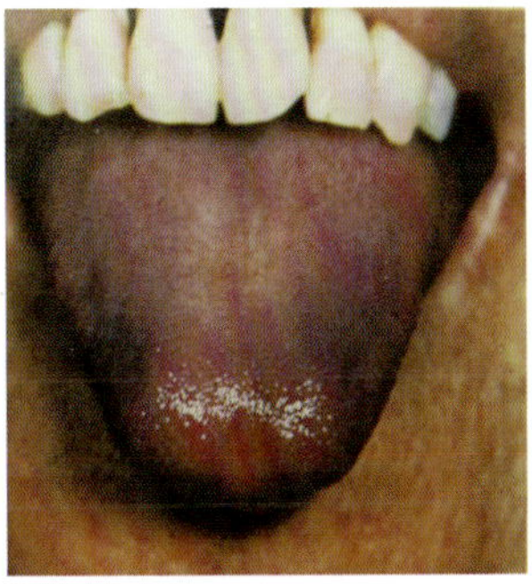

【舌象】唇舌青紫或出现紫斑。

【主证】下午或夜晚发热，口干咽燥而不多饮，痛有定处，面色黯黑，或触及肿块，严重者肌肤甲错，脉细涩。

【治法】活血祛瘀。

【方药】血府逐瘀汤、复元活血汤、桃红四物汤。

三、咳嗽哮喘

《河间六书·咳嗽论》谓“寒、暑、燥、湿、火、风六气，皆令人咳嗽”；《素问·咳论篇》曰：“五脏六腑皆令人咳，非独肺也。”因此咳嗽有外感与内伤区分，外感咳嗽，常起病急，发病时间较短，多因外感六淫致病；内伤咳嗽，起病缓慢，病程较长，多因脏腑功能失调致病。虽然咳和喘均属肺系疾患，但内伤咳喘与脾肾二脏的失常也关系密切。本证的治疗，外感咳嗽，以实证居多，治以疏散外邪、宣通肺气为主；内伤咳嗽，治以调理脏腑为主，如健脾化痰、清泻肝火、补肾养肺等。因咳嗽常为虚实兼夹之证，必须详辨，治疗标本兼顾。

（一）外感咳嗽

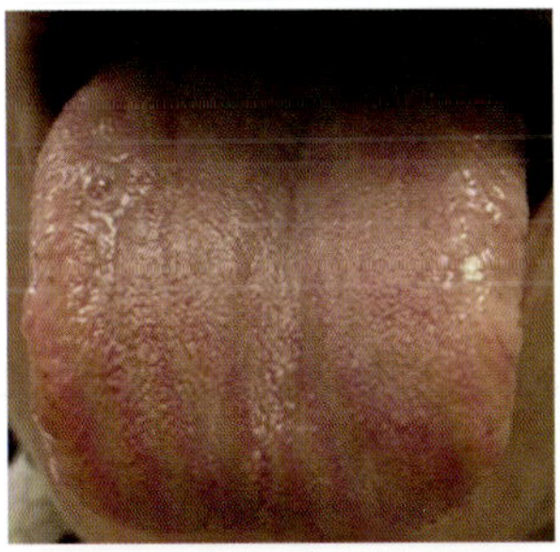

1. 风寒咳嗽

【舌象】舌质淡红，苔薄白。

【主证】痰稀白，口不渴，常兼有头痛，恶寒发热，脉浮。

【治法】辛温解表。

【方药】麻黄汤、止嗽散、小青龙汤、麻黄附子细辛汤。

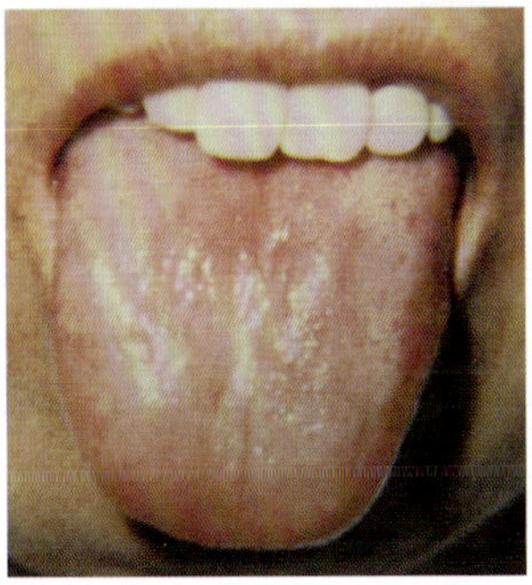

2. 风热咳嗽

【舌象】舌质红，苔薄黄。

【主证】咳嗽痰黄稠，常兼见发热，口渴，脉浮数。

【治法】辛凉解表，清热止咳。

【方药】桑菊饮、银翘散、麻杏石甘汤、大青龙汤。肺热加黄芩、川贝。

3. 燥热咳嗽

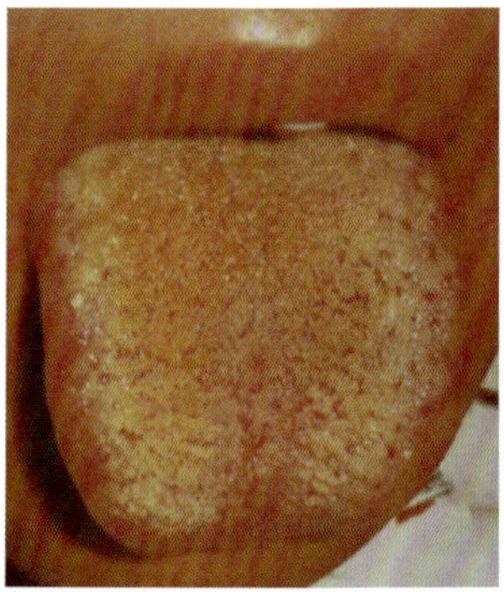

【舌象】舌尖红，苔薄黄而干。

【主证】干咳无痰或痰少而黏，不易咳出，或咳中带血，并见鼻燥咽干，脉细数。

【治法】清燥润肺止咳。

【方药】桑杏汤，清燥救肺汤，沙参麦冬汤，麻杏石甘汤加黄芩、川贝、鱼腥草等。

（二）内伤咳嗽

1. 痰湿犯肺咳嗽

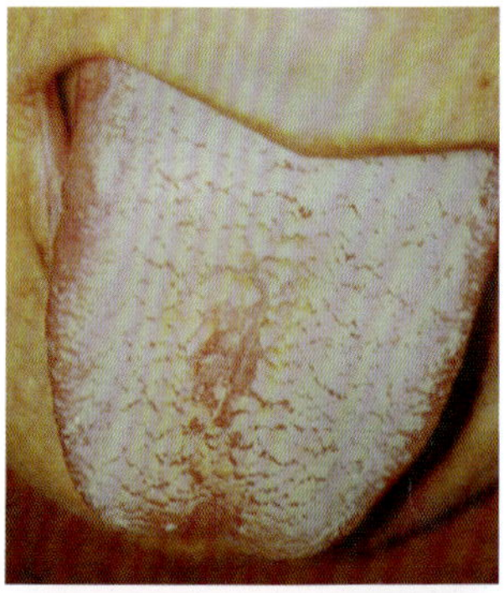

【舌象】舌质淡，苔白腻。

【主证】咳嗽痰多，因痰而咳，痰易咯，并见胸脘胀满，纳呆，神疲乏力，大便时溏，脉弦滑。

【治法】健脾燥湿，化痰止咳。

【方药】陈夏六君子汤、二陈汤、苏子降气汤、越婢加术汤。

2. 肝火犯肺咳嗽

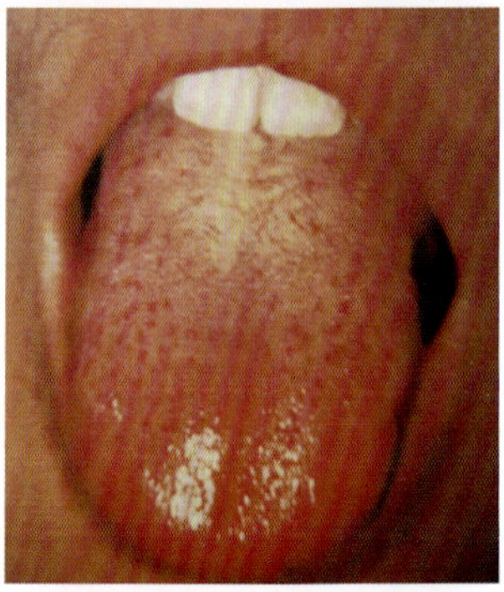

【舌象】舌质红，苔薄黄，津少。

【主证】咳嗽阵作，咳时痛引胁肋，常因情志波动而发病或加重。

【治法】清肝泻火，润肺化痰。

【方药】丹栀逍遥散，黄芩泻白散合黛蛤散，龙胆泻肝汤加杏仁、桔梗、川贝。

3. 肺肾阴虚咳嗽

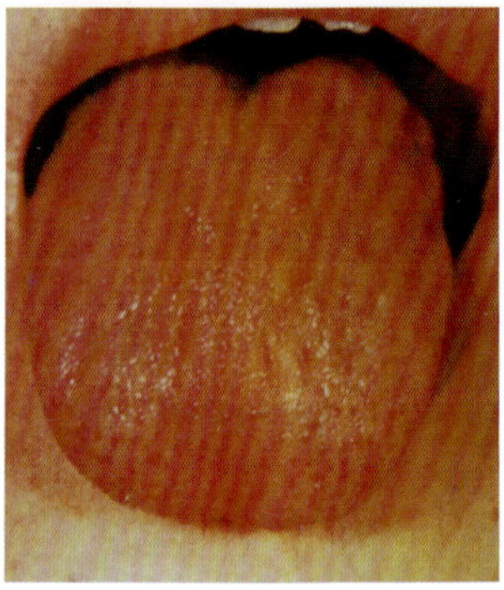

【舌象】舌质红，苔少。

【主证】干咳少痰或痰中带血，午后咳甚，并有五心烦热，或潮热，颧红，脉细数。

【治法】滋肾润肺止咳。

【方药】黄芪鳖甲散，沙参麦冬汤，百合固金丸，补肺阿胶汤，生脉散，定喘汤，六味地黄丸加五味子、太子参、天冬、百合等。

4. 肾水上犯咳嗽

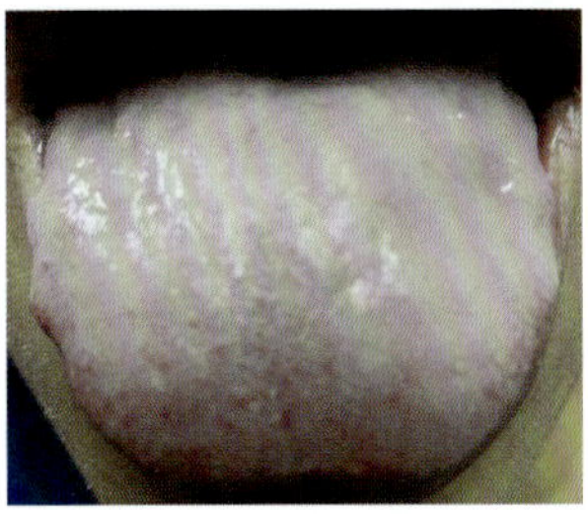

【舌象】舌质淡，苔滑。

【主证】咳嗽多痰，痰多水泡，咳甚则喘，活动尤甚，甚则肢冷腰酸，面色黧黑，脉沉迟。

【治法】温肾壮阳，降气除痰。

【方药】小青龙汤、真武汤、五苓散合附子汤。

（三）哮喘

呼吸困难，短促急迫的叫喘，气喘而喉间有声吼鸣的叫哮，两者均因肺气不降所致。哮喘证的病因包括外感六淫、饮食内伤、情志内伤、病后虚弱等方面。《景岳全书·喘促》说“实喘者有邪，邪气实也；虚喘者无邪，元气虚也”。

哮喘以辨别虚实最为紧要，《类证治裁·喘证》说：“喘由外感者治肺，由内伤者治肾。”其治疗可参照咳嗽辨治配入降气平喘药。

四、肺痿

肺痿，指肺脏的慢性虚损性疾病，按现代医学诊断，很难跟具体的病名相对应，应该是所有肺部疾病的后期虚损病证，包括肺痈（大叶性肺炎、肺脓肿）、肺痨（肺结核）、慢性咳喘等，其临床以咳嗽、吐浊痰、唾涎沫为主证。

本证形成的主要原因是肺虚津气失养，分为虚热肺痿和虚寒肺痿两种：前者是肺有燥热灼伤津液，肺失濡养；后者是肺气虚冷，气不化津，津液不布。治疗上，前者生津清热，以润其枯，后者温肺益气，而摄涎沫。

（一）虚热肺痿

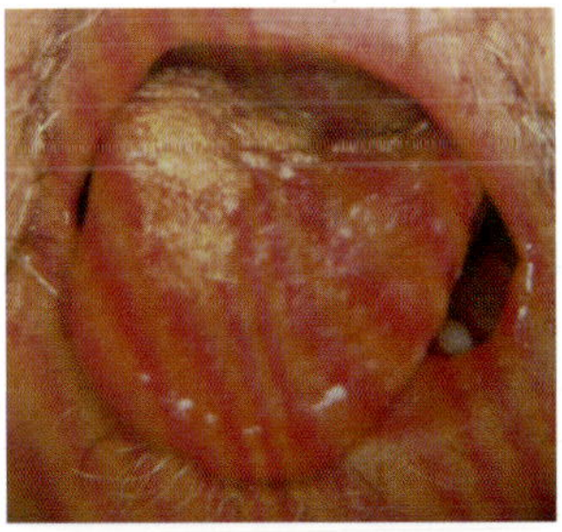

【舌象】舌质红而干。

【主证】咳吐浊唾涎沫，其质较黏稠，咳声不扬，气急喘促，口干咽燥，形体消瘦，皮毛干枯，脉虚数。

【治法】滋阴清热润肺。

【方药】麦冬汤、清燥救肺汤。

（二）虚寒肺痿

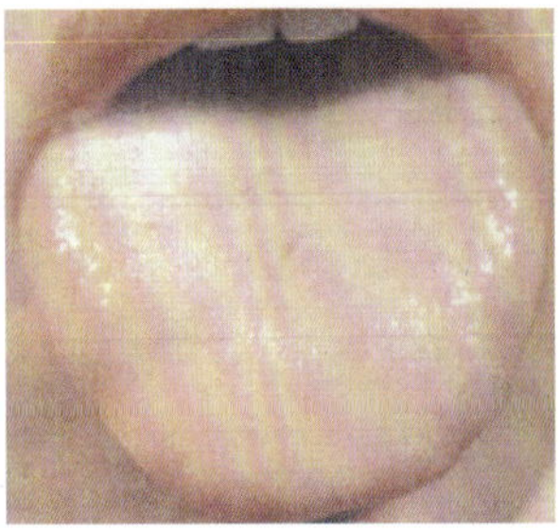

【舌象】舌质淡。

【主证】吐涎沫，质清稀量多，口不渴，气形寒，神疲乏力，饮食减少，小便数或遗尿，脉虚弱。

【治法】甘温补肺，益气化痰。

【方药】甘草干姜汤、炙甘草汤、五苓散合葶苈大枣泻肺汤。

五、肺痈

肺痈是肺部生脓肿的一种病证，相当于现代医学的肺脓肿、大叶性肺炎。以咳嗽，胸痛，发热和吐痰腥臭，甚则咳吐脓血为主证。本病主要是邪热毒盛，壅滞于肺，瘀热互结，蕴毒化脓，治以清热解毒，化瘀排脓。

肺痈分为初期、成痈期、溃脓期、恢复期四个阶段而施治。

（一）初期

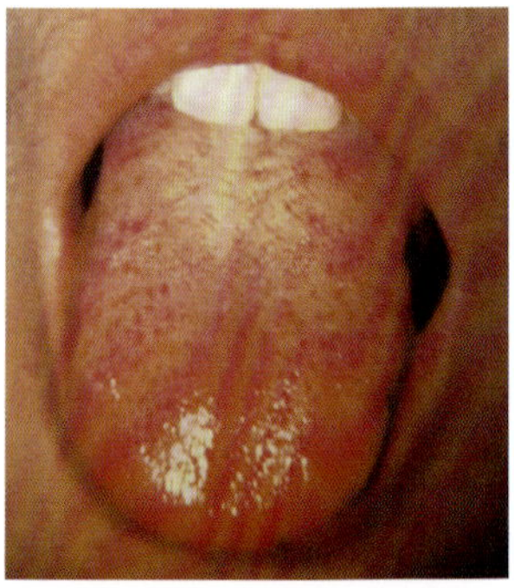

【舌象】舌质红，苔薄黄。

【主证】恶寒发热，咳嗽痰少而黏，胸痛，咳时尤甚，呼吸不利，口干鼻燥，脉浮滑而数。

【治法】疏散风热，清肺化痰。

【方药】银翘散，桑菊饮，麻杏石甘汤加黄芩、川贝、鱼腥草等。

（二）成痈期

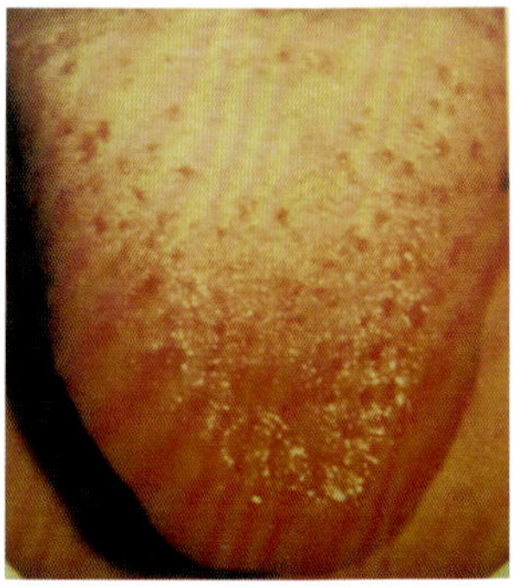

【舌象】舌质红，舌苔黄腻。

【主证】壮热，汗出，寒战，胸闷作痛，转侧不利，咳嗽气急，咳吐脓痰，其味腥臭，口干咽燥，烦躁不安，脉洪数。

【治法】宣肺清热，化痰消痈。

【方药】千金苇茎汤、桔梗汤、麻黄杏仁薏苡仁汤、犀黄丸。

（三）溃脓期

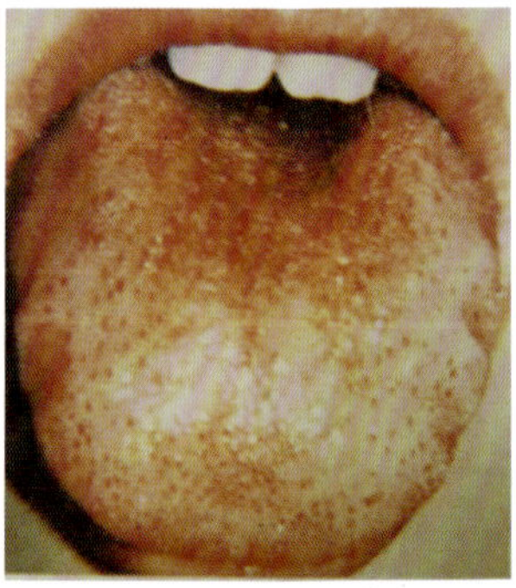

【舌象】舌质红或绛，苔黄腻。

【主证】咳吐脓血，腥臭异常，胸中烦满而痛，甚则气喘不能平卧，身热面赤，烦渴喜饮，脉滑数。

【治法】排脓，清热，解毒。

【方药】桔梗汤合千金苇茎汤、安宫牛黄丸。

（四）恢复期

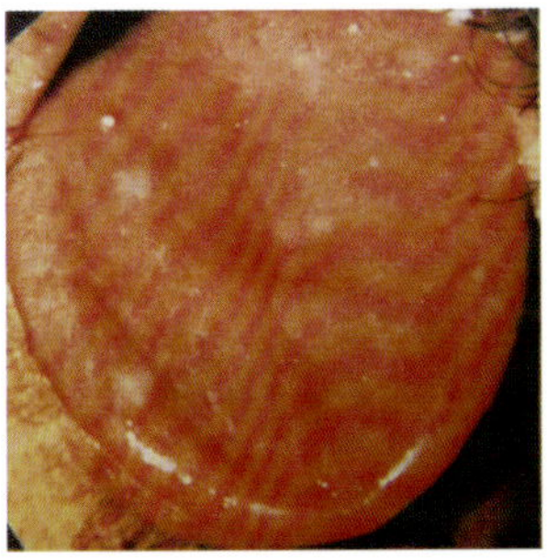

【舌象】舌质红，苔少。

【主证】脓痰渐少，身热渐退，神疲纳呆，诸症逐渐好转，脉细数无力。

【治法】润肺化痰，益气养阴。

【方药】清燥救肺汤、百合固金汤、补肺阿胶汤。

六、肺痨

肺痨就是肺结核，因感染结核杆菌所致，具有一定传染性。主要症状为咳嗽、咯血、潮热、盗汗、身体逐渐消瘦。大部分病例通过肺部 X 线检查可以确诊，但也有难以诊断清楚的病例。

本病在整个疾病的演变过程中，以阴虚为主，表现为气阴亏耗、阴虚火旺、阴阳两虚证候。治疗上，必须首先抗结核治疗，使用抗结核的西药，再配合中药、营养治疗，使用中药的主要目的是减轻抗结核药的副作用、改善体质，以养阴清火为基本原则。

（一）肺阴亏损

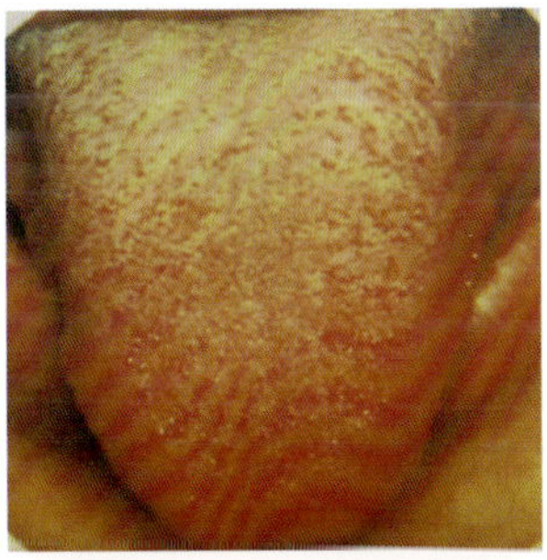

【舌象】舌质红，苔黄，津少。

【主证】干咳少痰，或痰中带血，胸痛，潮热颧红，咽干口燥，脉细数。

【治法】养阴润肺止咳。

【方药】百合固金汤、黄芪鳖甲散、沙参麦冬汤。

（二）气阴两伤

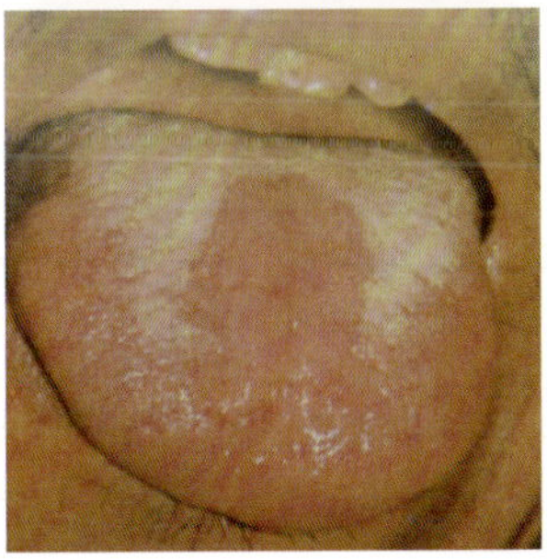

【舌象】舌质光红，苔薄或剥。

【主证】咳嗽，咯血，潮热颧红，自汗，盗汗，面目神疲，气短声怯，倦怠无力，食欲不振，脉细数无力。

【治法】益气养阴。

【方药】月华丸、麦味地黄丸、参苓白术散。

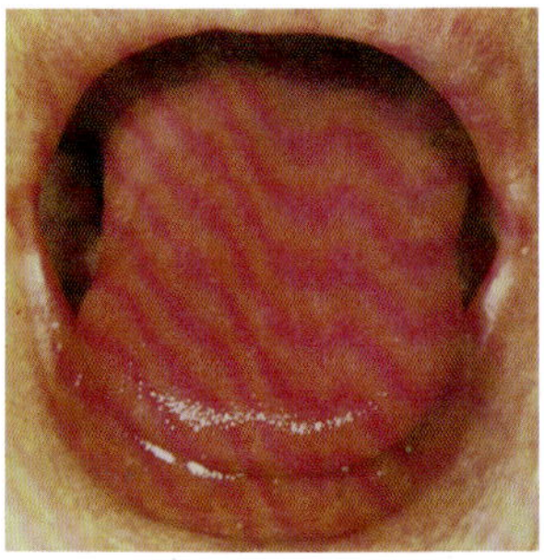

（三）阴虚火旺

【舌象】舌质红绛。

【主证】咳呛痰少，或痰黄黏稠，反复咯血，量多色鲜，胸胁掣痛，伴有失眠多梦，急躁易怒，骨蒸潮热，夜寐盗汗，五心烦热，男子梦遗，脉细数。

【治法】养阴润肺止咳、益气清热止血。

【方药】秦艽鳖甲汤、十灰散、补肺阿胶汤。

（四）阴阳两虚

【舌象】偏阴虚，舌质红，少津；偏阳虚，舌淡体胖。

【主证】呛咳咯血，劳热骨蒸，盗汗遗精，声嘶失音，形体羸弱，形寒恶风，自汗，喘息气短，面浮肢肿，饮食不进，大便溏薄。

【治法】填补精血，温补脾肾。

【方药】保真汤、左归丸、右归丸、参蛤散、四君子汤。

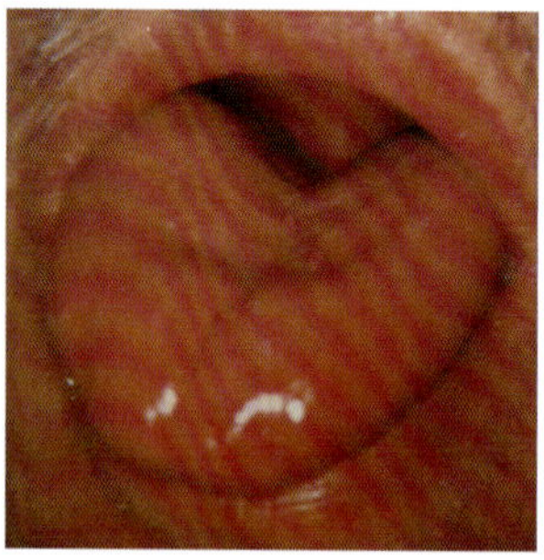

偏阴虚

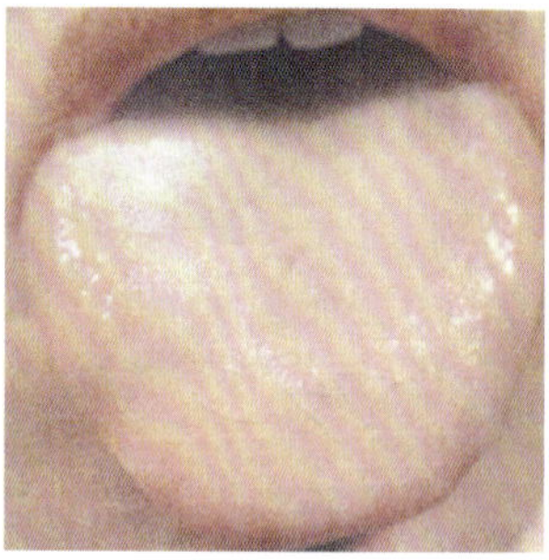

偏阳虚

七、胃脘痛

胃脘痛，又称胃痛，以胃脘部经常发生疼痛为主证。胃脘痛常见病因有寒邪犯胃、肝气犯胃、胃阴不足、瘀血停滞、脾胃虚寒等。

（一）寒邪犯胃

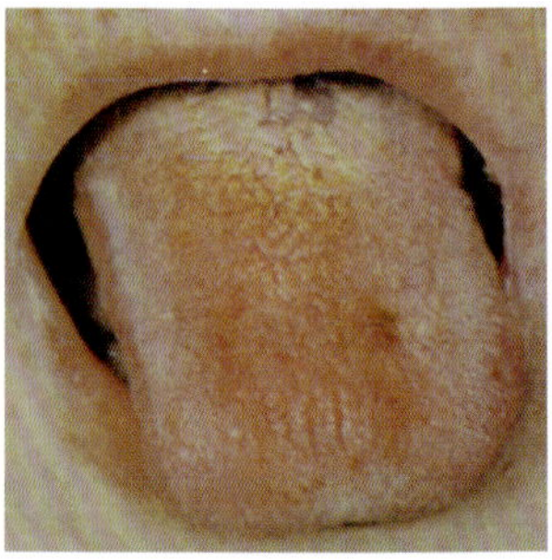

【舌象】舌苔白。

【主证】胃脘痛，畏寒喜暖，得温痛减，口不渴，喜热饮，脉弦紧。

【治法】散寒止痛。

【方药】理中丸、良附丸、香苏散。

（二）饮食停滞

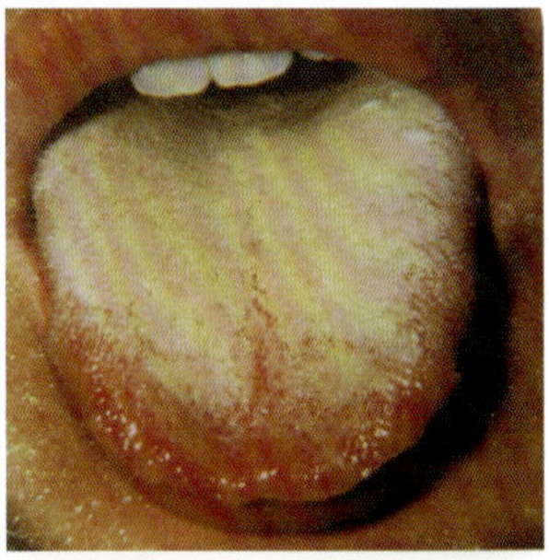

【舌象】舌苔厚腻。

【主证】胃脘胀满，甚则疼痛，嗳腐吞酸，或呕吐不消化食物残渣，吐后痛减，或大便不爽，脉滑。

【治法】消食导滞。

【方药】保和丸、枳实导滞丸、小承气汤加味。

（三）肝气犯胃

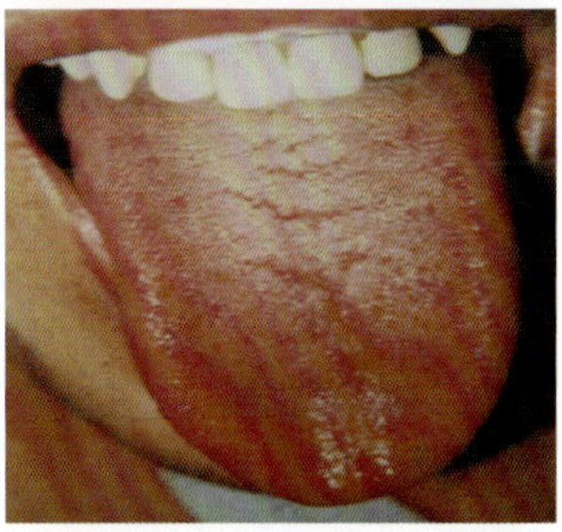

【舌象】舌质红，苔薄白。

【主证】胃脘胀满，痛连胁肋，嗳气频繁，大便不畅，常因情志变化而痛作，脉弦。

【治法】疏肝理气止痛。

【方药】柴胡疏肝散合四君子、金铃子散。

（四）肝胃郁热

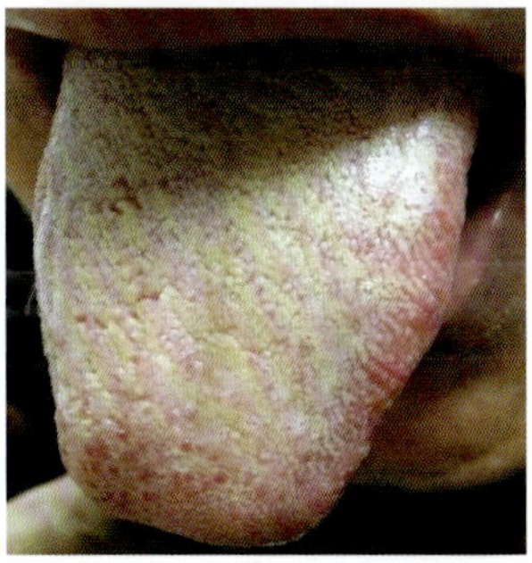

【舌象】舌质红，苔黄。

【主证】胃脘灼痛，痛势急迫，烦躁易怒，泛酸嘈杂，口干、口苦，脉弦数。

【治法】疏肝泄热，和胃止痛。

【方药】四逆散合左金丸，四逆散合小承气汤加川楝子、香附、佛手、元胡等。

（五）阴虚胃痛

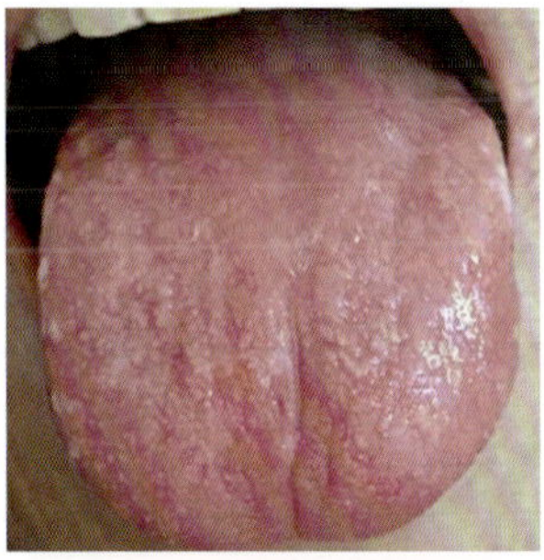

【舌象】舌质红，津少。

【主证】胃痛隐隐，口燥咽干，或口渴，大便干结，舌红少津，脉弦细。

【治法】养阴益胃。

【方药】益胃汤合芍药甘草汤、增液承气汤合左金丸。

（六）瘀血停滞

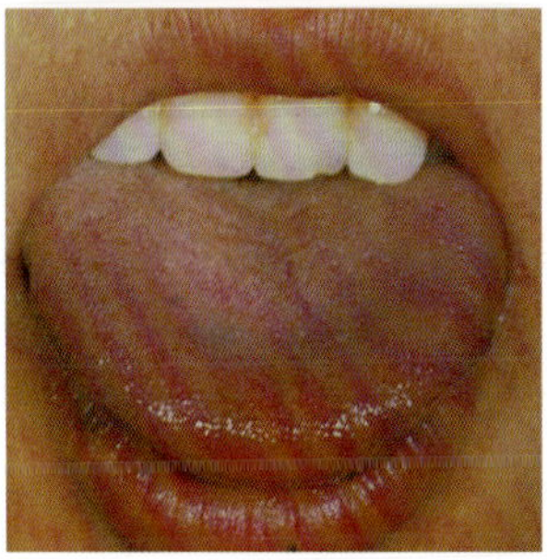

【舌象】舌质紫暗。

【主证】胃脘疼痛，痛有定处，痛为针刺或刀割，脉涩。

【治法】活血化瘀，理气止痛。

【方药】失笑散合丹参饮、泻心汤、黄土汤、膈下逐瘀汤。

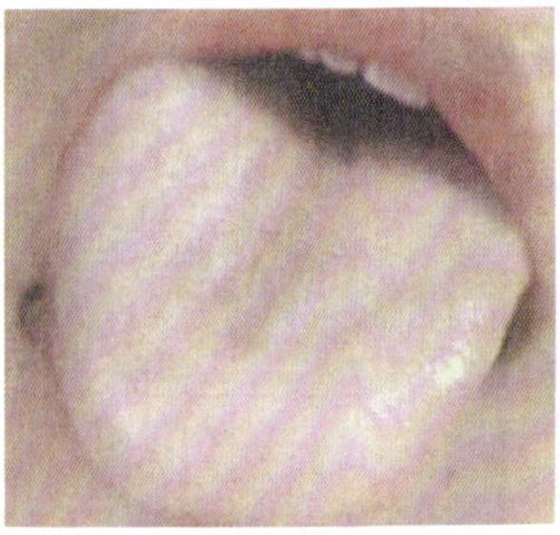

（七）脾胃虚寒

【舌象】舌质淡，苔白。

【主证】胃痛隐隐，泛吐清水，喜暖喜按，神疲乏力，纳呆，手足不温，大便溏薄，脉弦。

【治法】甘温补中，散寒止痛。

【方药】附子理中丸、香砂六君子汤、黄芪建中汤。

八、腹痛

腹痛，是以胃脘以下、耻骨毛际以上的部位发生疼痛的症状而言。腹痛致病原因很多，如外邪侵袭，如虫积、食滞所伤，如气滞血瘀，如情志内伤，归纳起来不外乎四类：寒、热、虚、实，四者可相互交错兼证，如寒热夹杂、虚实夹杂、虚寒证、实热证等。

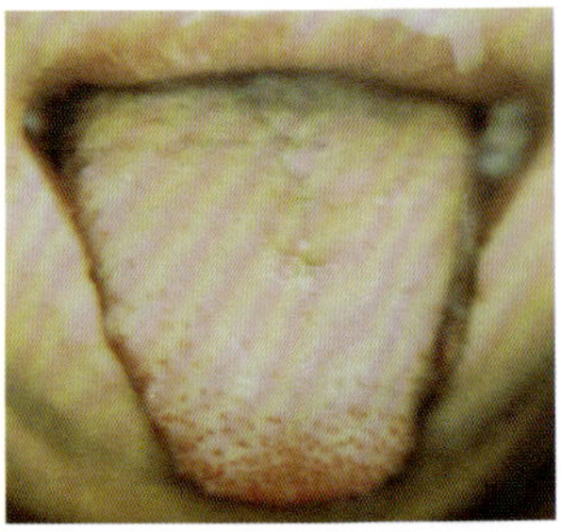

（一）寒痛

【舌象】舌苔白腻。

【主证】起病较急，满腹牵痛而不间歇，得热痛减，口不渴，小便清利，大便溏薄，脉沉紧。

【治法】温中散寒。

【方药】良附丸、附子理中丸合吴茱萸汤。

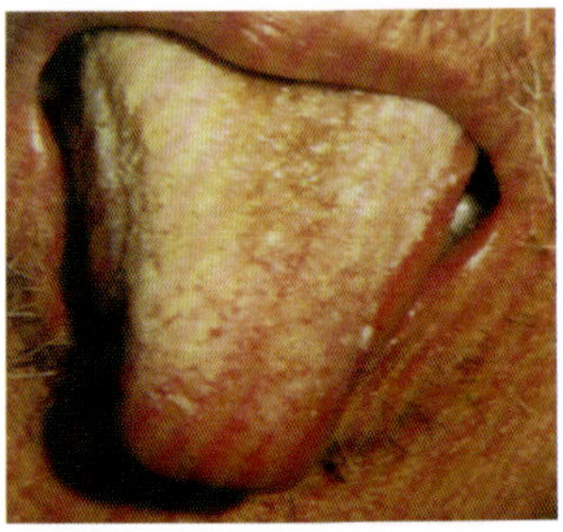

（二）热痛

【舌象】舌质红，舌苔黄腻。

【主证】腹痛拒按，腹满不舒，喜冷恶热，大便秘结，烦渴引饮，小便短赤，脉数。

【治法】清热攻下。

【方药】大承气汤加减。

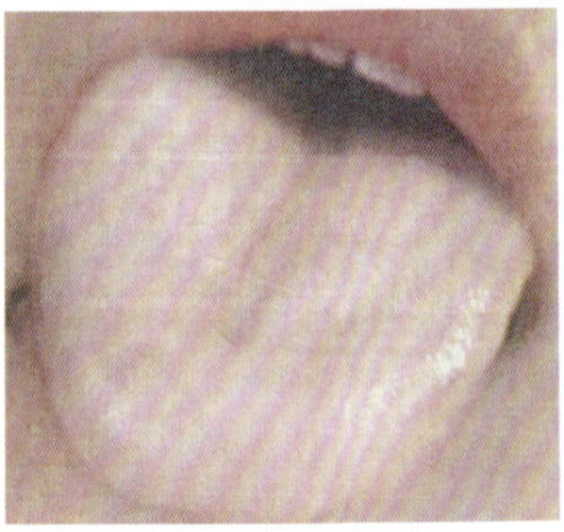

（三）虚痛

【舌象】舌质淡，苔白。

【主证】起痛缓慢，时作时止，痛势绵绵，喜热恶冷，痛时喜按，饥饿及劳累后更甚，得食或休息后稍减，大便溏薄，兼有神疲气短、怯寒等症，脉沉细。

【治法】甘温补气，益气散寒。

【方药】小建中汤、附子理中丸。

（四）实痛

实痛主要包括气滞血瘀、饮食积滞和虫积。

1. 气滞血瘀

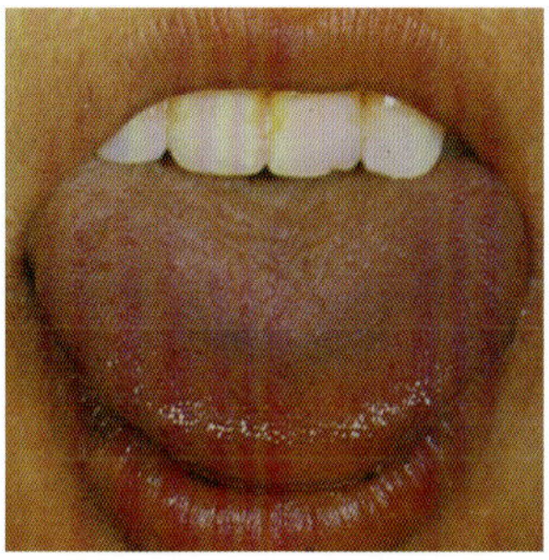

【舌象】以气滞为主者，舌苔薄；以血瘀为主者，舌质青紫。

【主证】气滞血瘀，以气滞为主者，症见脘腹胀闷或痛，攻窜不定，痛引少腹，得嗳气则胀痛灼减，遇恼怒则加剧，脉弦；以血瘀为主者，则痛势较剧，痛处不移。

【治法】疏肝理气，活血化瘀。

【方药】柴胡疏肝散、少腹逐瘀汤、膈下逐瘀汤。

2. 饮食积滞

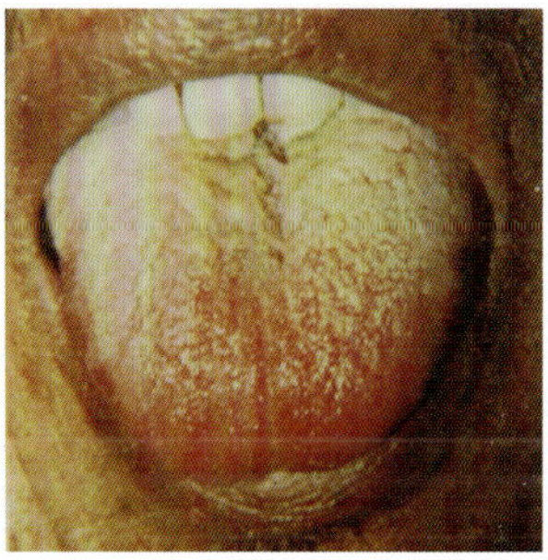

【舌象】舌苔腻。

【主证】脘腹胀满，疼痛拒按，恶食，嗳腐吞酸，或痛而欲泻，泻后痛减，脉滑实。

【治法】消食导滞。

【方药】平胃散合枳实导滞丸、保和丸。

九、呃逆

呃逆以气逆上冲，喉间呃呃连声，声短而频，令人不能自制为主证。本病主要由于寒气蕴蓄于胃、肝气逆乘肺胃、胃热内盛上逆及脾胃阴阳亏损等原因引起胃气上逆动膈发声而起病。

呃逆有寒热、虚实之分，针对其病因，分别采用清热、解郁、化痰、温补脾肾、滋养阴液等治法，同时需加入和胃降逆平呃之品。

（一）实证

1. 胃中寒冷

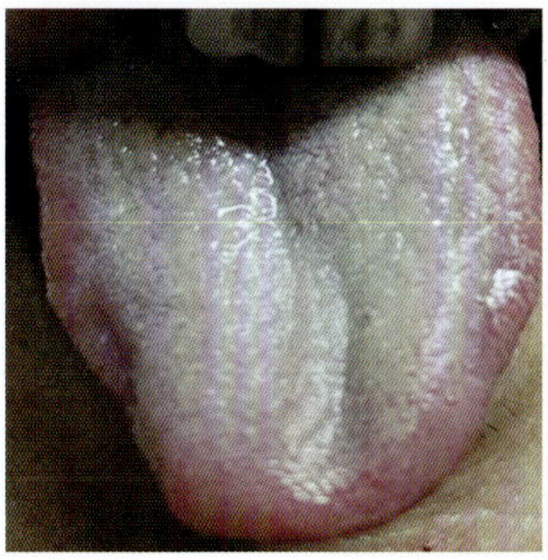

【舌象】舌苔白润。

【主证】呃声沉缓，膈间及胃脘不舒，得热减缓，得寒加剧，食纳减少，口不渴，脉迟缓。

【治法】温中祛寒止呃。

【方药】丁香柿蒂汤合附子理中丸。

2．胃火上逆

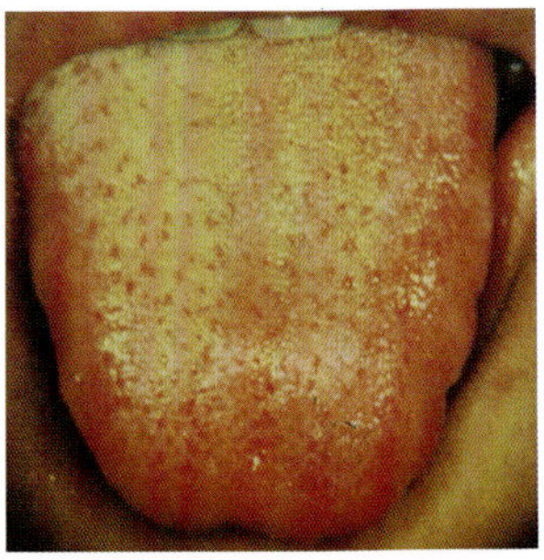

【舌象】舌质红，苔黄。

【主证】呃声洪亮，冲逆而出，口臭烦渴，喜冷饮，小便短赤，大便秘结，脉滑数。

【治法】泄热通腑止呃。

【方药】小承气汤加柿蒂合香连丸、竹叶石膏汤、玉女煎加柿蒂合香连丸。

3．气逆痰阻

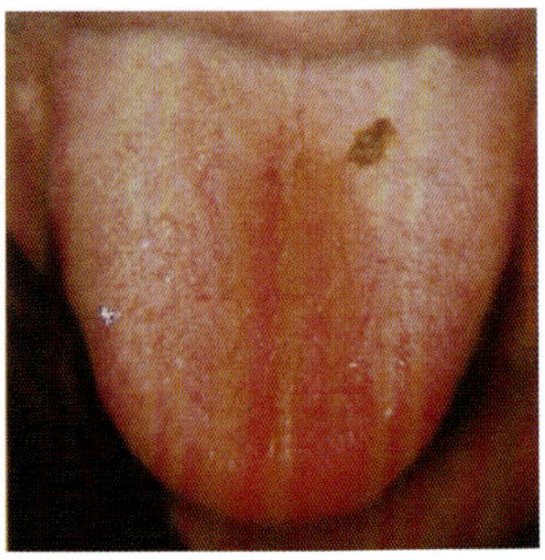

【舌象】舌苔薄腻。

【主证】因情志不畅而发，呃逆连连，伴有胸胁胀闷，脉象弦。

【治法】顺气解郁，化痰止呃。

【方药】五磨饮子，旋覆代赭汤，二陈汤，四逆散加厚朴、香附、郁金。

（二）虚证

1．脾胃阳虚

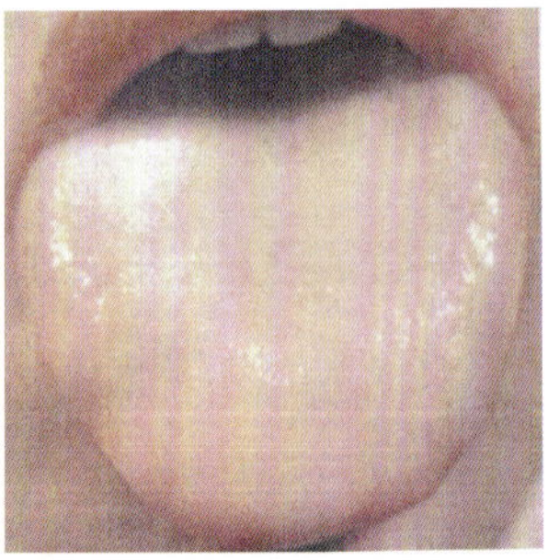

【舌象】舌质淡，苔白。

【主证】呃声低沉无力，面色苍白，手足不温，纳少疲倦，脉细弱无力。

【治法】温补脾胃，和中止呃。

【方药】附子理中丸合二陈汤、补中益气汤合二陈汤。

2．胃阴不足

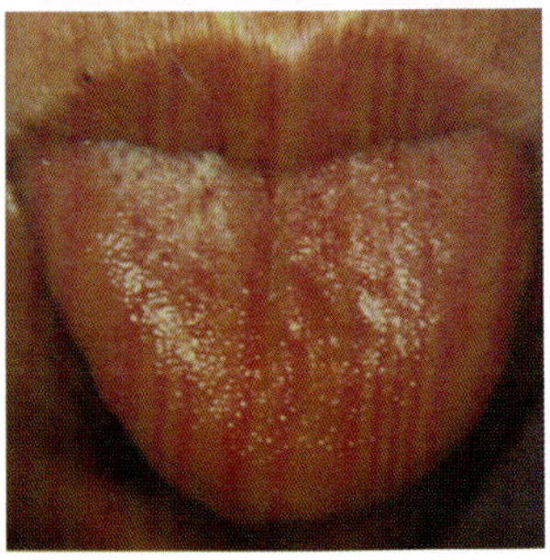

【舌象】舌质红而干，或有裂纹。

【主证】呃声急促，但不连续，口干舌燥，烦躁不安，脉细数。

【治法】生津，养胃，平呃。

【方药】益胃汤合芍药甘草汤、乌梅丸加柿蒂。

十、噎膈

噎膈是指吞咽不顺，或饮食不下，或食入即吐。相当于现代医学的食道癌、贲门癌。本病病机与肝、脾、胃、肾都有关联，初期标实，以气结、痰阻、血瘀为主，后期本虚。噎膈各阶段治疗均需加入滋阴养血润燥之品，也可多加虫类药物，加强逐瘀散结之功。

（一）痰气交阻

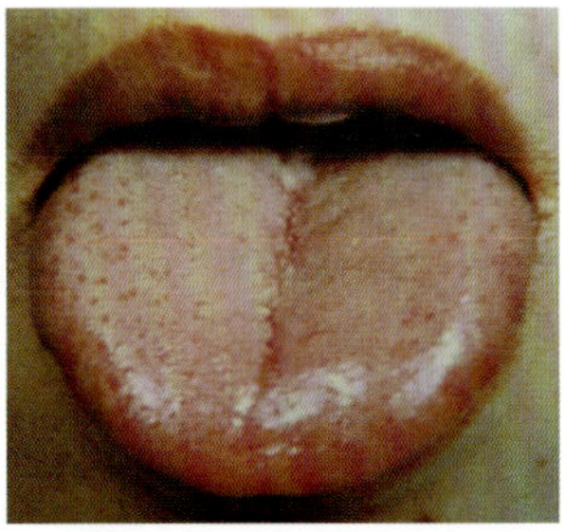

【舌象】舌质偏红，苔白腻。

【主证】吞咽梗阻，胸膈满闷痞满，情绪舒畅时可减轻，口干咽燥，脉弦细而滑。

【治法】开郁，润燥，化痰。

【方药】启膈散合二陈汤、四逆散合二陈汤。

（二）津亏热结

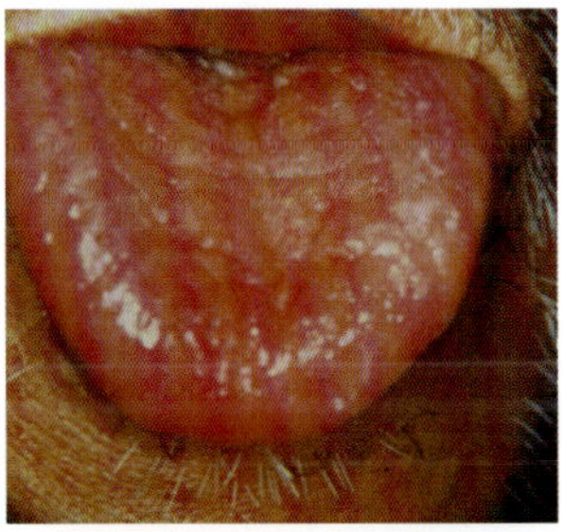

【舌象】舌质红干或带裂纹。

【主证】吞咽不畅而痛，大块食物难吞，但流质食物能下，形体消瘦，口干咽燥，大便干结，脉弦细数。

【治法】滋养津液，行气降气。

【方药】五汁安中饮、增液承气汤。

（三）痰血内停

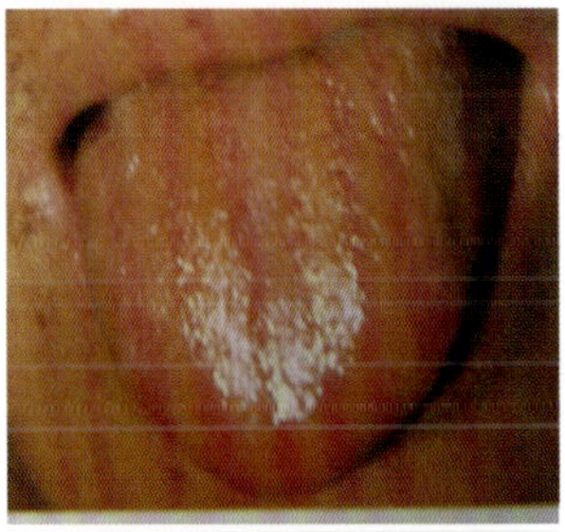

【舌象】舌质红，津少，或有青紫。

【主证】胸膈疼痛，饮食不下，甚至汤水不下，或吐出涎汁如赤豆汁，形体更为消瘦，肌肤枯燥，脉细涩。

【治法】滋阴养血，活血破结。

【方药】通幽汤、膈下逐瘀汤，多加虫类药。

（四）气虚阳微

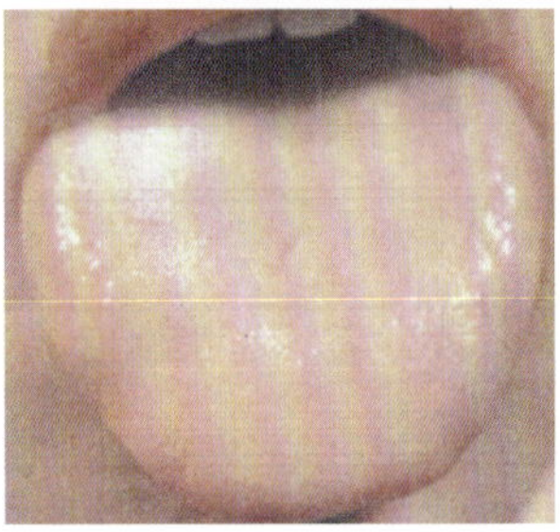

【舌象】舌质淡，苔白。

【主证】长期不能饮食，面色苍白，精神疲乏，形寒气短，口流清涎，面浮足肿，脉细弱或沉细。

【治法】温补脾肾，补气活血。

【方药】补气运脾汤、右归丸。

十一、呕吐

呕吐是胃气上逆的病证，其病因虽多，但归纳起来不外乎虚实两类。实为外邪、饮食、情志、痰饮所伤；虚为脾胃虚寒、胃阴不足所致。实则舌质红，苔黄；虚则舌质淡，苔白。其治法：实则泻之，虚则补之。

（一）实证

1. 外邪犯胃

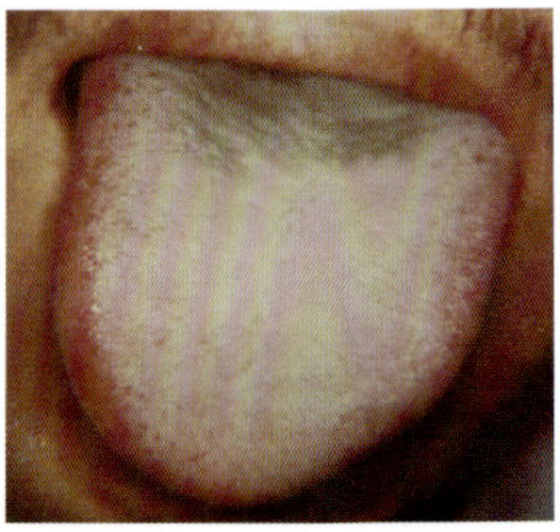

【舌象】舌苔白腻。

【主证】突然呕吐，胸脘满闷，伴随发热恶寒、头身疼痛等外感症状，脉浮。

【治法】疏邪解表，芳香化浊。

【方药】藿香正气散合平胃散，发热加黄芩、黄连。

2. 饮食停滞

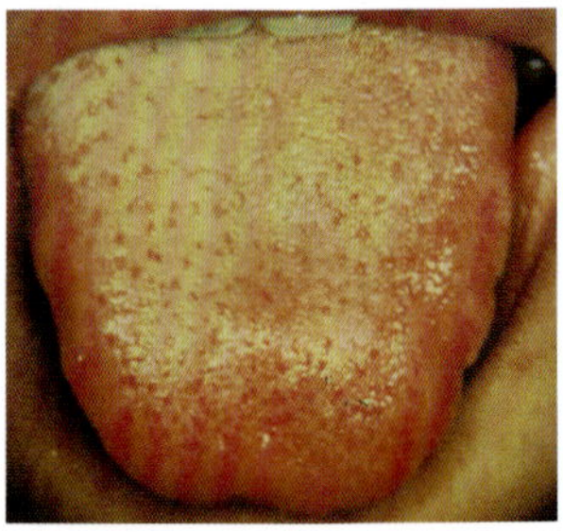

【舌象】舌苔厚腻。

【主证】呕吐酸腐，脘腹胀满，嗳气厌食，大便秽臭，脉滑实。

【治法】消食导滞，和胃降逆。

【方药】保和丸合平胃散、二陈汤，热结积滞合枳实导滞丸。

3. 痰饮内停

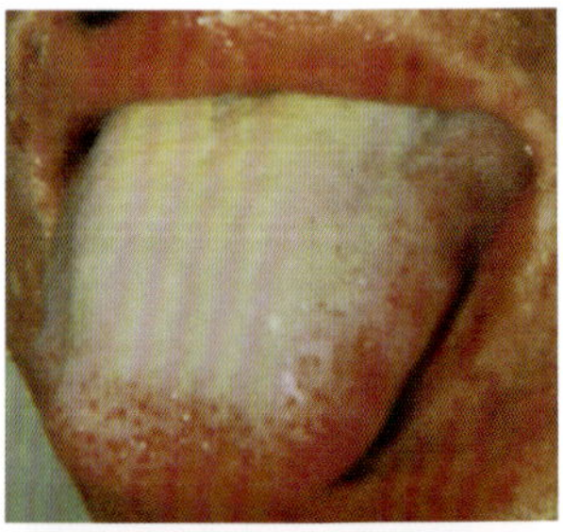

【舌象】舌苔白腻。

【主证】呕吐多为清水，伴眩晕，天旋地转，心悸，脉滑。

【治法】温化痰饮，和胃降逆。

【方药】小半夏合五苓散、二陈汤、陈夏六君子汤。

4. 肝气犯胃

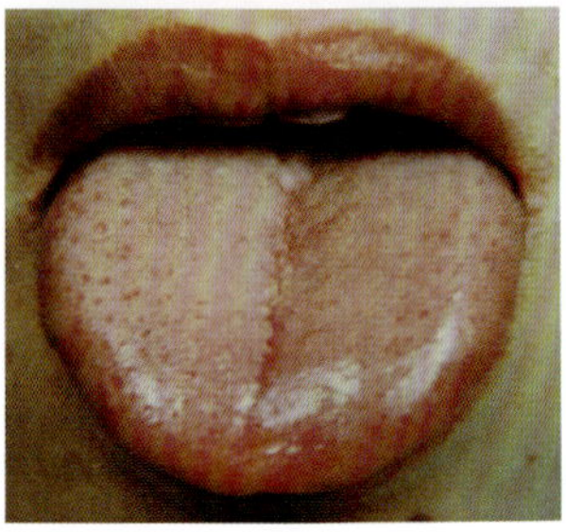

【舌象】舌边红，苔薄腻。

【主证】呕吐吞酸，嗳气频繁，胸胁滞痛，脉弦。

【治法】舒肝，和胃，降逆。

【方药】四逆散合半夏厚朴汤、左金丸。

5. 胃火上逆

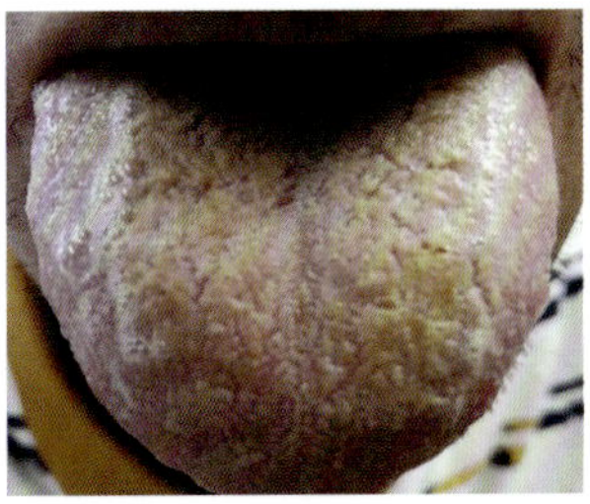

【舌象】舌质红，苔黄。

【主证】食后即吐，冷食较安，伴心中烦热，脉数。

【治法】清胃，降逆，止吐。

【方药】清胃散、香连丸合二陈汤。

（二）虚证

1. 脾胃虚寒

【舌象】舌质淡，苔白。

【主证】呕吐清涎，胃脘满痛，或兼头痛，口干不欲饮，大便溏薄，脉弦而无力。

【治法】温中健脾，和胃降逆。

【方药】附子理中丸、半夏厚朴汤、吴茱萸汤、四逆汤。

2. 胃阴不足

【舌象】舌质红，少津。

【主证】呕吐反复发作，伴口燥咽干，有饥饿感但不欲食，脉细数。

【治法】滋养胃阴，降逆止呕。

【方药】麦门冬汤、益胃汤、橘皮竹茹汤。

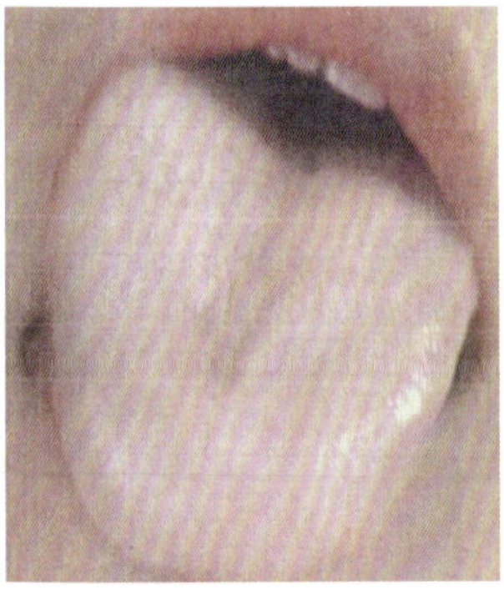

脾胃虚寒

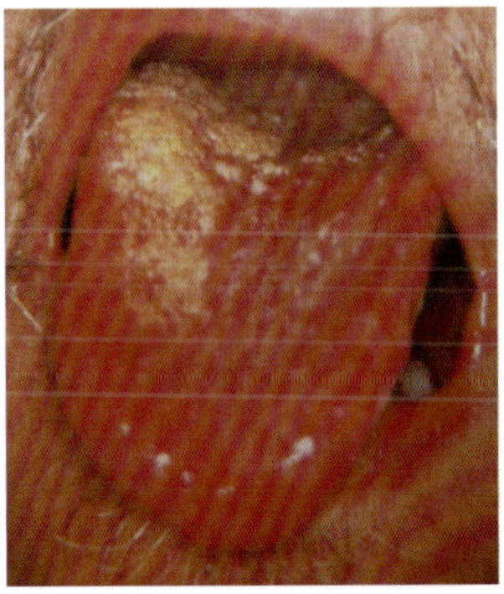

胃阴不足

十二、泄泻

泄泻，是指排便次数增多，粪便清稀，甚则如水样。泄泻的主要病变在于脾胃与大小肠，主要是由于外邪（以寒、湿、暑、热为常见）侵犯、饮食所伤（饮食过量、过食肥甘、多食生冷、误食不洁等）、情志失调犯脾、脾胃虚弱、肾阳虚衰导致脾胃功能障碍、运化失常而致。

泄泻的治疗，应区别寒、热、虚、实。一般而言，大便清稀，多属寒证，应温中散寒；大便色黄褐而臭，泻下急迫，肛门灼热，多属热证，应清热化湿；泻下腹痛，痛势急迫，拒按，泻后痛减，多属实证，应行气消滞通下；病程较长，腹痛不甚，喜温喜按，完谷不化，多属虚证，应温补脾肾。

（一）感受外邪——寒湿或风寒泄泻

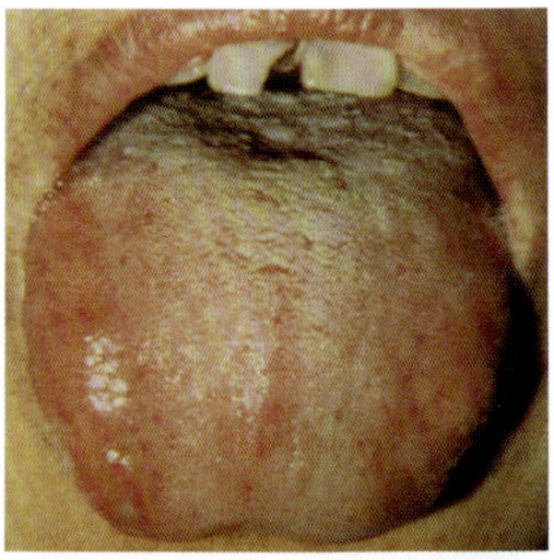

【舌象】舌苔薄白或白腻。

【主证】泄泻清稀，甚至如水样，腹痛肠鸣，兼有恶寒发热，肢体酸痛，脉濡缓。

【治法】解表散寒，芳香化浊。

【方药】藿香正气散、胃苓汤。

（二）感受外邪——湿热或暑湿泄泻

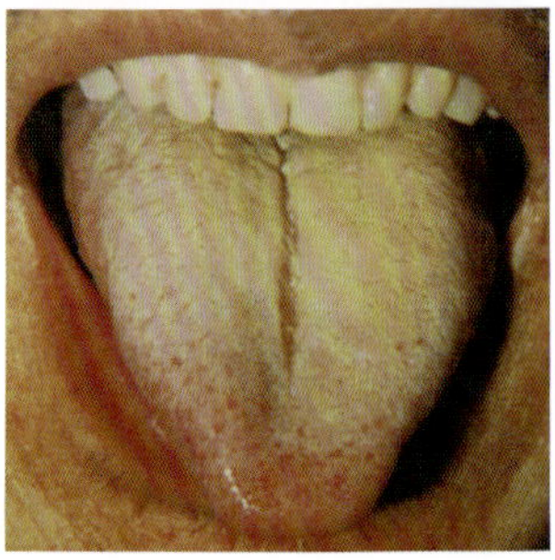

【舌象】舌质红，舌苔黄腻。

【主证】腹痛腹泻，粪色黄褐而臭，大便有黏液，或带有脓血，肛门灼热，小便短黄，脉濡数或滑数。

【治法】清热燥湿止泻。

【方药】香连丸、葛根芩连汤、白头翁汤、四物香薷饮合六一散。

（三）食滞肠胃泄泻

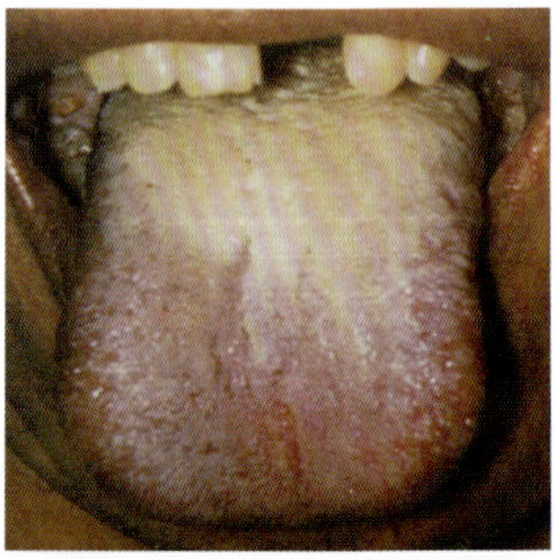

【舌象】舌苔垢浊或厚腻。

【主证】腹痛肠鸣，粪便臭如败卵，伴有脘腹痞满，嗳气酸臭，脉滑。

【治法】消食导滞。

【方药】保和丸合平胃散，泻而不畅者加入小承气汤。

（四）肝气乘脾

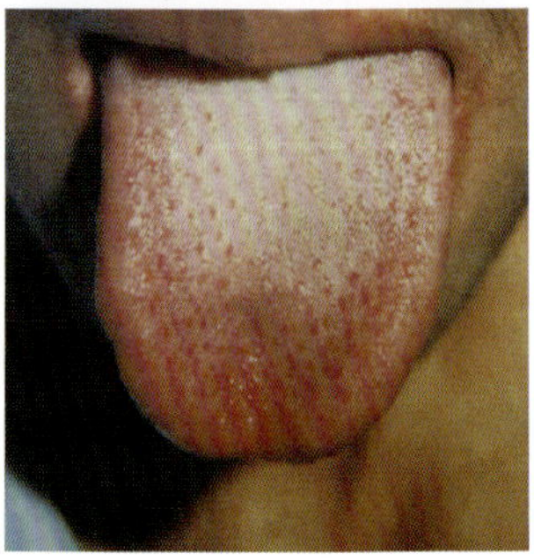

【舌象】舌质淡，苔薄黄腻。

【主证】每因情志紧张之时，发生腹痛泄泻，脉弦。

【治法】抑肝和脾。

【方药】痛泻要方合四逆散、平胃散。

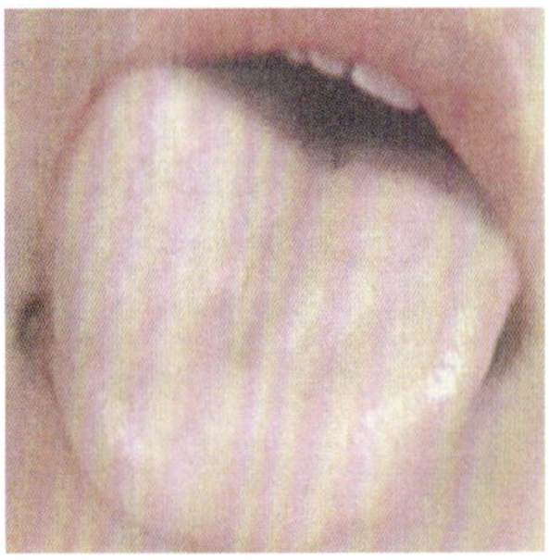

（五）脾胃虚弱

【舌象】舌质淡，苔白。

【主证】大便时溏时泻，稍进油腻或凉性食品则大便次数增多，脘腹胀闷，面色萎黄，肢倦乏力，脉细弱。

【治法】健脾益气止泻。

【方药】参苓白术散、实脾饮、补中益气汤、四君子汤合五苓散。

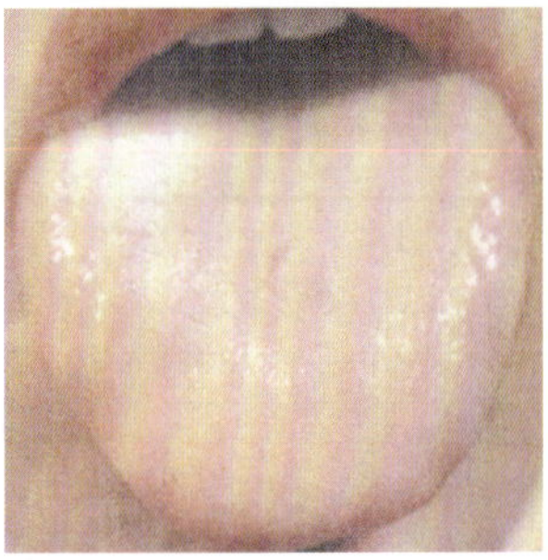

（六）肾阳虚衰

【舌象】舌质淡，苔白。

【主证】黎明之前腹部作痛，肠鸣即泻，泻后则安，完谷不化，腰膝酸软，脉沉细。

【治法】温肾健脾，固涩止泻。

【方药】四君子汤合四神丸、桃花汤。

十三、霍乱

霍乱是以起病急骤，卒然发作，上吐下泻，腹痛或不痛为特征的疾病。本病主要由于感受暑湿、寒湿等秽浊之气及饮食生冷不洁所致，多发生于夏、秋季节。短时间内出现吐泻交作，津液大量丧失，即刻形容憔悴、筋脉挛急、手足厥冷等危重证候。本病包含了西医所说的霍乱——因摄入的食物或水受到霍乱弧菌污染而引起的一种急性腹泻性传染病。本病起病急骤，病势凶险，故临床上应中西医结合抢救治疗，以免延误治疗。

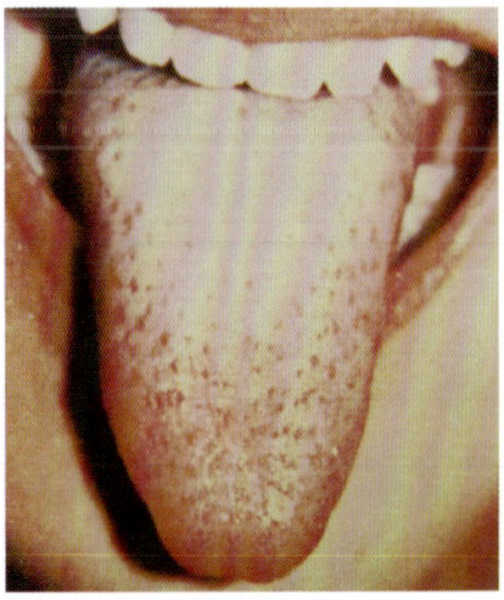

（一）寒霍乱——轻证

【舌象】舌苔白腻。

【主证】呕吐下利，下痢清稀如米泔水，腹痛或不痛，四肢清冷，脉濡弱。

【治法】散寒燥湿，芳香化浊。

【方药】藿香正气散、平胃散。

（二）寒霍乱——重证

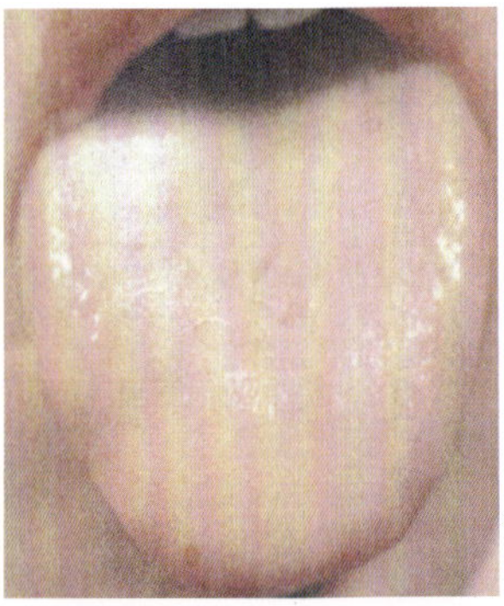

【舌象】舌质淡，苔白。

【主证】吐泻不止，吐泻物如米泔汁，面色苍白，眼眶凹陷，指螺皱瘪，手足湿冷，头痛出汗，筋脉挛急，脉沉细。

【治法】温补脾肾，回阳救逆。

【方药】附子理中丸、通脉四逆汤、参附汤。

（三）热霍乱

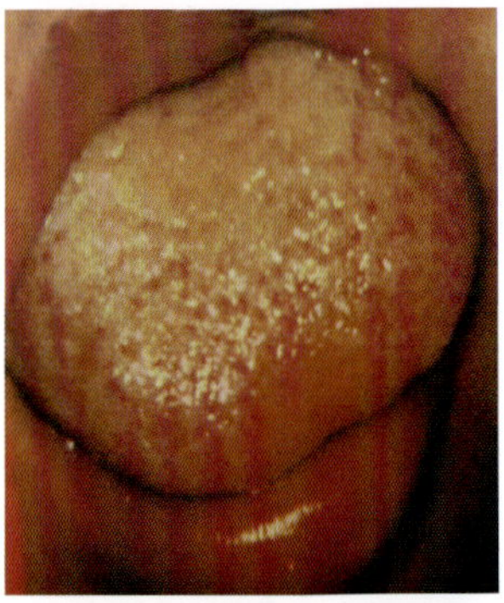

【舌象】舌质红，舌苔黄腻。

【主证】呕吐如喷，泻下如米泔水，臭秽，腹中绞痛，发热口渴，脘闷心烦，小便黄赤，甚则转筋拘挛，脉濡数。

【治法】清热化湿，辟秽泄浊。

【方药】蚕矢汤、葛根芩连汤、白头翁汤、黄连解毒汤。

（四）干霍乱

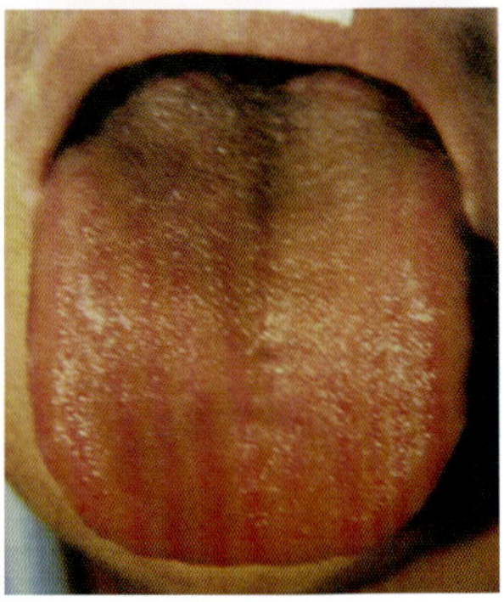

【舌象】舌苔黄腻。

【主证】卒然腹中绞痛，欲吐不能吐，欲泻不能泻，烦躁闷乱，脉沉伏。

【治法】辟浊解秽，利气宣壅。

【方药】厚朴汤、藿香正气散、四逆散。

十四、痢疾

痢疾以腹痛、里急后重、下痢赤白脓血为主证。多发生于夏秋季节。本病多由外感湿热、寒湿、疫毒之邪，内伤饮食生冷所致。其病位在肠，而肠与胃关联紧密，因此久病伤胃。

治疗上初痢宜通，久痢宜涩；赤多重用血（凉血）药，白多重用气（行气）药。早期多属湿热，后期多为虚寒，但始终必须顾护胃气。下利若兼寒热、身痛，则有表证，治宜配合解表药，以外疏内通；有食滞者，治宜配合导滞药，以消导积滞。

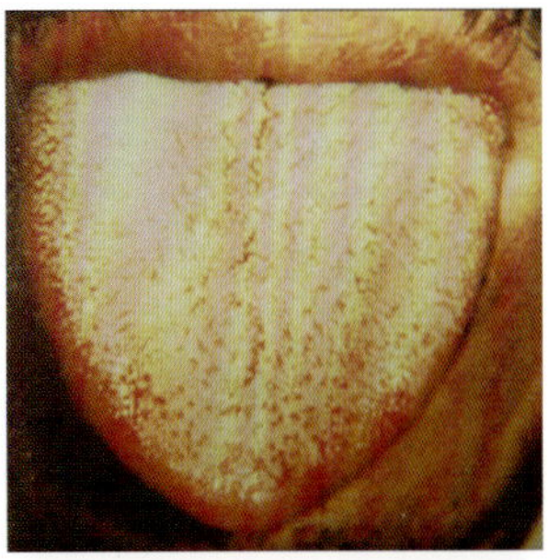

（一）湿热痢

【舌象】舌质红，苔黄腻。

【主证】腹痛，里急后重，下痢赤白，肛门灼热，尿短赤，脉滑数。

【治法】清热化湿解毒，辅以行气活血导滞。

【方药】芍药汤加减、葛根芩连汤、白头翁汤。

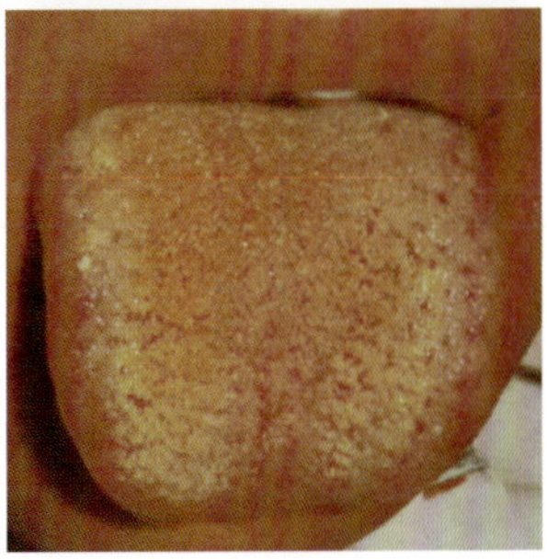

（二）疫毒痢

【舌象】舌质红绛，苔黄燥。

【主证】发病急骤，腹痛剧烈，里急后重，痢下鲜紫脓血，壮热口渴，头痛烦躁，甚至昏迷，脉滑数。

【治法】清热凉血解毒。

【方药】白头翁汤、黄连解毒汤、紫雪丹、安宫牛黄丸。

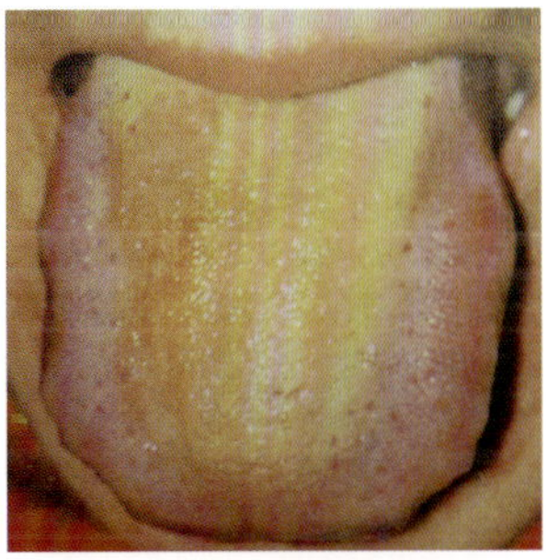

（三）寒湿痢

【舌象】舌质淡，苔白腻。

【主证】痢下赤白黏冻，白多赤少，或纯为白冻，头重身困，伴腹痛，里急后重，脉沉缓。

【治法】温化寒湿，佐以行气散寒。

【方药】四君子合理中丸、胃苓汤。

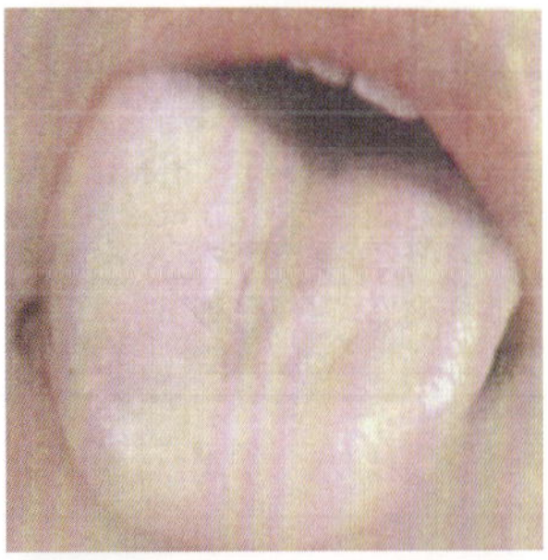

（四）虚寒痢

【舌象】舌质淡，苔白。

【主证】下痢稀薄，带有白冻，伴口淡不渴，神疲乏力，畏寒肢冷，腰膝酸软，脉细弱。

【治法】温中散寒，健脾化湿。

【方药】四君子合理中丸、二陈汤。

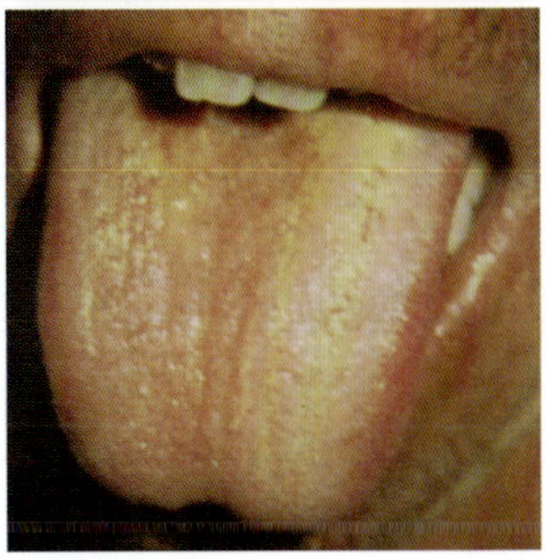

（五）休息痢

【舌象】舌质淡，苔白腻。

【主证】下痢时发时止，日久不愈，饮食减少，倦怠乏力，脉细。

【治法】健脾温中，泄热化湿，佐以调气和营。

【方药】连理汤加味四君子合四逆散、白头翁汤。

十五、便秘

便秘有三种情况：一是指大便次数减少，数日或更长时间才解便一次；二是大便秘结不通，粪质干燥，排出困难；三是虽有便意，但排出不畅。

便秘由多种原因引起，如肠胃燥热、津液耗伤、情志影响、气机郁滞、劳倦内伤、年老体衰、气血不足等。其治疗方法有清热润肠、行气导滞、益气养血、温阳通便等。便秘只是一个症状，治疗期间，要注意鉴别诊断，长期便秘或老年人急性便秘都要主动进行肠镜检查，排除肠息肉、肠癌等器质性病变。

（一）实秘

1. 热秘

【舌象】舌质红，苔黄或黄燥。

【主证】大便干结，小便短赤，口干口臭，脉滑数。

【治法】清热润肠。

【方药】麻子仁丸、增液承气汤。

2. 气秘

【舌象】舌苔薄腻。

【主证】大便秘结，欲便不得，嗳气频作，情志不畅，脉弦。

【治法】顺气导滞。

【方药】六磨汤、枳实导滞丸、木香顺气散、四逆散、大柴胡汤。

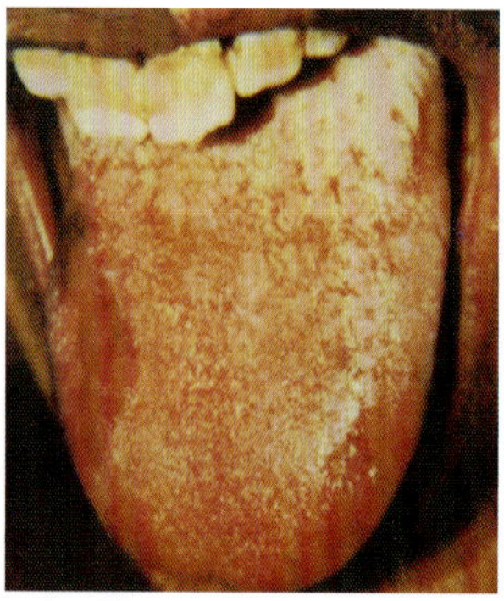

热秘

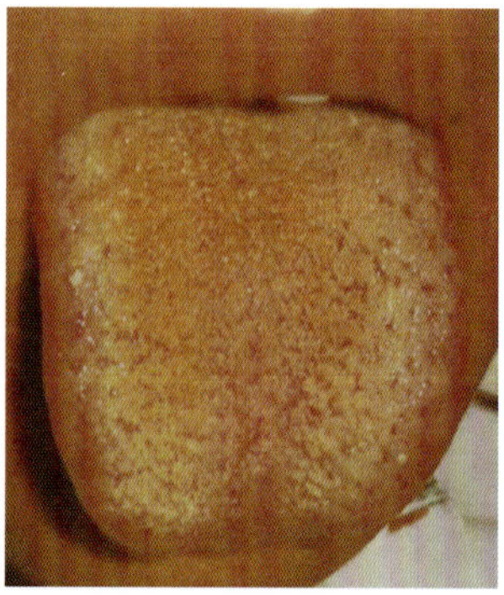

气秘

（二）虚秘

1. 气虚

【舌象】舌质淡，苔白。
【主证】有便意但临厕乏力，大便不一定干硬，短气，神疲体倦，脉虚。
【治法】益气健脾升阳。
【方药】黄芪汤、补中益气汤、四君子汤。

2. 血虚

【舌象】舌质淡，苔白。
【主证】大便秘结，面色无华，嘴唇色淡，脉细。
【治法】养血润肠。
【方药】润肠丸、五仁丸、四物汤、八珍汤。

3. 阳虚

【舌象】舌质淡，苔白。
【主证】大便不硬，排出困难，小便清长，腹中冷痛，喜热怕冷，腰膝酸软，脉沉迟。
【治法】温阳通便。
【方药】济川煎，温脾汤，附子理中丸加枳实、川朴。

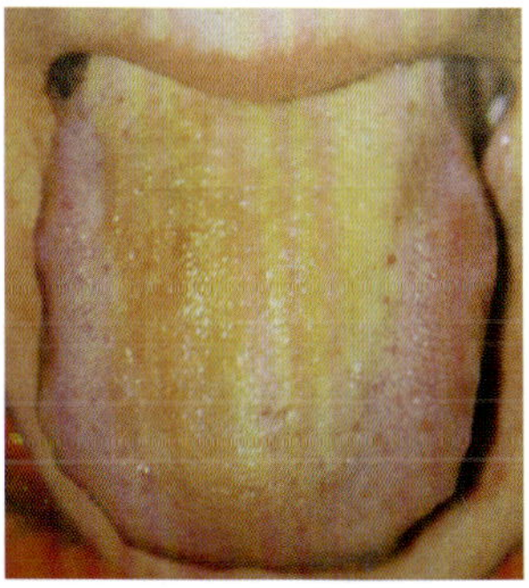
气虚

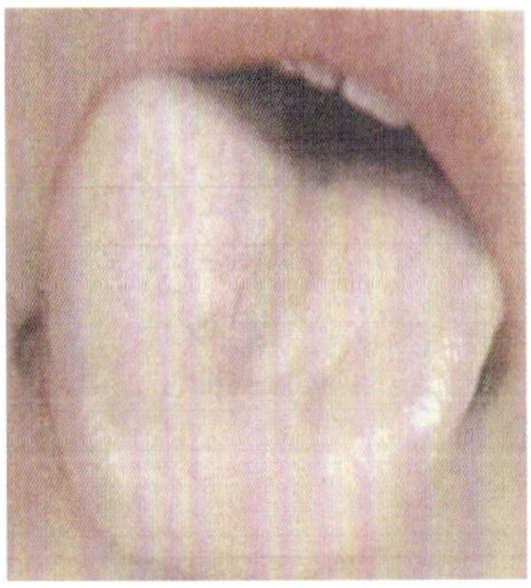
血虚

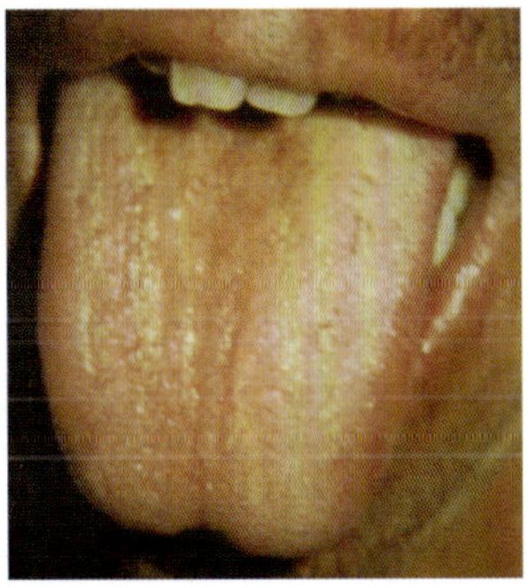
阳虚

十六、黄疸

黄疸是以身、目发黄，小便黄为特点，分为阳黄与阴黄两类：阳黄表现为皮肤色泽鲜明，橘子色；阴黄表现为皮肤色泽晦暗不鲜明。阳黄在现代医学里主要是梗阻性黄疸，如胆总管结石合并胆道梗阻或急性肝炎性黄疸等；阴黄在现代医学里主要是各种原因引起的肝功能障碍性黄疸，如肝硬化、肝癌。因此，在临床上，阳黄和阴黄可以同时存在。黄疸的病人常规要进行肝功能（含黄疸指数）、血液分析等检验，以及上腹部（肝、胆、胰部位）的B超、CT或MR检查。通过检查结果就很容易区分黄疸和萎黄，这也是四诊方法的延伸。萎黄病人的黄疸指数不会升高。

黄疸的病因有内外两个方面，外因多是感受湿热疫毒（肝炎）、饮食失节（胆石症），内因则是脾胃虚寒（久病伤肝，肝功能障碍）、瘀血积聚（肝硬化）。黄疸以湿邪为患，因此，其主要治疗原则是化湿利小便，《金匮要略·黄疸病》曰“诸病黄家，但利其小便”。治疗中，必须明确病因，如果需要外科手术参与，应该及时请求会诊。

（一）阳黄

1. 热重于湿

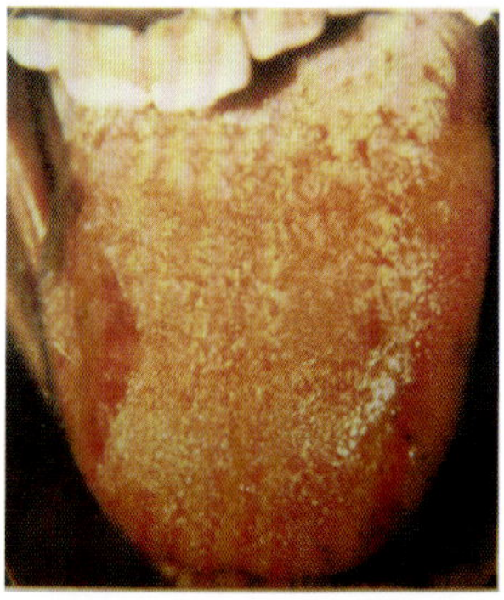

【舌象】舌质红，苔黄腻。

【主证】身黄目黄，色泽鲜明，发热口渴，小便如茶色，大便秘结，脉弦数。

【治法】清热利湿，佐以通便。

【方药】茵陈蒿汤、大柴胡汤、龙胆泻肝汤。

2. 湿重于热

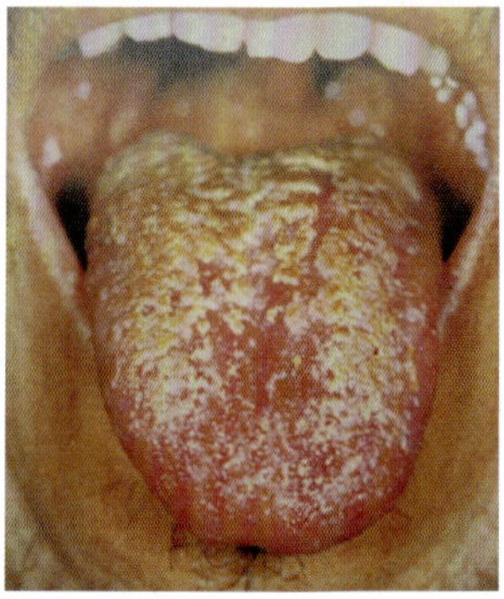

【舌象】舌质红，苔厚腻或淡黄色。

【主证】身目俱黄，但不如热重者鲜明，身热不扬，头重身困，腹胀便溏，脉濡数或濡缓。

【治法】和湿化浊，佐以清热通下。

【方药】茵陈五苓散、小承气汤、麻黄连轺赤小豆汤、藿朴夏苓汤、甘露消毒丹。

3. 热毒炽盛

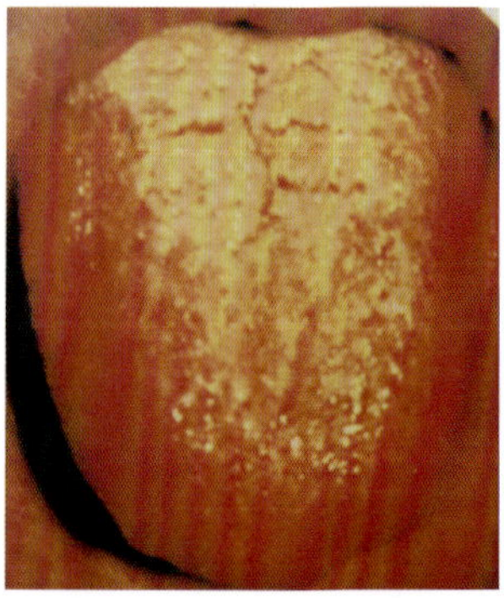

【舌象】舌质红绛，苔多黄褐、干燥。

【主证】发热迅速，黄疸急速加重，身目呈深黄色，高热，烦躁不安，甚至神昏谵语，或鼻衄、齿衄、呕血、便血，或身发斑疹，或出现腹水，嗜睡昏迷，脉弦数或细数。属于急性重症黄疸型肝炎。

【治法】清热解毒，凉血开窍。

【方药】栀子金花汤、犀角地黄汤合小承气汤、安宫牛黄丸。犀角可用羚羊角代替。

4. 胆道阻滞

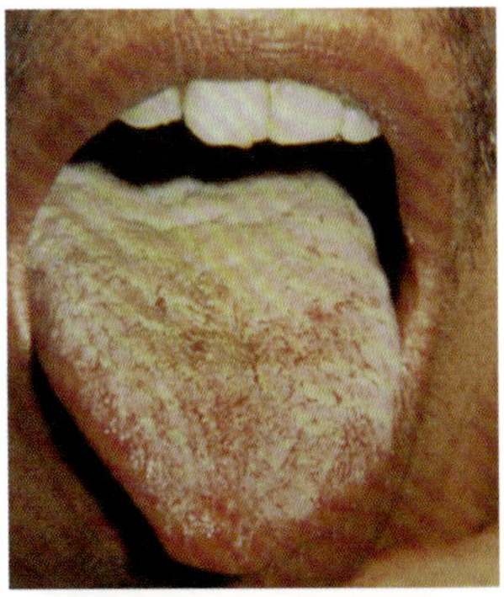

【舌象】舌质红，苔黄厚。

【主证】黄疸，右胁疼痛牵引肩背，或有寒战、发热，腹胀纳呆，大便陶土（灰白）色，小便短黄，脉弦数。

【治法】疏肝利胆，清热导滞。

【方药】大柴胡汤、四逆散、茵陈蒿汤。如因胆道蛔虫引起，则用乌梅丸。

（二）阴黄

1. 寒湿阻滞

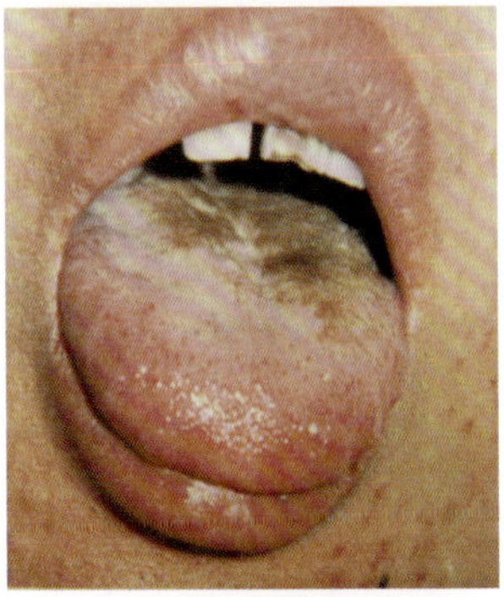

【舌象】舌质淡，苔白腻。

【主证】黄色暗晦，畏寒，食少纳呆，口淡不渴，腹胀便溏，脉濡缓。

【治法】温中健脾化湿。

【方药】茵陈术附汤、茵陈五苓散、茵陈平胃散合四君子汤。

2. 脾虚血亏

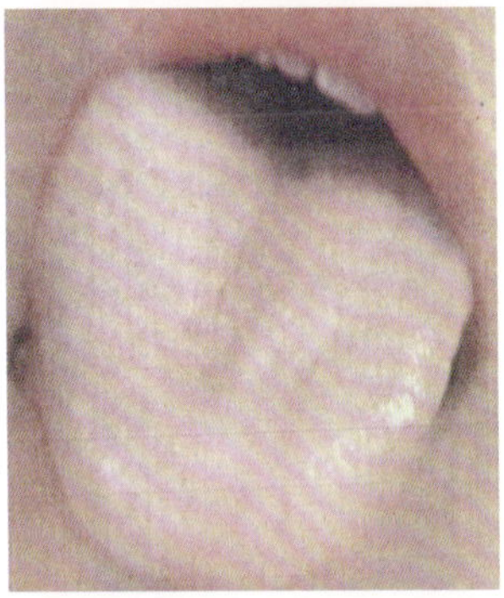

【舌象】舌质淡，苔薄。

【主证】面目及肌肤发黄，神疲乏力，食欲不振，心悸气短，大便溏薄，脉濡细。

【治法】健脾温中，补养气血。

【方药】黄芪建中汤、八珍汤、十全大补汤。

3. 瘀血积聚

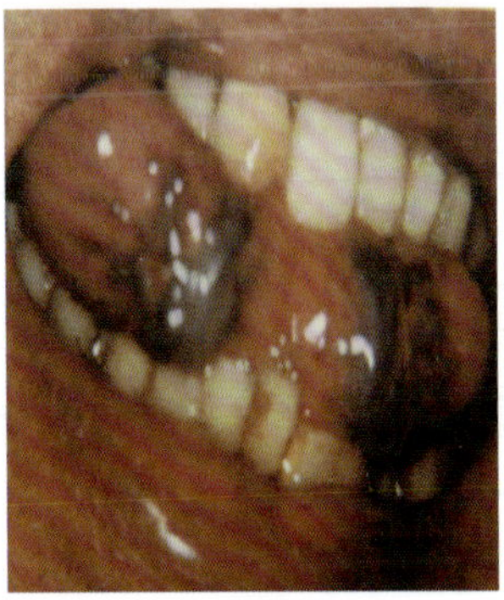

【舌象】舌质青紫或有瘀斑，舌下脉络瘀紫。

【主证】身目发黄而晦暗，重者肝、脾胁下可触及，皮肤可见蜘蛛痣，脉弦涩或细涩。本病属肝硬化失代偿期。

【治法】活血，化瘀，退黄。

【方药】膈下逐瘀汤、鳖甲煎丸、逍遥散合桃红四物汤。

十七、湿阻

湿阻是指湿邪阻滞于脾胃，伴全身困重乏力、胸闷腹胀、口淡纳呆、苔腻为主证的疾病。有湿从寒化或湿从热化两种倾向：湿从寒化易损伤脾阳，湿从热化易耗伤胃阴。

（一）湿困脾胃

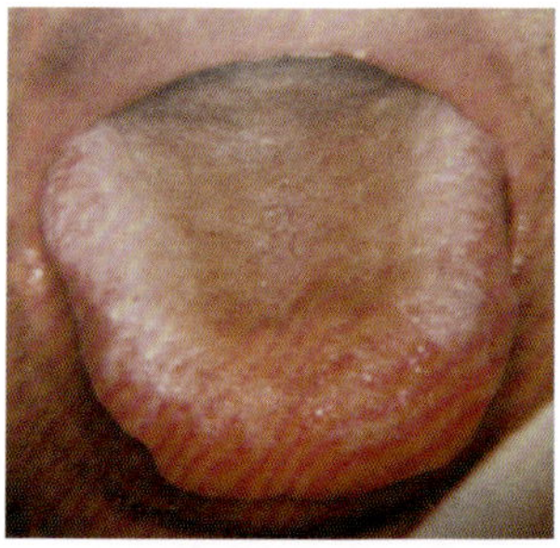

【舌象】舌苔白腻。

【主证】肢体困倦乏力，或头重如裹，胸闷腹胀，纳呆，痰黏，脉濡滑。

【治法】芳香化湿和胃。

【方药】藿香正气散、平胃散。

（二）湿热中阻

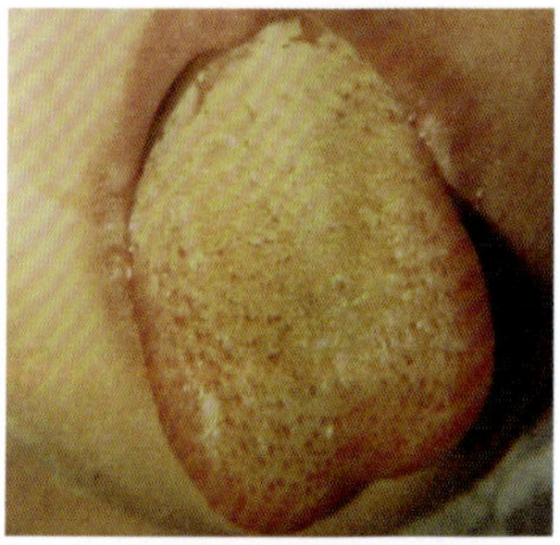

【舌象】舌质红，苔黄腻。

【主证】口苦黏腻，纳呆，胸闷腹胀，口渴不欲饮，尿赤，脉濡数。

【治法】清热利湿。

【方药】连朴饮、甘露消毒丹、茵陈平胃散合香连丸。

（三）脾虚湿阻

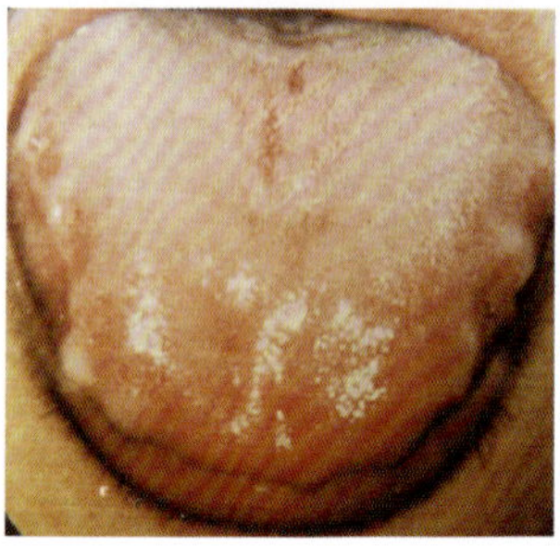

【舌象】舌质淡胖，苔薄黄腻。

【主证】面色萎黄，神疲乏力，四肢困重，脘腹胀闷，大便溏薄或泄泻，脉濡缓。

【治法】健脾化湿。

【方药】香砂六君子合平胃散、二陈汤。

十八、奔豚气

奔豚气是病人自觉有气从少腹上冲胸、咽的一种病证，伴有腹痛、胸闷气急、惊恐、烦躁不安，甚则抽搐、厥逆。其病因病机和七情或寒水损伤心肝肾及冲脉有关。本病主要由于七情内伤、寒水上逆所致。其病理由下逆上，与冲脉的关系尤为密切。理气降逆为治疗本病的主要法则。

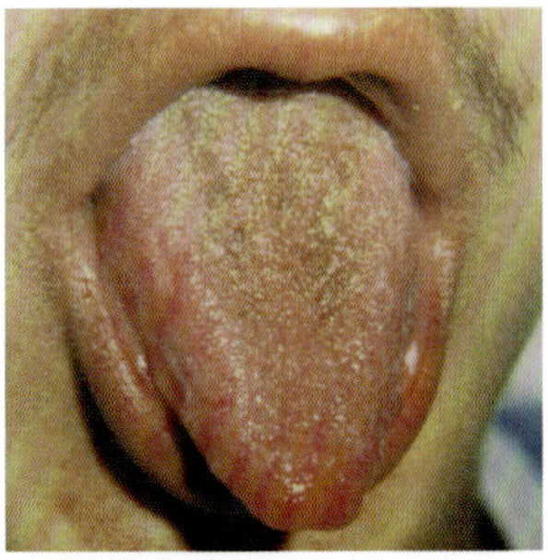

（一）肝肾气逆

【舌象】舌质淡红，苔白或黄。

【主证】自觉有气从少腹上冲咽喉，发作欲死，惊悸不宁，或腹痛，喘逆，呕吐，烦渴，乍寒乍热，脉弦数。

【治法】平肝降逆，理气和胃。

【方药】奔豚汤、旋覆代赭汤、四逆汤合二陈汤。

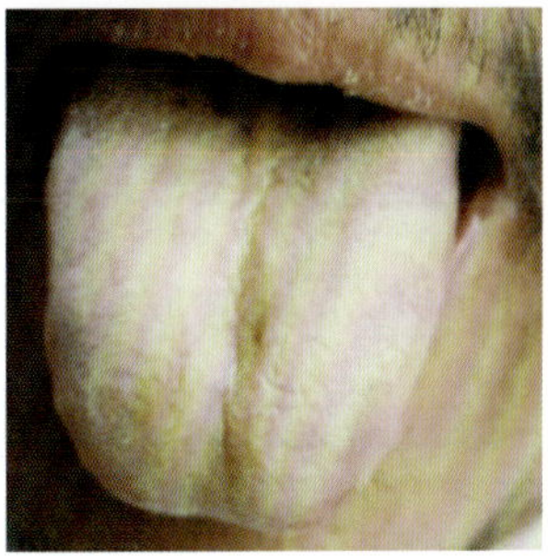

（二）寒水上逆

【舌象】舌质淡，苔白腻。

【主证】先有脐下悸动，旋即逆气上冲，心慌不安，形寒肢冷，脉弦紧。

【治法】温阳利水，理气降逆。

【方药】茯苓桂枝甘草汤、胃苓汤。

十九、积聚

积聚是指腹内结块，或胀或痛的一种疾病，相当于现代医学的腹部肿瘤。本病病机主要是气滞血瘀。《医宗必读·积聚》认为："初者，病邪初起，正气尚强，邪气尚浅，则任受攻；中者，受病渐久，邪气较深，正气较弱，任受且攻且补；末者，病魔经久，邪气侵凌，正气消残，则任受补。"所以，积聚治疗初期宜行气活血，继则攻补兼施，后以健脾扶正、补益气血为主。这类病人要求完善相关检查，如CT、MR、胃肠镜等，如果有外科手术指征，必须及时手术治疗。

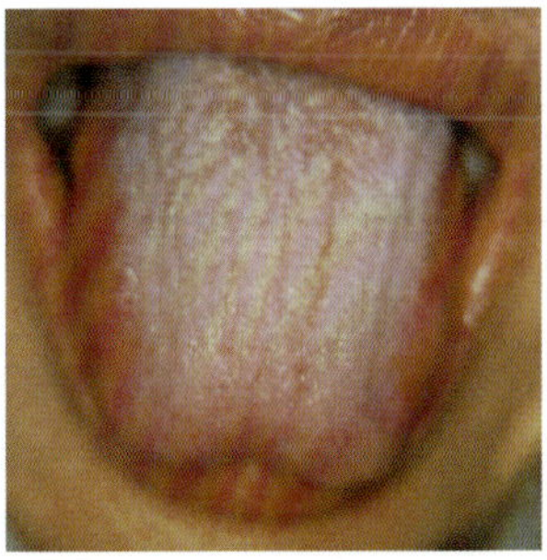

（一）聚证

1. 肝郁气滞

【舌象】舌质淡红，苔薄白。

【主证】腹中气聚，攻窜作痛，抑郁忧虑，常因情绪变化而时聚时散，脉弦。

【治法】疏肝解郁，行气消滞。

【方药】逍遥散、木香顺气散、柴胡疏肝散合二陈汤、金铃子散。

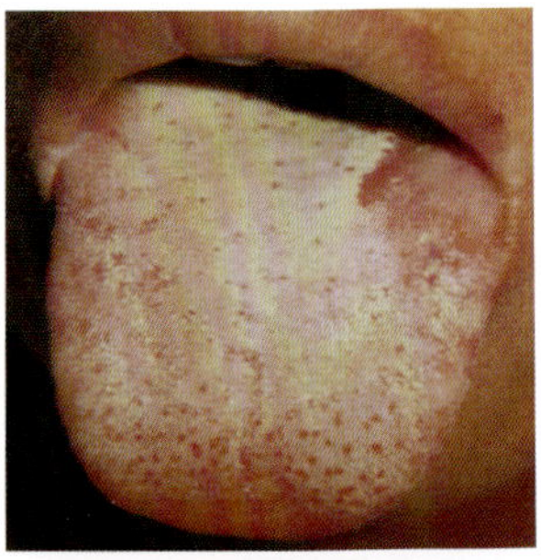

2. 食滞痰阻

【舌象】舌质淡，苔白腻。

【主证】腹胀或痛，便秘纳呆，时有条状物聚集在腹部，排便后痛减，脉弦。相当于不完全性肠梗阻。

【治法】导滞通便，理气化痰。

【方药】六磨汤、半夏厚朴汤、二陈汤合小承气汤。

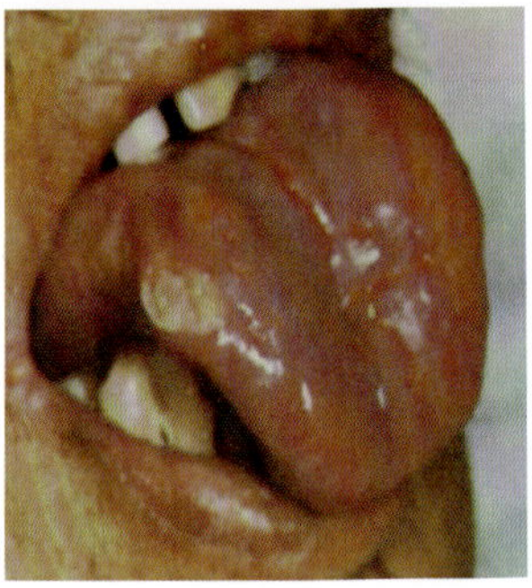

（二）积证

1. 气郁血阻

【舌象】舌苔薄，或见舌质青。

【主证】积块软而不坚，固定不移，胀痛有定处，脉弦。相当于囊肿类、肠梗阻病变。

【治法】行气消导，活血消积。

【方药】大承气汤合五积散、五积散、金铃子散、失笑散。

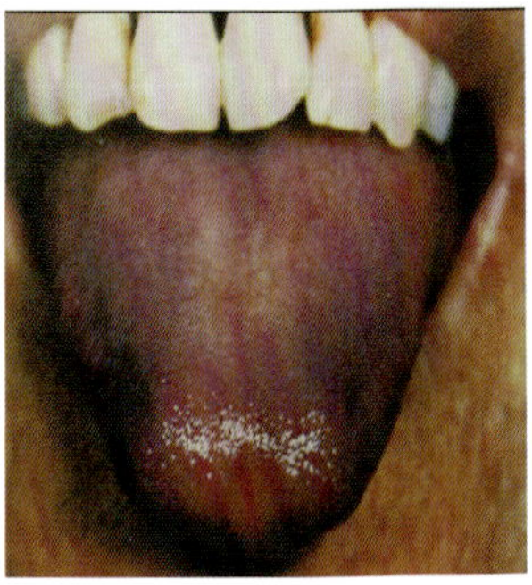

2. 气结血瘀

【舌象】舌质青紫，或有瘀斑。

【主证】积块增大，按之觉硬，痛处不移，面黯消瘦，体倦乏力，饮食减少，时有寒热，女子或见经闭不行，脉弦滑或弦涩。

【治法】通瘀行气，兼调脾胃。攻补兼施。

【方药】膈下逐瘀汤、大黄䗪虫丸、抵当汤、桃核承气汤。

3. 正虚瘀结

【舌象】舌质淡紫，无苔。

【主证】肿块增大，按之觉硬，痛处不移，面黯消瘦，大肉已脱，脉细数或弦涩。为肿瘤晚期。

【治法】大补气血，不宜攻伐。

【方药】八珍汤、十全大补汤、金匮肾气丸、左归丸、右归丸。

二十、鼓胀

鼓胀，是因腹部膨胀如鼓而命名，以腹胀大、皮色苍黄、脉络暴露为特征，相当于现代医学的肝硬化腹水。本病主要是由于肝、脾、肾三脏受病，气、血、水等瘀积于腹部。治疗上攻补兼施为基本原则。

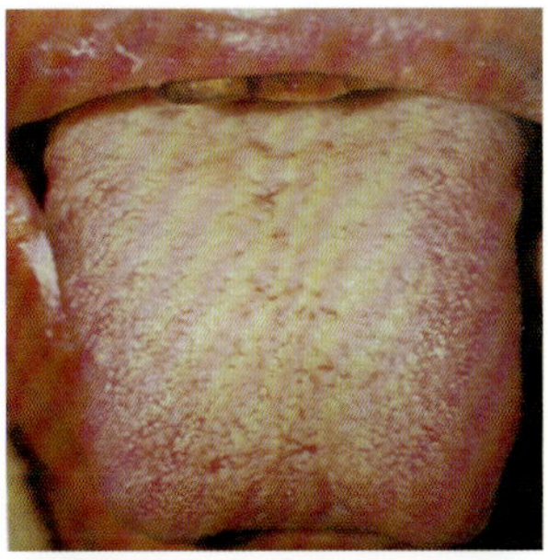

（一）气滞湿阻

【舌象】舌质淡红，苔白腻。

【主证】腹大按之不紧，胁下胀痛，嗳气不爽，脉弦。

【治法】疏肝理气，除湿散满。

【方药】柴胡疏肝散合平胃散、五苓散。

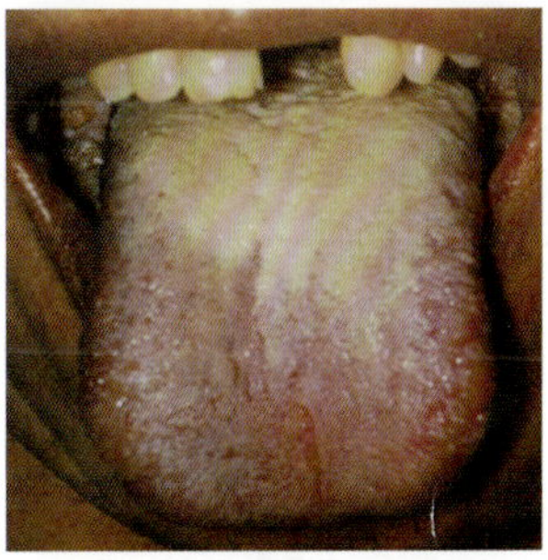

（二）寒湿困脾

【舌象】舌质淡，苔白腻。

【主证】腹大胀满，腹水征，精神困倦，畏寒烦动，小便短少，大便溏薄，脉缓。

【治法】温中化湿。

【方药】实脾饮、理中丸合五苓散、五皮散。

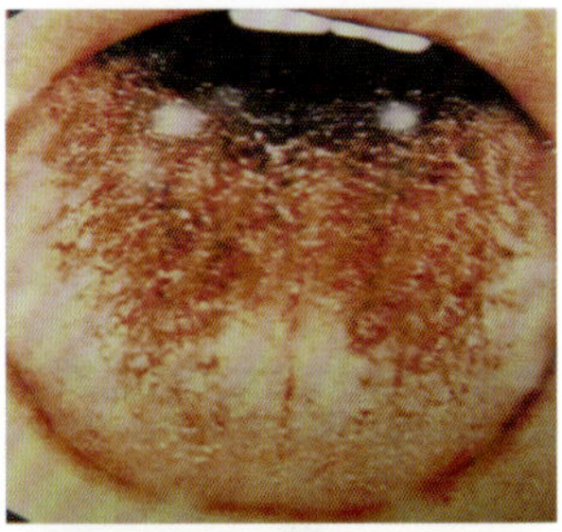

（三）湿热蕴结

【舌象】舌边尖红，苔黄腻或兼灰黑。

【主证】腹大胀满，脘腹撑急疼痛，烦热口苦，小便赤涩，大便秘结，脉弦数。

【治法】清热利水，攻下逐水。

【方药】中满分清丸、四逆散合茵陈蒿汤、平胃散、小承气汤。

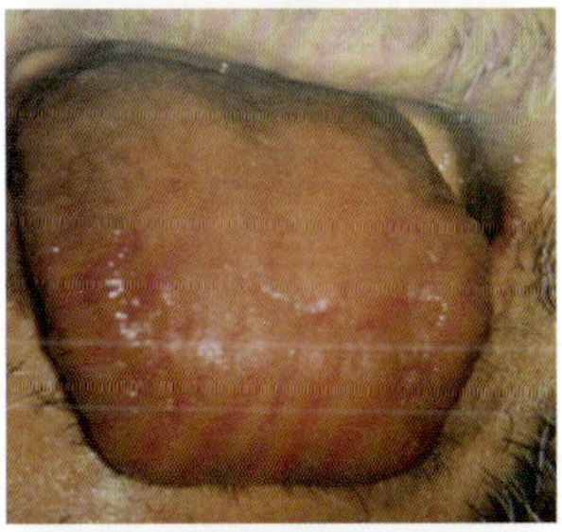

（四）肝脾血瘀

【舌象】舌质紫红或有紫斑。

【主证】腹大坚满，胁腹窜痛，蜘蛛痣，唇色紫褐，脉细或芤。

【治法】活血化瘀，行气利水。

【方药】柴胡疏肝散合复元活血汤、调营饮。

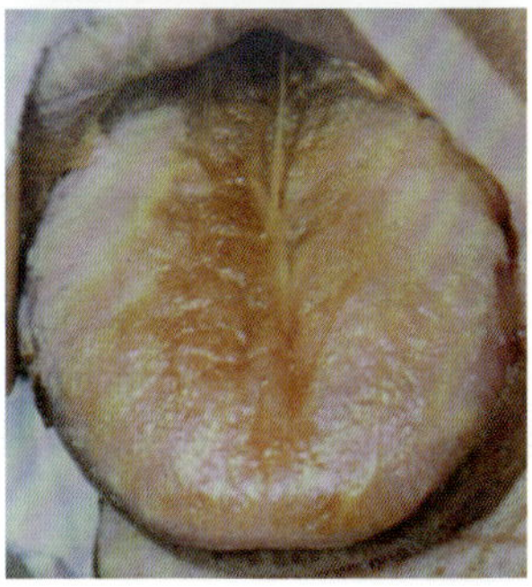

（五）脾肾阳虚

【舌象】舌淡胖或紫，苔白。

【主证】腹大胀满，面色苍黄，脘闷纳呆，神倦怯寒，下肢浮肿，小便短少不利，脉沉细而弦。

【治法】温补脾肾，化气行水。

【方药】附子理中丸合五苓散、真武汤、济生肾气丸。

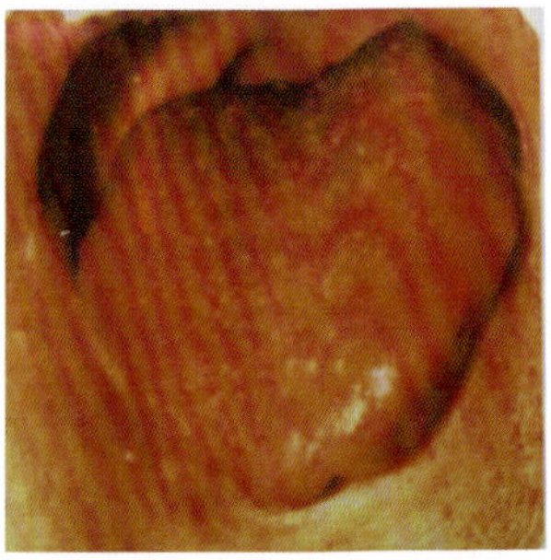

（六）肝肾阴虚

【舌象】舌质红绛，津少。

【主证】腹大胀满，甚则青筋暴露，心烦口燥，牙龈出血或鼻衄，小便短少，脉弦细数。

【治法】滋养肝肾，凉血化瘀。

【方药】六味地黄丸合一贯煎、四逆散合桃红四物汤。

二十一、水肿

水肿是指体内水液潴留，泛滥肌肤，引起头面、四肢、腹背甚至全身浮肿，严重者伴有胸水、腹水。《丹溪心法》将水肿分为阴水与阳水两大类。水肿与肺、脾、肾三脏功能障碍有关。治疗水肿，主要用发汗、利尿以及健脾益气、温肾化浊等方法。《金匮要略·水气病》篇中指出："诸有水者，腰以下肿，当利小便；腰以上肿，当发汗乃愈。"

（一）阳水

1. 风水泛滥

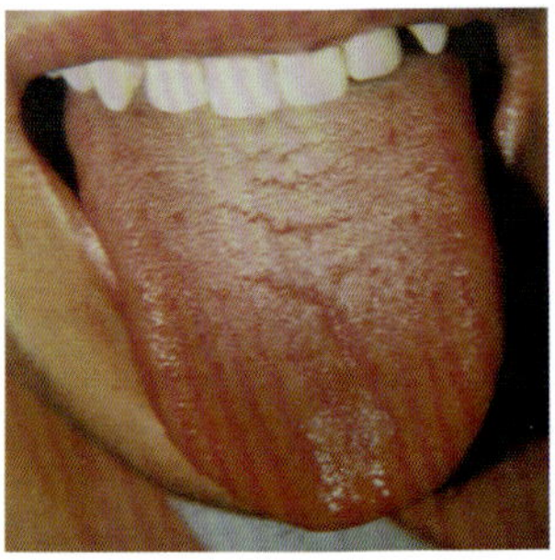

【舌象】舌苔薄白。

【主证】眼睑浮肿，继则四肢及全身皆肿，来势迅速，小便不利，伴有恶寒、发热、肢节酸痛等表证，脉浮滑或紧。相当于急性肾盂肾炎。

【治法】散风清热，宣肺行气。

【方药】越婢加术汤、五苓散、五皮散、防己黄芪汤。

2. 水湿浸渍

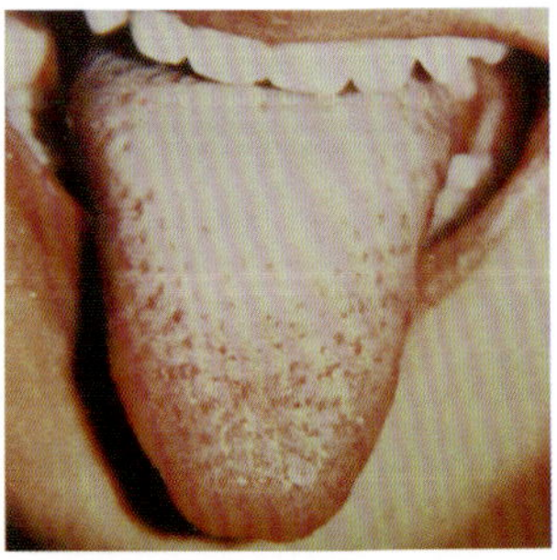

【舌象】舌苔白腻。

【主证】全身水肿，按之没指，小便短少，身体重而困倦，脉沉缓。

【治法】健脾化湿，通阳利水。

【方药】四君子合五苓散、五皮散、胃苓汤。

3. 湿热壅盛

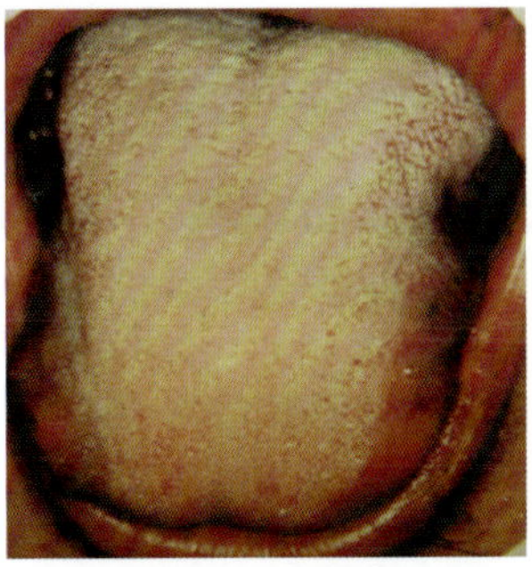

【舌象】舌质红，苔黄腻。

【主证】遍体浮肿，皮色润泽光亮，烦热口渴，小便短赤，大便干结，脉沉数。

【治法】分利湿热。

【方药】疏凿饮子、己椒苈黄丸、五苓散、五皮散、四妙丸、小承气汤。

（二）阴水

1. 脾阳不振

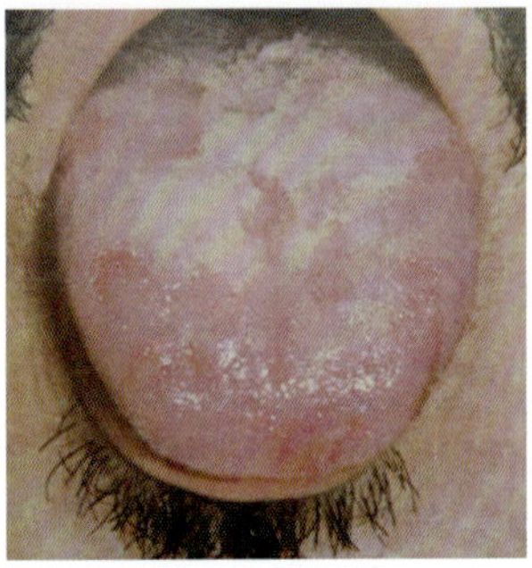

【舌象】舌质淡，苔白滑。

【主证】身肿，腰以下为甚，按之凹陷不易恢复，脘闷腹胀，纳减便溏。

【治法】温运脾阳，以利水湿。

【方药】实脾饮加减、四君子合五苓散、参苓白术散。

2. 肾阳衰微

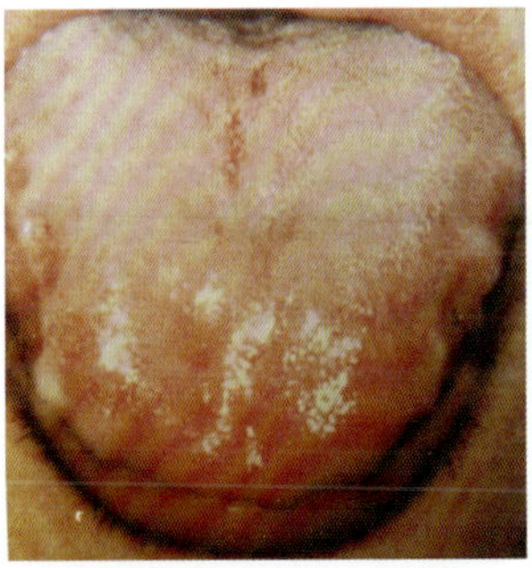

【舌象】舌质淡胖，苔白。

【主证】面浮身肿，腰以下尤甚，按之凹陷不起，尿量减少，腰部冷痛酸重，四肢厥冷，脉沉细。

【治法】温肾助阳，化气行水。

【方药】真武汤、大补元煎、八味丸、右归丸。

二十二、淋证

淋证是指小便次数多而短，尿道涩痛，有尿不尽感，伴小腹拘急，或痛引腰腹。其主要病因是湿热蕴结于下焦和脾肾亏虚。

（一）石淋

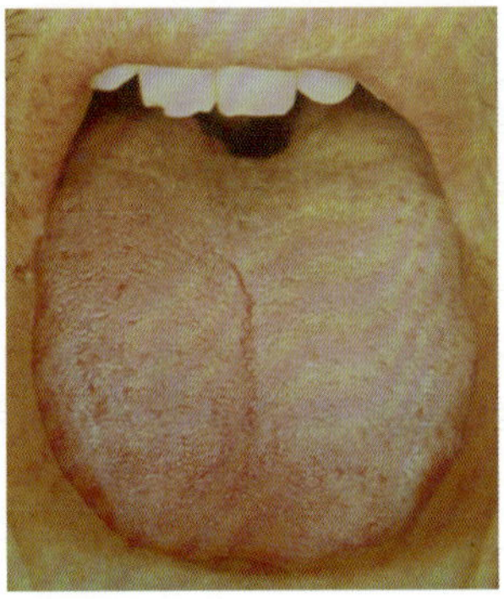

【舌象】舌质淡，苔薄黄。

【主证】尿中有时挟有砂石，或排尿时突然中断，尿道刺痛，或腰腹绞痛难忍，可见血尿。相当于泌尿系结石和肾绞痛。B 超、CT 检查可以发现结石。

【治法】清热利湿，通淋排石。

【方药】八正散、石苇散、三金排石汤。

（二）气淋

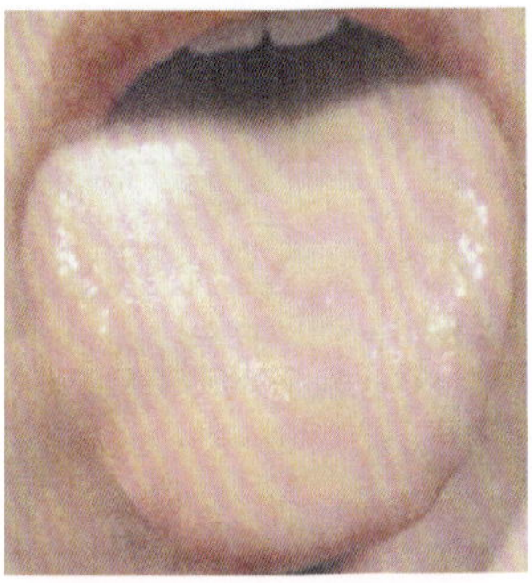

【舌象】舌质淡，苔白。

【主证】小便涩滞，少腹满痛，脉弦。相当于前列腺炎、盆腔综合征。

【治法】益气疏导。

【方药】四君子合柴胡疏肝散、补中益气汤。

（三）血淋

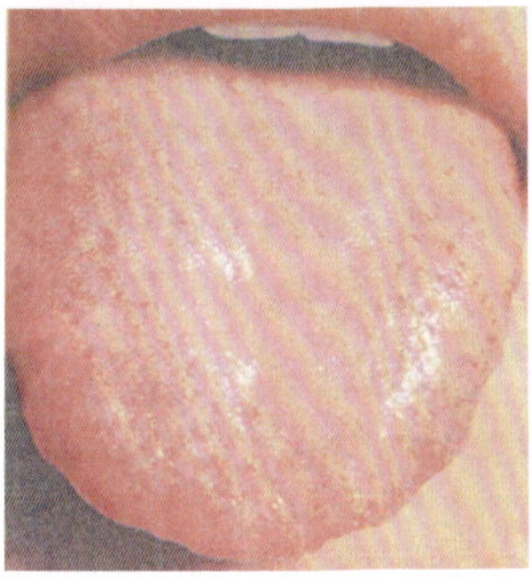

【舌象】实证为舌质红，苔黄；虚证为舌质淡红，苔白。

【主证】小便热涩刺痛，尿色紫红，甚则夹有血块，或见心烦，脉滑数；病久转虚，尿色变淡，神疲腰酸，脉细数。相当于肾盂肾炎、膀胱炎、泌尿系肿瘤等。区别于石淋所致血尿。

【治法】实证则清利湿热，虚证则补肾固涩。

【方药】小蓟饮子合八正散、知柏地黄丸、左归丸、右归丸。

（四）膏淋

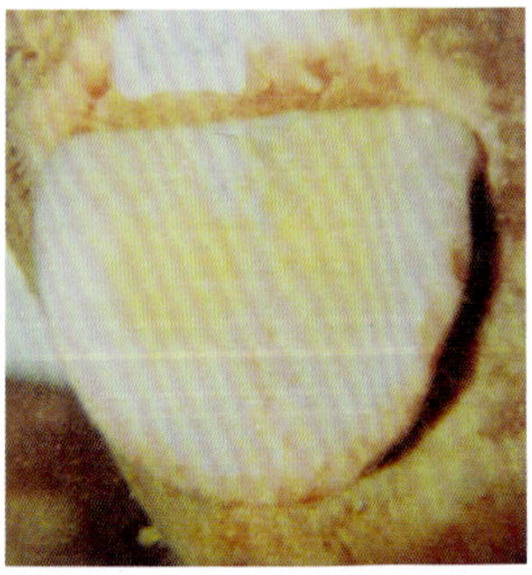

【舌象】实证为舌质红，苔黄腻；虚证为舌质淡，苔腻。

【主证】小便混浊如米泔水，尿道热涩疼痛，日久不愈，则形体日渐消瘦，腰膝酸软，脉细弱无力。相当于乳糜尿。

【治法】实证则清利湿热，分清泌浊；虚证则补肾固涩。

【方药】萆薢分清饮、六味地黄丸。

（五）劳淋

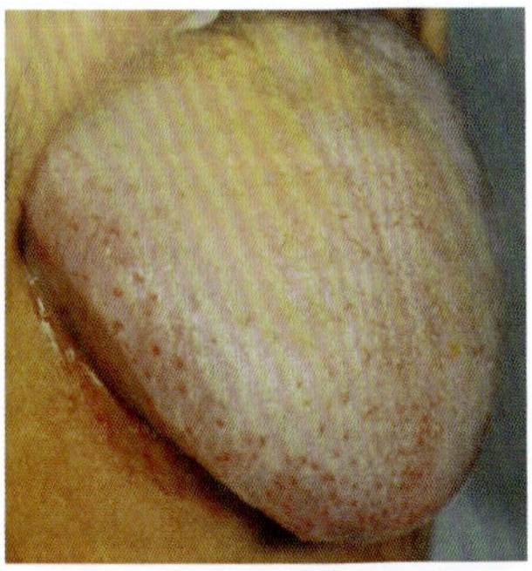

【舌象】舌质淡，苔白。

【主证】小便不甚赤涩，但淋沥不已，遇劳即发，神疲乏力，腰膝酸软，脉虚弱。相当于前列腺炎、早期前列腺增生症、妇女尿失禁等。

【治法】健脾益肾，理气活血。

【方药】无比山药丸、金匮肾气丸、补中益气汤。

二十三、消渴

消渴是指以多饮、多食、多尿、身体消瘦或尿有甜味为特征的病证，相当于糖尿病。分为上消、中消、下消，治疗应从养阴着手，夹有燥热时，佐以清热。也应遵循“阳生阴长”的规律，治疗中要注意益气温阳，久病还需活血化瘀。

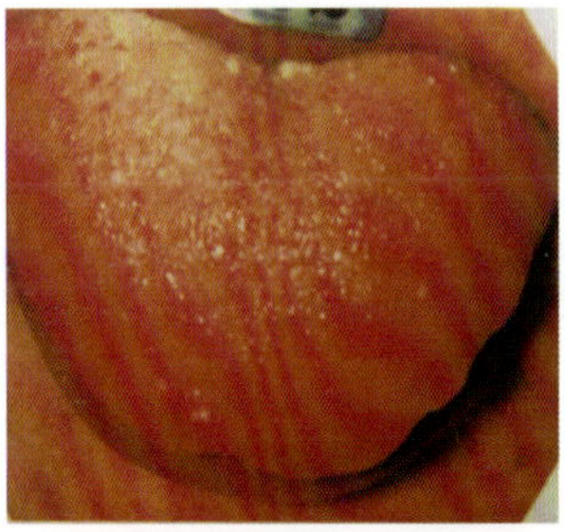

（一）上消（肺热津伤）

【舌象】舌边尖红，苔薄黄。

【主证】烦渴多饮，口干舌燥，尿频量多，脉洪数。

【治法】清热润肺，生津止渴。

【方药】二冬汤、白虎加人参汤。

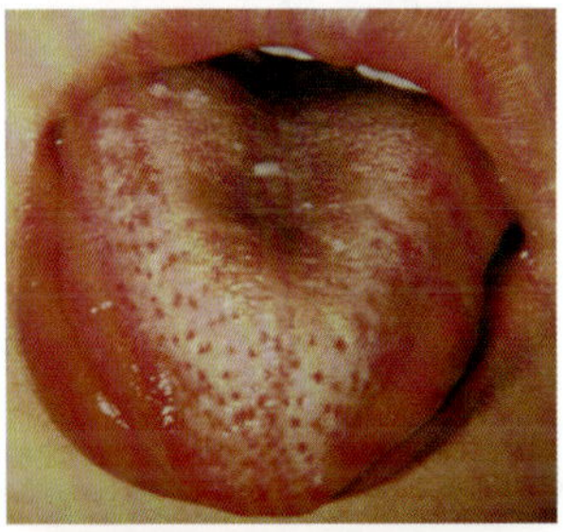

（二）中消（胃热炽盛）

【舌象】舌质红，苔黄燥。

【主证】多食易饥，大便秘结，脉滑实有力。

【治法】清胃泻火，养阴保津。

【方药】玉女煎加黄连、栀子，益胃汤，增液承气汤。

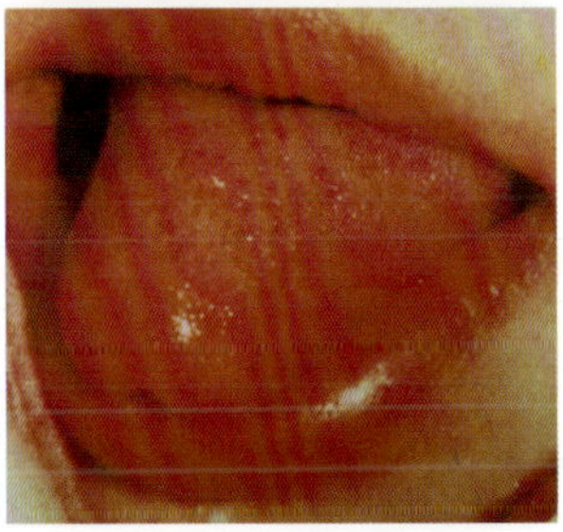

（三）下消（肾阴亏损）

【舌象】舌质红，苔少。

【主证】尿频量多，混浊如脂膏，口干舌燥，脉沉细数。

【治法】滋阴固肾。

【方药】六味地黄丸，左归丸加龟板、鳖甲、石斛、白芍。

（四）下消（阴阳两虚）

【舌象】舌质淡，苔白。

【主证】小便混浊，面色黧黑，耳轮焦干，腰膝酸软，脉沉细无力。

【治法】温阳滋肾固涩。

【方药】金匮肾气丸、杞菊地黄丸、鹿茸丸。

二十四、癃闭

癃闭是以排尿困难，甚则小便闭塞不通为主证的疾患，多见于男性前列腺增生症，此外，还有外伤、瘀血、感染、肿瘤、结石等各种原因所导致的尿路阻塞。

（一）湿热壅积

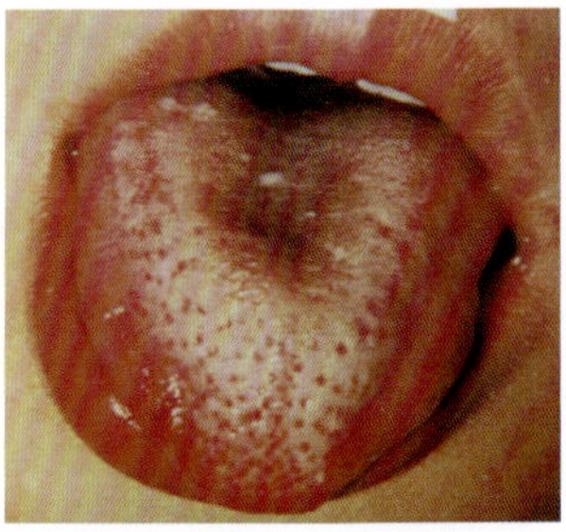

【舌象】舌质红，苔黄腻。

【主证】小便点滴不通，短赤灼热，小腹坠痛，脉数。

【治法】清利湿热，通利小便。

【方药】八正散、导赤散、黄连温胆汤。

（二）肺热壅盛

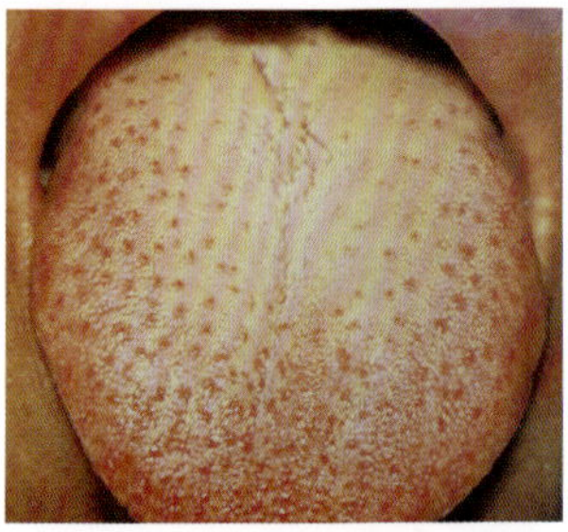

【舌象】舌质红，苔薄黄。

【主证】小便不畅，或点滴不通，咽干，烦渴欲饮，或有咳嗽，脉数。

【治法】清肺热，利水道。

【方药】清肺饮、麻黄连轺赤小豆汤、银翘散合麻杏甘石汤。

（三）中气下陷

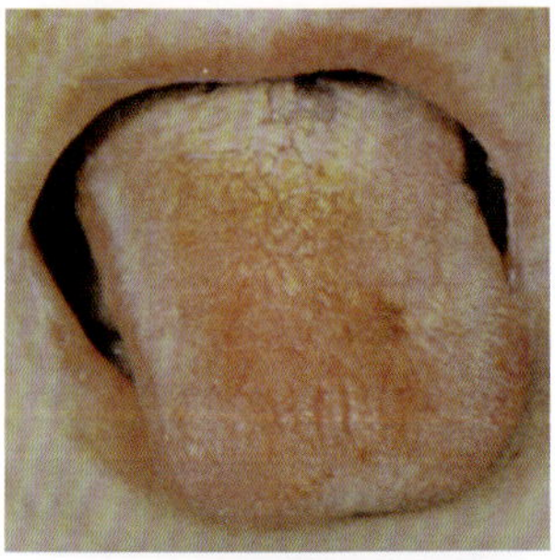

【舌象】舌质淡，苔薄。

【主证】小便不得出，或排而不爽，气短而语声低细，脉细弱。

【治法】升清降浊，化气利水。

【方药】补中益气汤。

（四）肝郁气滞

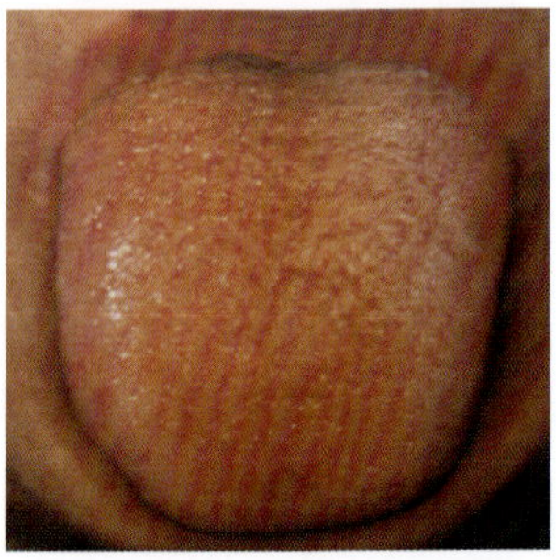

【舌象】舌质红，苔薄黄。

【主证】小便不通，或通而不爽，胁腹胀满，情志不畅，脉弦。

【治法】疏肝解郁，清热利尿。

【方药】柴胡疏肝散合四苓散、龙胆泻肝汤加茵陈、薏苡仁。

（五）肾气不充

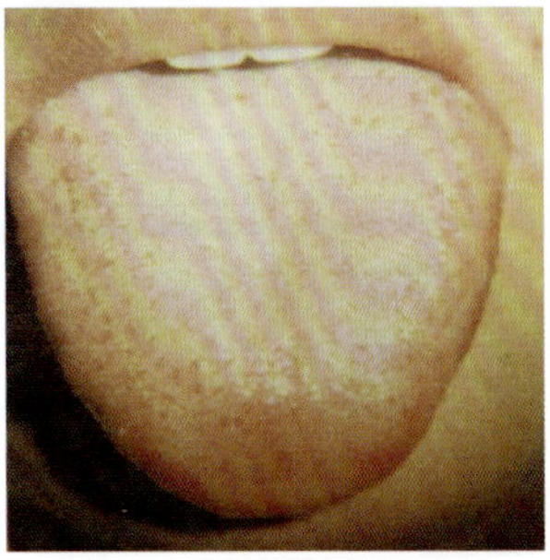

【舌象】舌质淡，苔白。

【主证】小便不通或点滴不爽，排出无力，腰膝酸软，疲软无力，脉沉细而尺弱。

【治法】温阳益气，补肾利尿。

【方药】济生肾气丸、附子理中丸合吴茱萸汤、右归丸。

（六）尿道阻塞

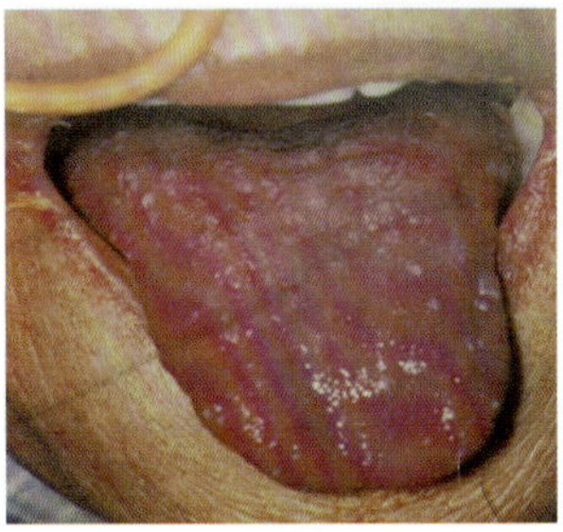

【舌象】舌紫暗，或有瘀斑。

【主证】小便点滴而下，或阻塞不通，小腹胀痛，脉涩。

【治法】祛瘀散结，通利水道。

【方药】抵当丸、八正散合失笑散。

二十五、遗精

遗精有梦遗和滑精之分。本病发病的机理繁杂，跟五脏都有关联，但不外乎虚实二证：实为心火，湿热下注；虚为肾虚，精关不固。所以其治疗原则抓住几个要点——安神、清火、利湿、固涩。

（一）阴虚火旺

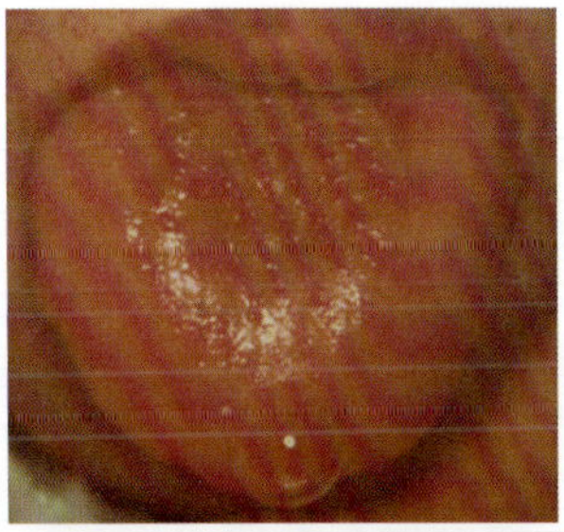

【舌象】舌质红，苔少。

【主证】梦中遗精，夜寐不安，心悸，精神不振，体倦无力，小便短赤，脉细数。

【治法】滋阴降火，安神固精。

【方药】知柏地黄丸、三才封髓丹、安神定志丸。

（二）肾虚不藏

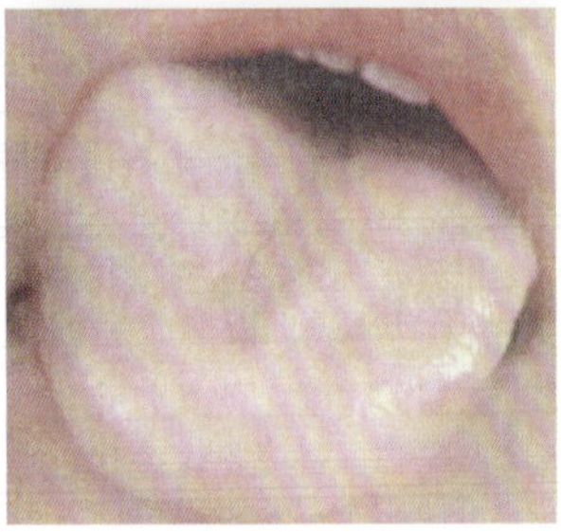

【舌象】舌质淡，苔薄白。

【主证】遗精频作，甚至滑精，面色少华，头晕目眩，形寒肢冷，耳鸣腰酸，脉沉细。

【治法】补肾固摄。

【方药】偏阳虚者，用右归丸；偏阴虚者，用六味地黄丸、左归丸、水陆二仙丹、金锁固精丸。

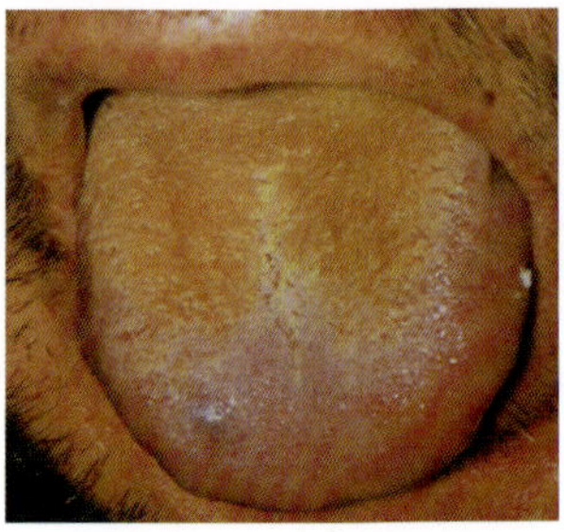

（三）湿热内蕴

【舌象】舌质红，苔黄腻。

【主证】遗精频作，小便热赤涩痛，心烦少寐，口苦，脉濡数。

【治法】清热利湿。

【方药】萆薢分清饮、六味地黄丸合四妙丸。

二十六、阳痿

阳痿指阴茎勃起功能障碍，即阴茎不能勃起或勃起不坚或坚而不久，不能完成正常性生活。阳痿涉及肝、肾、阳明三经。

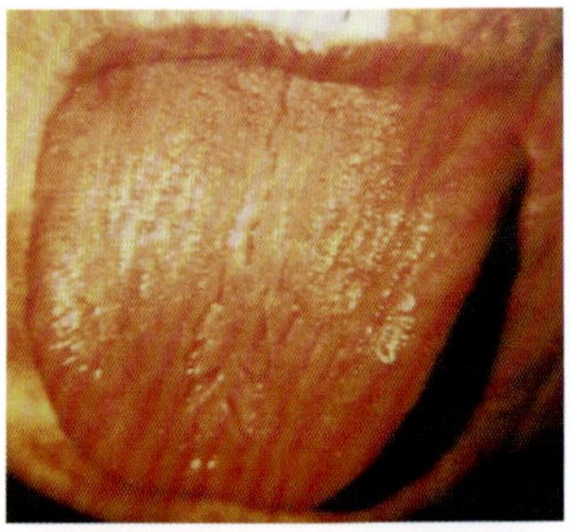

（一）湿热下注

【舌象】舌质红，苔黄。

【主证】阳痿，小便短赤，下肢酸困，脉沉滑。

【治法】清化湿热。

【方药】知柏地黄丸、六味地黄丸合四妙丸。

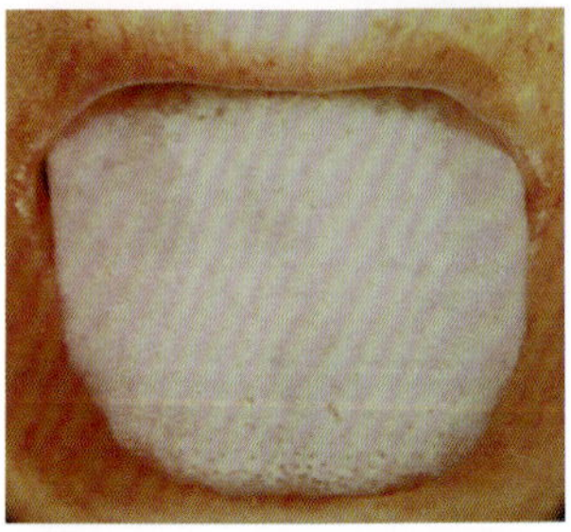

（二）命火衰微

【舌象】舌质淡，苔白。

【主证】房事或手淫过多，以致精气虚寒、命门火衰。阳痿，头晕目眩，精神萎靡，腰膝酸软，脉沉细。

【治法】补肾壮阳。

【方药】五子衍宗丸、赞育丹。

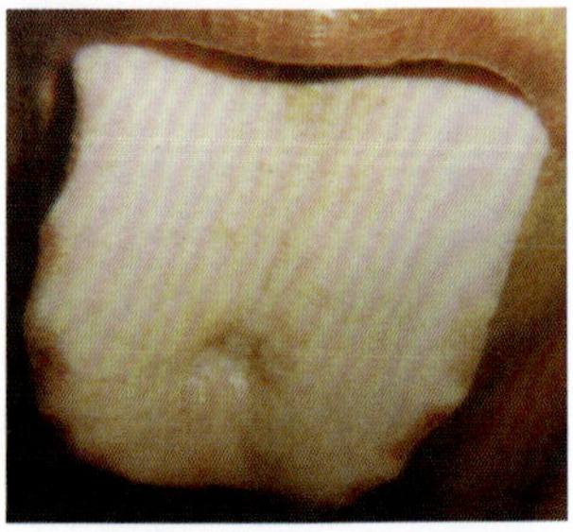

（三）心脾受损

【舌象】舌质淡，苔薄腻。

【主证】阳痿，精神不振，夜寐不安，面色不华，脉细。

【治法】补益心脾。

【方药】归脾汤、甘麦大枣汤合酸枣仁汤。

（四）恐惧伤肾

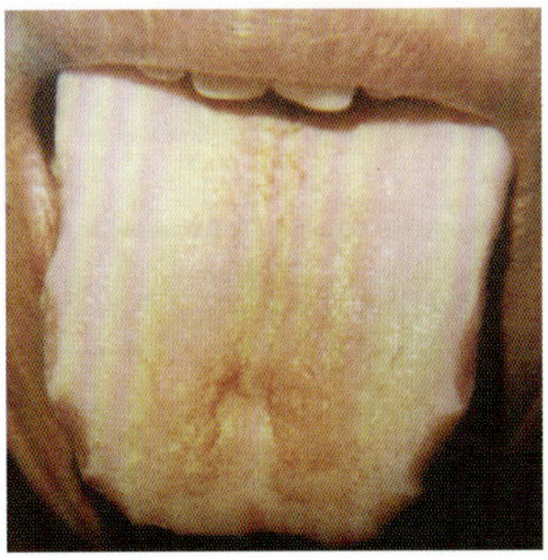

【舌象】舌质淡，苔薄腻。

【主证】因惊恐而阳痿，伴胆怯多疑，脉弦细。

【治法】养心安神益肾。

【方药】大补元煎加枣仁、远志。

二十七、腰痛

腰痛是指以腰部一侧或两侧疼痛为主要症状的一种病症。腰痛病机以肾虚为本，以外感寒邪、外伤为标。治疗多配合补肾壮腰。

（一）寒湿腰痛

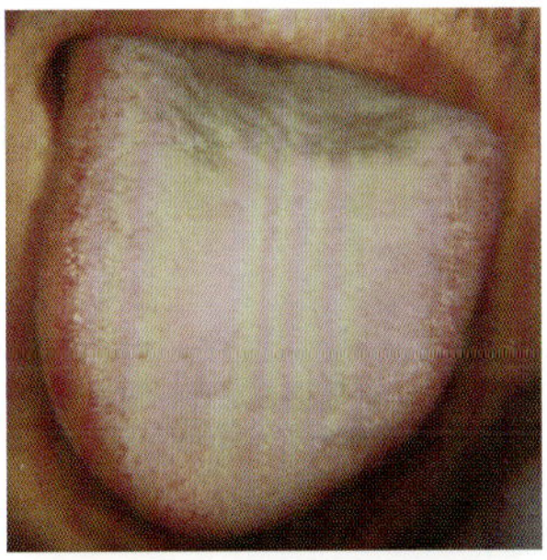

【舌象】舌苔白腻。

【主证】腰部冷痛重着，转侧不利，遇阴雨天疼痛加剧，脉沉而迟缓。

【治法】祛寒行湿，温经通络。

【方药】独活寄生汤、甘姜苓术汤、五苓散。

（二）湿热腰痛

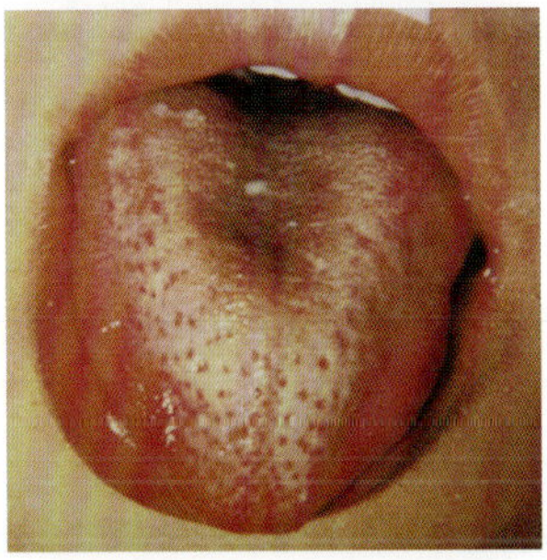

【舌象】舌质红，苔黄腻。

【主证】腰部疼痛，痛处伴有热感，小便短赤，脉濡数。此病证相对寒湿腰痛比较少见。

【治法】清热利湿，舒筋止痛。

【方药】四妙丸合小活络丹加独活、骨碎补、土鳖、田七等。

（三）肾阳虚腰痛

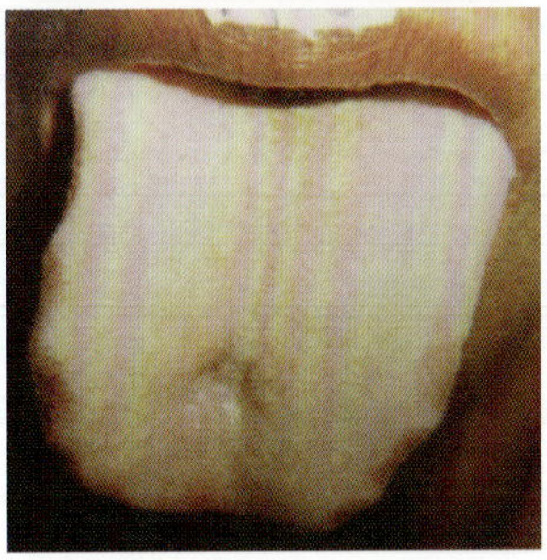

【舌象】舌质淡，苔白。

【主证】腰痛以酸软为主，喜按喜揉，腰膝乏力，手足不温，脉沉细。

【治法】温补肾阳，通经活络。

【方药】右归丸加巴戟、海马、田七等。

（四）肾阴虚腰痛

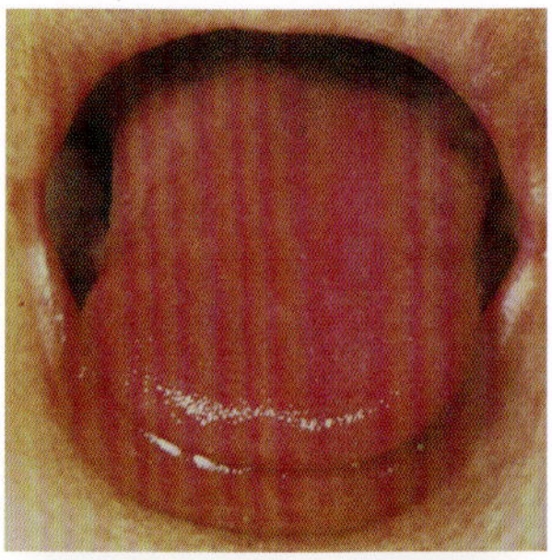

【舌象】舌质红，苔少。

【主证】腰痛以酸软为主，喜按喜揉，腰膝乏力，心烦失眠，口干舌燥，面色潮红，脉弦细。

【治法】补肾滋阴，通经活络。

【方药】左归丸加海马、田七等。

（五）瘀血腰痛

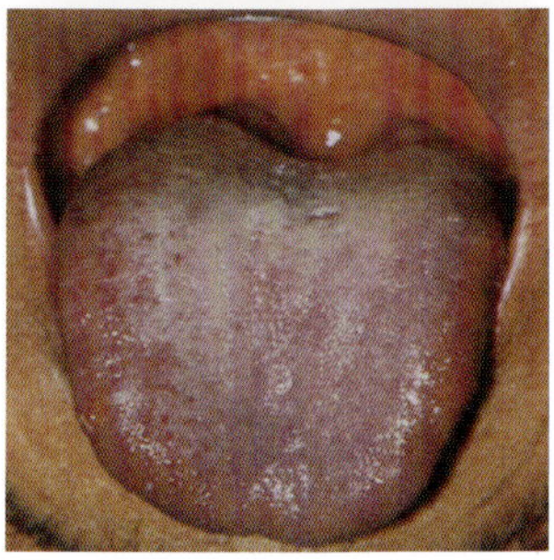

【舌象】舌质紫暗或有瘀斑。

【主证】腰痛如刺，痛有定处。部分病人有外伤史。

【治法】活血化瘀，理气止痛。

【方药】活络效灵丹加味、补阳还五汤合独活寄生汤。

二十八、虚劳

虚劳是因脏腑亏损、元气虚弱而致的多种慢性衰弱疾病的总称。其所及范围很广，归纳其病因主要是先天禀赋不足、后天脾胃受损、积劳损伤内脏、久病失养难复。治疗以补益为原则，分别采取益气、养血、滋阴、温阳的方法，再佐以扶正祛邪和祛瘀生新。

（一）气虚

1. 肺气虚

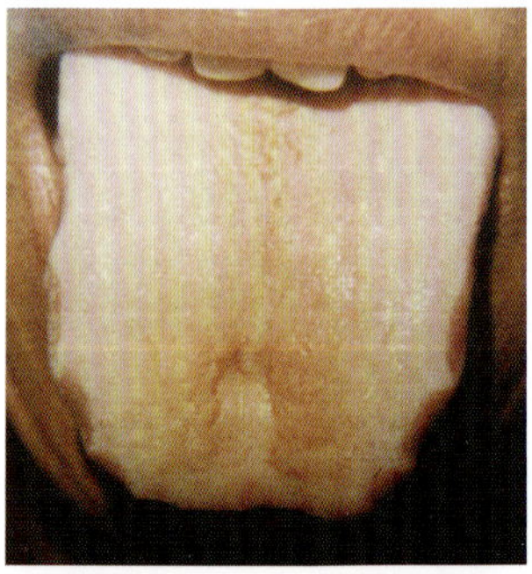

【舌象】舌质淡，苔白。

【主证】短气自汗，声音低怯，或兼咳嗽，易于感冒，面白，脉弱。

【治法】补肺益气。

【方药】补肺汤、牡蛎散、黄芪鳖甲散。

2. 脾气虚

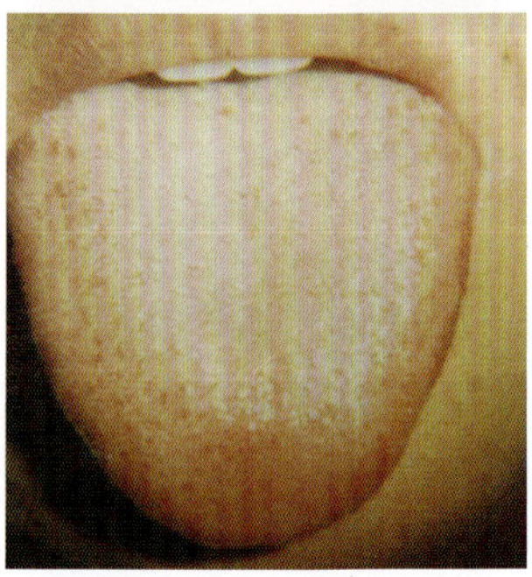

【舌象】舌质淡，苔薄。

【主证】面色萎黄，饮食减少，胃脘不舒，倦怠乏力，大便溏薄，脉弱。

【治法】健脾益气。

【方药】参苓白术散、独参汤、四君子汤、补中益气汤。

（二）血虚

1. 心血虚

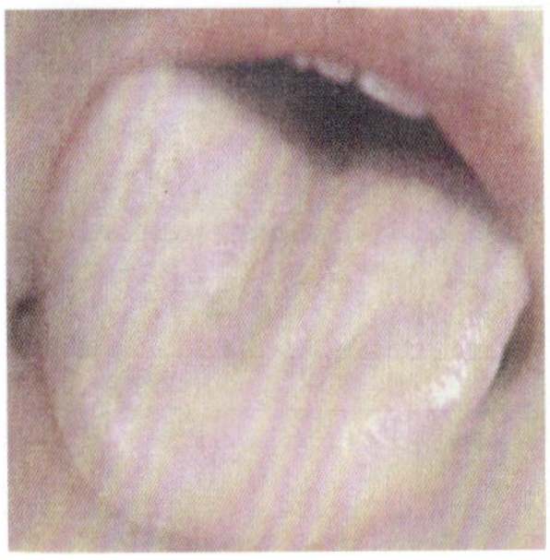

【舌象】舌质淡，苔白。

【主证】面色不华，心悸怔忡，脉细或结代。

【治法】养血安神。

【方药】四物汤、养心汤、炙甘草汤、十全大补汤。

2. 肝血虚

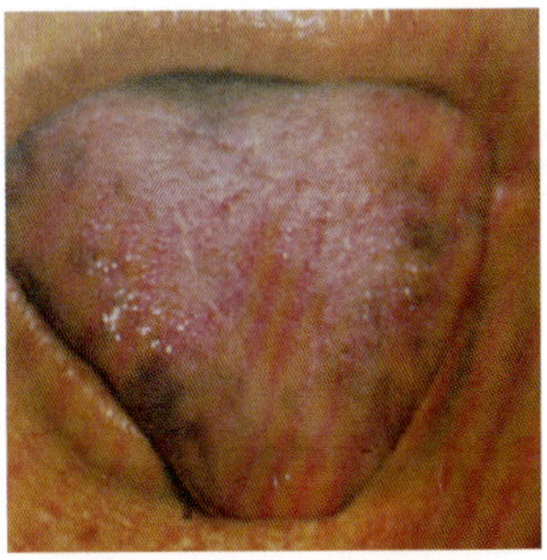

【舌象】舌质淡或青紫。

【主证】头晕目眩，胁痛，惊惕不安，妇女月经不调，重者闭经，脉弦细或弦涩。

【治法】补血养肝为主，活血化瘀为辅。

【方药】四物汤、大黄䗪虫丸、复元活血汤、胶艾四物汤。

（三）阴虚

1. 心阴虚

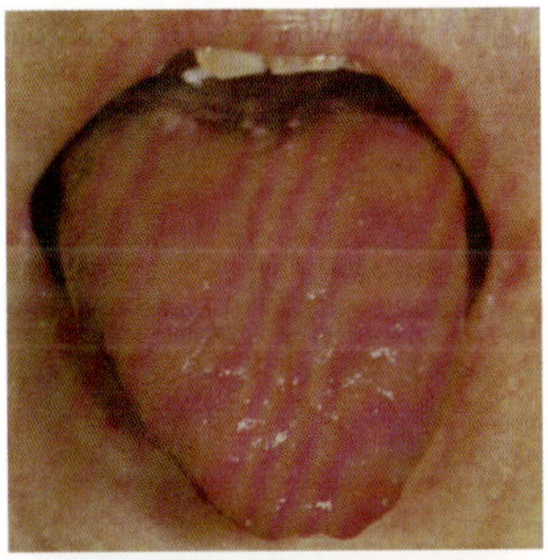

【舌象】舌质红，津少。

【主证】心悸失眠，口舌生疮，潮热盗汗，脉细数。

【治法】滋阴养心安神。

【方药】天王补心丹、麦味地黄丸。

2. 脾（胃）阴虚

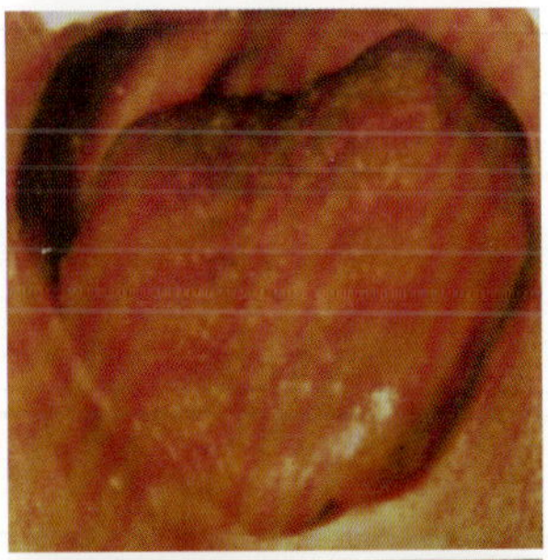

【舌象】舌质红，光干。

【主证】口干唇燥，大便燥结，甚则干呕，呃逆，脉细数。

【治法】养阴和胃。

【方药】益胃汤、生脉散、增液承气汤。

3. 肺阴虚

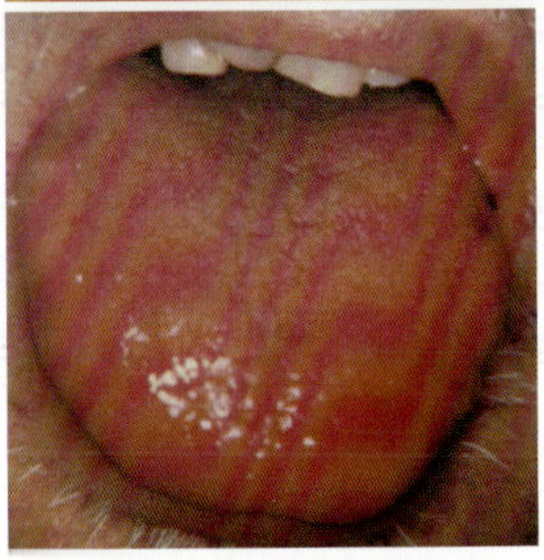

【舌象】舌质红，津少，苔少或无苔。

【主证】干咳，咽燥，甚则失音，潮热盗汗，脉细数。

【治法】养阴润肺生津。

【方药】沙参麦冬汤、百合固金丸、麦味地黄丸。

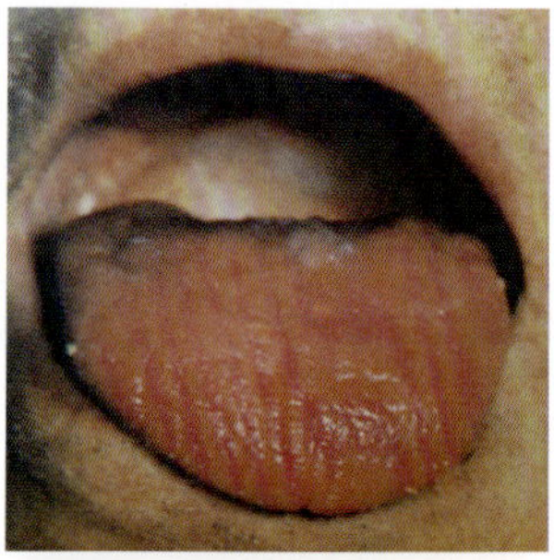

4. **肝阴虚**

【舌象】舌质干红。

【主证】头痛，眩晕，耳鸣，目干畏光，视物昏花，或视力减退，急躁易怒，或肢体麻木，脉弦细数。

【治法】滋养肝阴。

【方药】杞菊地黄丸、补肝汤。

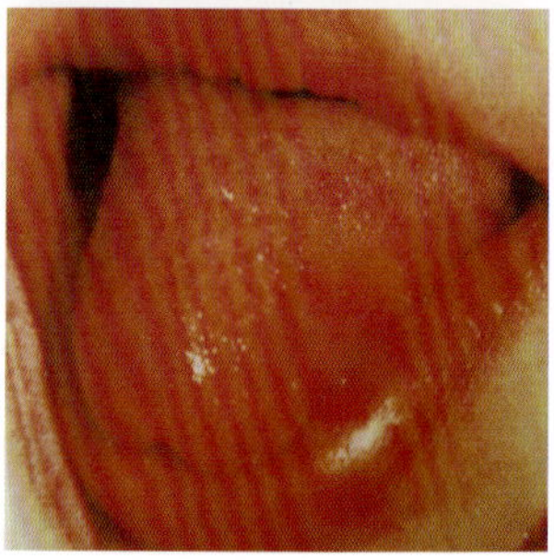

5. **肾阴虚**

【舌象】舌质红，津少。

【主证】发脱齿摇，眩晕耳鸣，甚则耳聋，口干咽痛，潮热颧红，或腰酸足软，脉沉细。

【治法】滋补肾阴。

【方药】左归丸、六味地黄丸、大补阴丸。

（四）阳虚

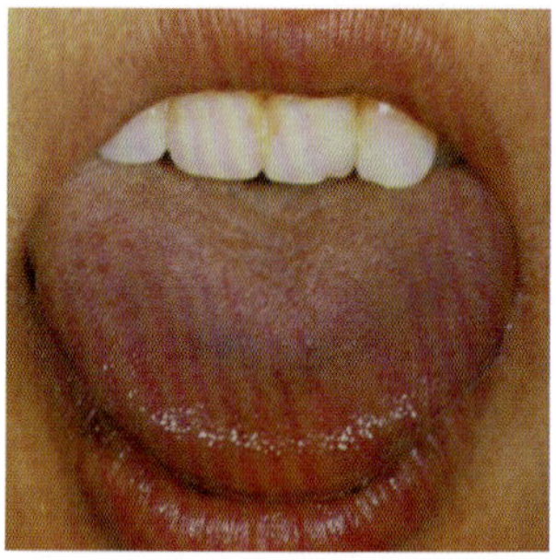

1. **心阳虚**

【舌象】舌质淡或紫暗。

【主证】心悸，自汗，胸痛，神倦嗜寐，面色苍白，脉细弱，或结代或虚大无力。

【治法】温通心阳。

【方药】栝蒌薤白桂枝汤，桂枝甘草汤，桂枝龙牡汤，瘀血者加丹参、麝香、桃仁、红花、瓜蒌、田七等。

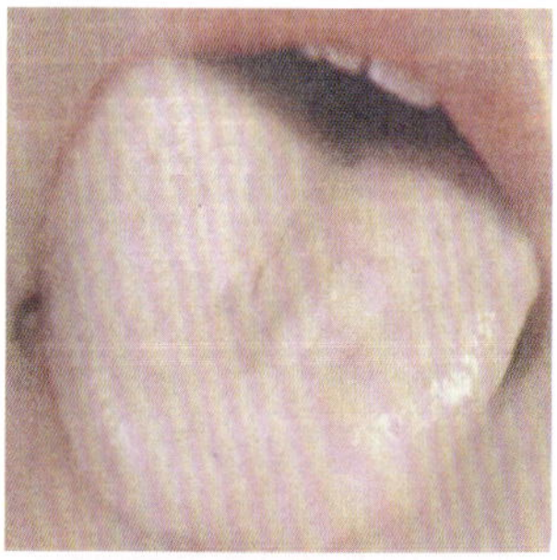

2. **脾阳虚**

【舌象】舌质淡，苔白。

【主证】神疲乏力，面色萎黄，腹中冷痛，肠鸣泄泻，甚至完谷不化，脉弱。

【治法】温中健脾。

【方药】附子理中丸加味。

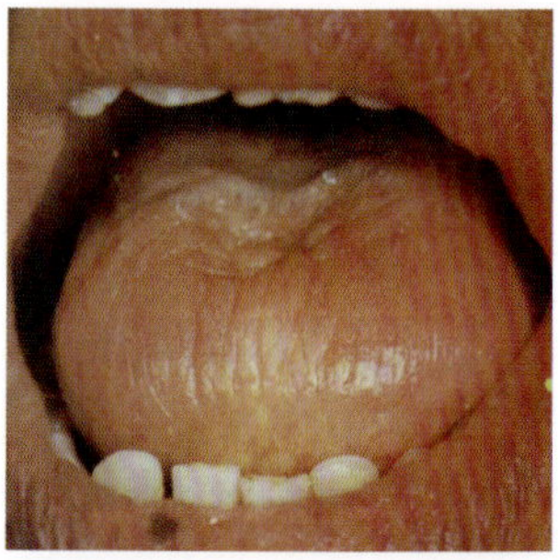

3. **肾阳虚**

【舌象】舌质淡，体胖有齿痕，苔白。

【主证】下利清谷，五更泄泻，腰背酸痛，遗精阳痿，尿多或失禁，脉沉迟。

【治法】温补肾阳，兼养精血。

【方药】右归丸、四神丸、四逆汤、金锁固精丸、真武汤。

二十九、胁痛

胁痛是以一侧或两侧胁肋疼痛为主要表现的病证。本病责于肝胆，主要病机为肝气郁结、瘀血内停、肝胆湿热、肝阴不足。

胁痛之辨证以气血为主。实证治疗多采用理气、活血、清热、化湿等法；虚证治疗采用滋阴柔肝之法。

（一）肝气郁结

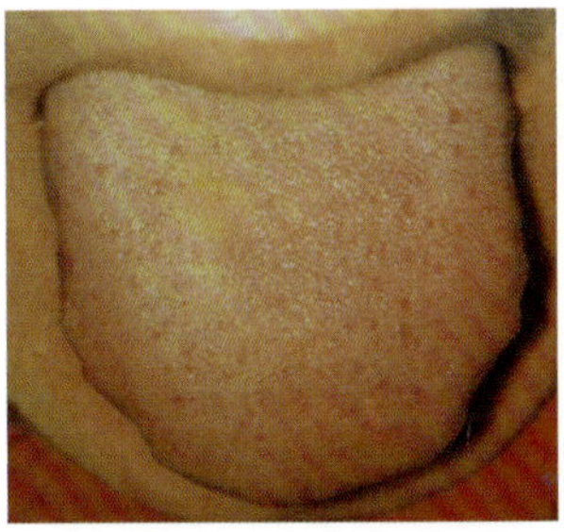

【舌象】舌质淡红，苔薄白。

【主证】胁痛以胀痛为主，游走不定，与情志变动有关，嗳气频作，脉弦。

【治法】疏肝理气通络。

【方药】柴胡疏肝散合金铃子散、左金丸。

（二）瘀血内停

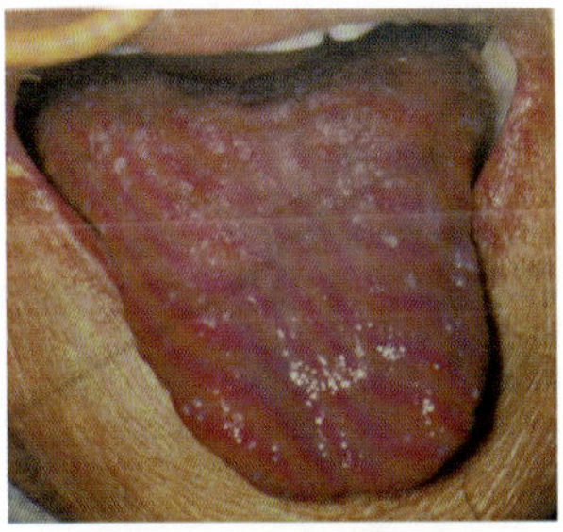

【舌象】舌质紫暗。

【主证】胁痛加剧，痛处不移，入夜更甚，肋下或见症块，脉沉涩。

【治法】活血祛瘀通络。

【方药】膈下逐瘀汤、复元活血汤、鳖甲煎丸，可加虫类药。

（三）肝胆湿热

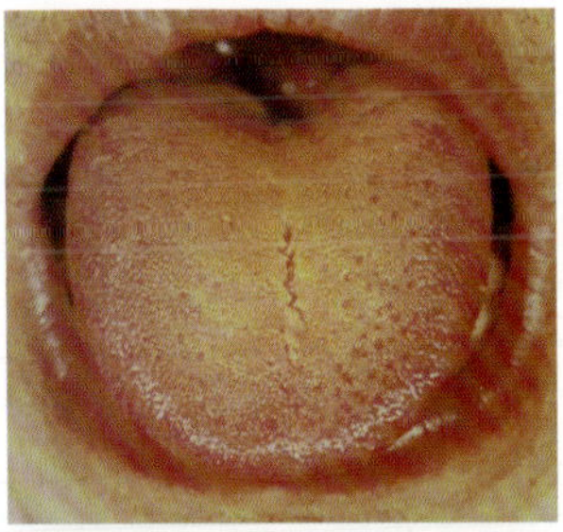

【舌象】舌质红，苔黄腻。

【主证】胁痛口苦，目赤或目黄身黄，小便黄赤，脉弦数。

【治法】清热利湿通络。

【方药】茵陈蒿汤、龙胆泻肝汤、茵陈四逆散。

（四）肝阴不足

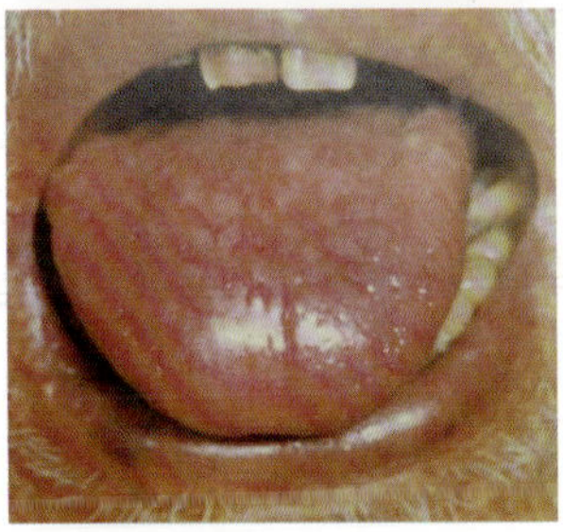

【舌象】舌质红，苔少。

【主证】胁肋隐痛，悠悠不休，口干咽燥，心中烦热，脉弦细。

【治法】养阴柔肝通络。

【方药】一贯煎，六味地黄汤加白芍、龟板、鳖甲、石斛等。

三十、血证

血证就是指所有出血的疾病。出血的原因，归纳为火旺而迫血妄行或气虚而脾不统血。《景岳全书·血证》指出："盖动者多由于火，火盛则逼血妄行，损者多由于气，气伤则血无以存。"

血证的治疗，邪热实证，应清热泻火，凉血止血；阴虚火旺，宜滋阴降火，凉血止血；气血亏虚，宜补气摄血；脾肾两亏，宜健脾益气，补肾固涩；瘀血内阻佐以活血化瘀。

（一）鼻衄

1. 肺热鼻衄

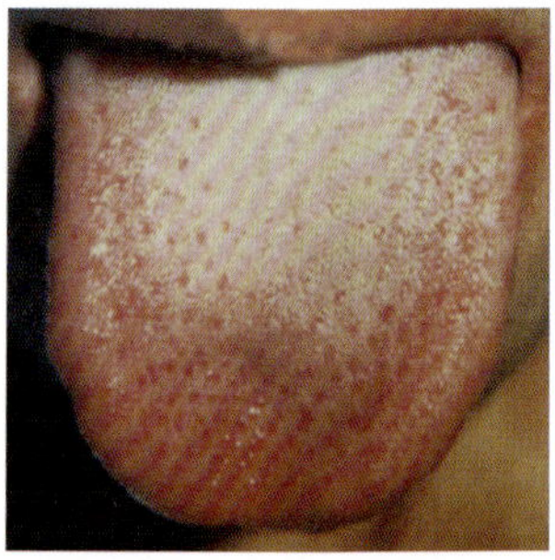

【舌象】舌质红，苔薄。

【主证】鼻衄，口干咽燥，咳嗽少痰，或兼身热。

【治法】清泄肺热，凉血止血。

【方药】桑菊饮加生地、玄参、山栀子、白茅根、藕节、侧柏叶等。

2. 肝火鼻衄

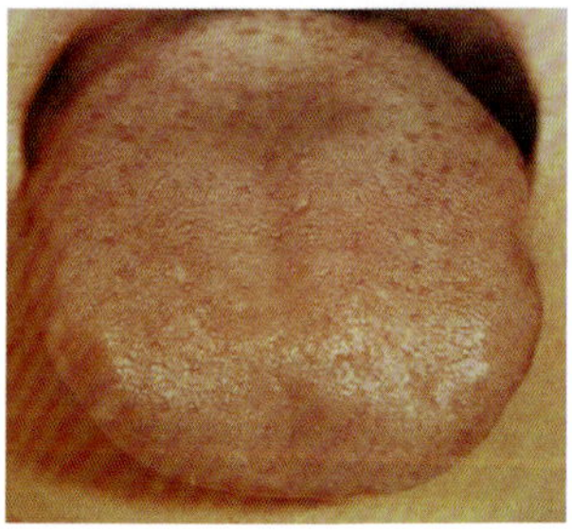

【舌象】舌质红，苔黄。

【主证】鼻衄，头痛，目赤，烦躁易怒，口干，尿赤，脉弦数。

【治法】清肝泻火，凉血止血。

【方药】龙胆泻肝汤加阿胶、丹皮、旱莲草、大黄。

3. 胃热鼻衄

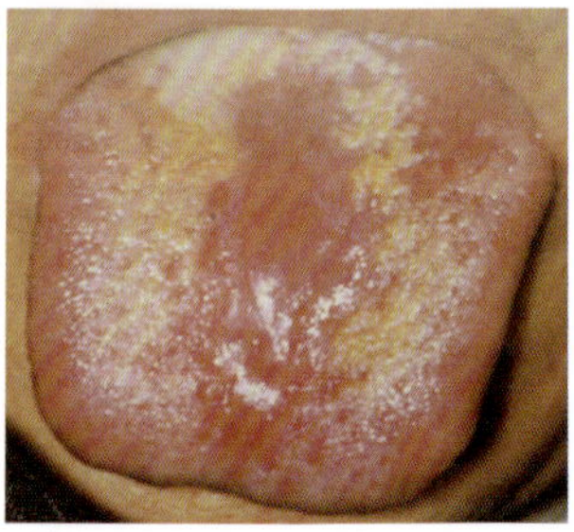

【舌象】舌质红，苔黄。

【主证】鼻衄或齿衄，口渴欲饮，口臭，便秘，脉数。

【治法】清胃泻火，凉血止血。

【方药】玉女煎、犀角地黄汤合凉膈散。

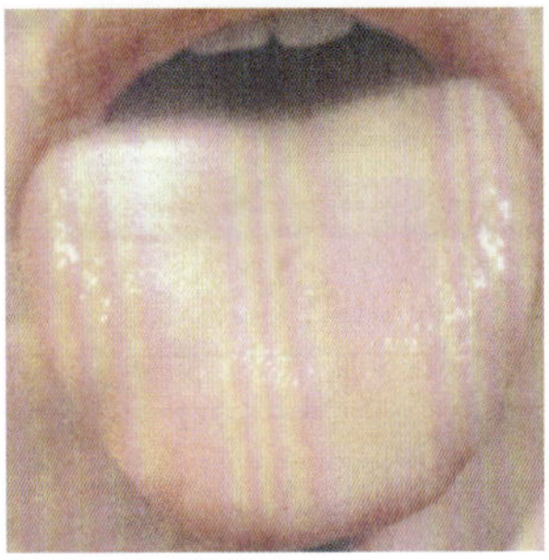

4. 气血亏虚

【舌象】舌质淡，苔白。

【主证】鼻衄或兼齿衄、肌衄，神疲乏力，面色㿠白，心悸，脉细无力。

【治法】补气摄血。

【方药】当归补血汤、归脾汤、十全大补汤。

（二）咯血

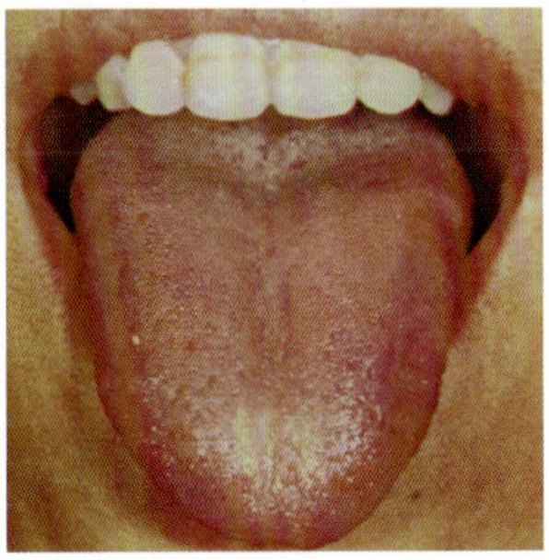

1. 风热伤肺

【舌象】舌质红，苔薄黄。

【主证】咳嗽喉痒，痰中带血，口干鼻燥，或发热，浮数。

【治法】清热润肺，宁络止血。

【方药】桑杏汤，沙参麦冬汤加阿胶、生地、藕节、侧柏叶等。

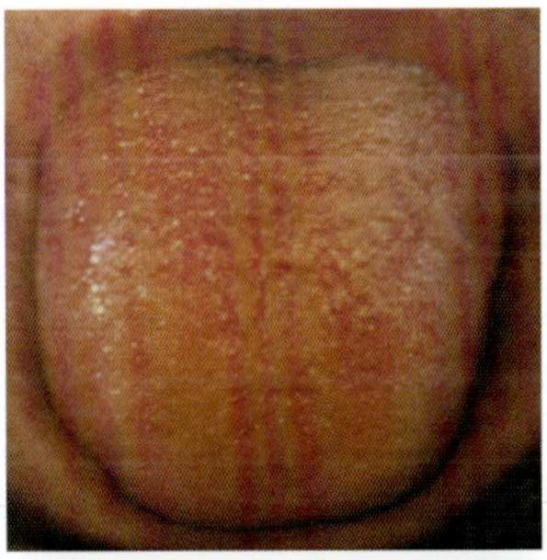

2. 肝火犯肺

【舌象】舌质红，苔薄黄。

【主证】咳嗽，痰中带血，胸胁牵痛，烦躁易怒，大便干燥，小便短赤，脉弦数。

【治法】清肝泻肺，和络止血。

【方药】泻白散合黛蛤散、龙胆泻肝汤合黛蛤散。

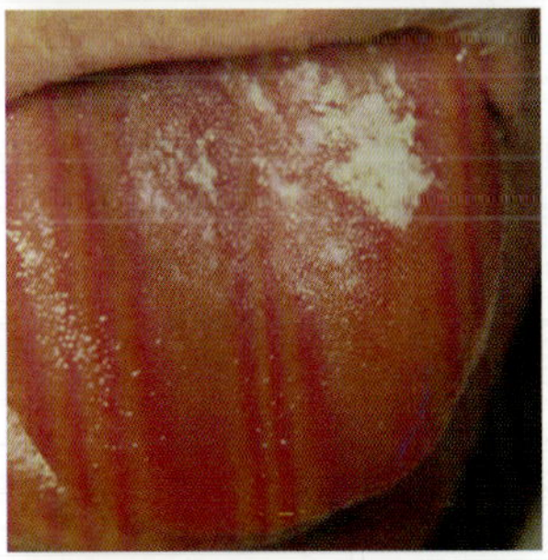

3. 阴虚火旺

【舌象】舌质红。

【主证】咳嗽少痰，痰中带血，潮热盗汗，口干咽燥，脉细。相当于肺结核咯血。

【治法】滋阴润肺，凉血止血。

【方药】百合固金丸、补肺阿胶汤。

（三）吐血

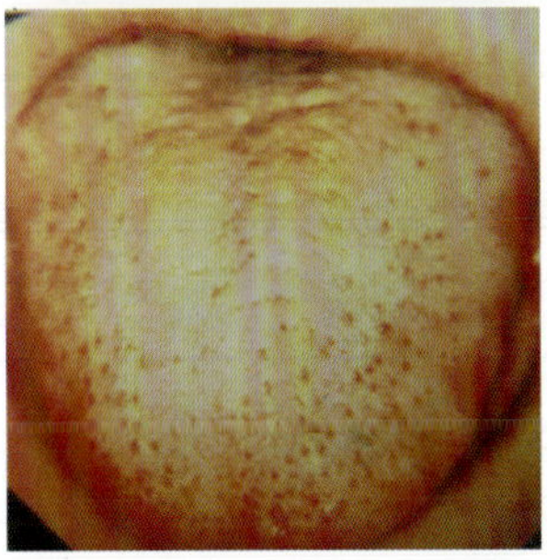

1. 胃中炽热

【舌象】舌质红，苔黄腻。

【主证】吐血鲜红或紫暗，口臭，便秘或大便色黑，脉滑数。

【治法】清胃泻火，化瘀止血。

【方药】泻心汤合十灰散、小承气汤合芍药甘草汤。

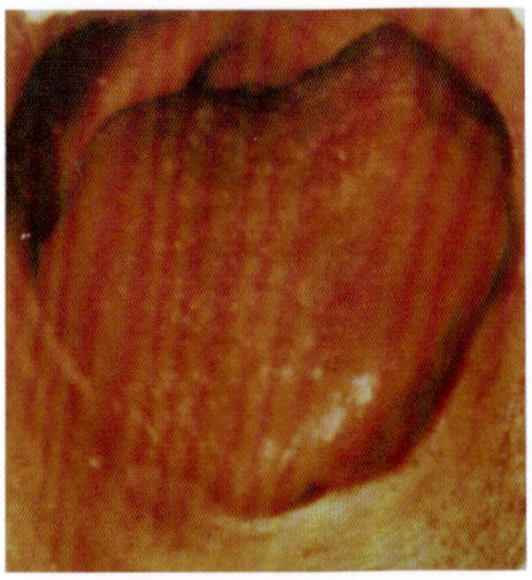

2. 肝火犯胃

【舌象】舌质红绛。

【主证】吐血鲜红，口苦胁痛，善怒，烦躁不宁，脉弦数。

【治法】泻肝火，清胃热。

【方药】泻肝火用龙胆泻肝汤、花蕊石散；清胃热用玉女煎、犀角地黄汤、十灰散、柏叶汤。

（四）便血

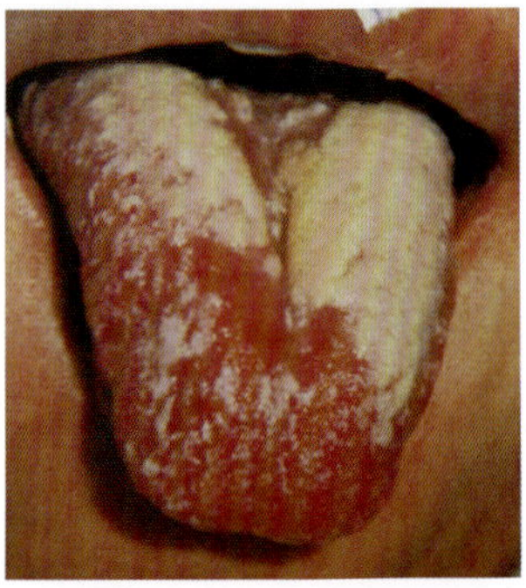

1. 湿热蕴蒸

【舌象】舌苔黄腻。

【主证】便血鲜红，或先血后便，口苦，大便不畅或黏滞，脉濡数。相当于内痔出血、各种原因的肠道出血。

【治法】清热祛湿，和营止血。

【方药】赤小豆当归散合地榆散、槐花散、脏连丸、小承气汤合犀角地黄汤。

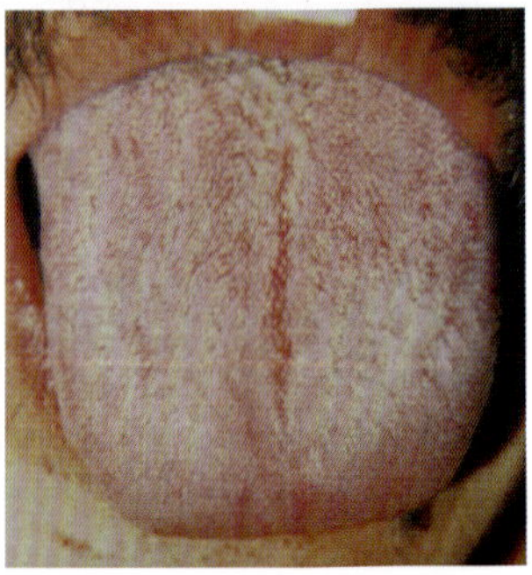

2. 脾胃虚寒

【舌象】舌质淡，苔薄白。

【主证】黑便，腹痛隐隐，喜热饮，面色无华，神倦懒言，便溏，脉细。

【治法】健脾温中。

【方药】独参汤、黄土汤、补中益气汤、归脾汤。

（五）尿血

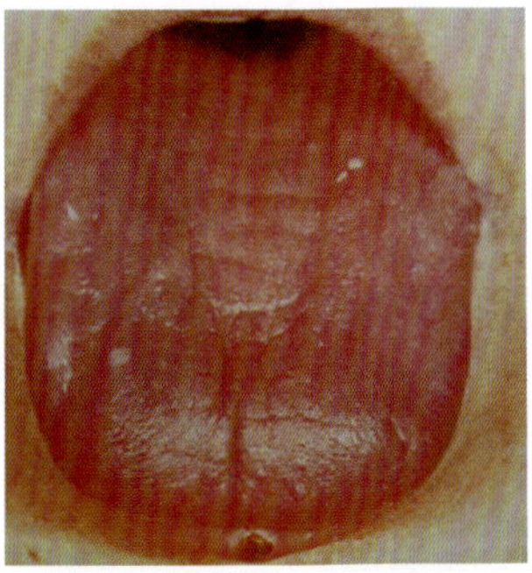

1. 心火亢盛

【舌象】舌质红。

【主证】小便热赤，带血鲜红，心烦口渴，口疮，脉数。相当于急性尿道炎。

【治法】清心泻火，凉血止血。

【方药】小蓟饮子加减、八正散合导赤散。

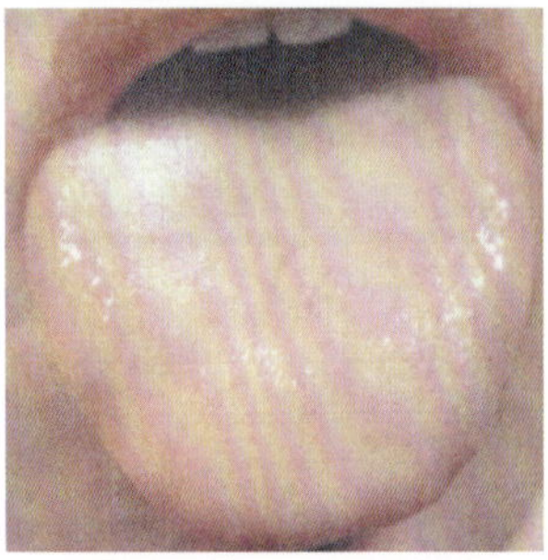

2. 肝肾两亏

【舌象】舌质淡，苔白。

【主证】小便频数，尿血色淡，腰脊酸痛，头晕耳鸣，脉虚弱。

【治法】健脾益气，补肾固涩。

【方药】补中益气汤合无比山药丸、归脾汤。

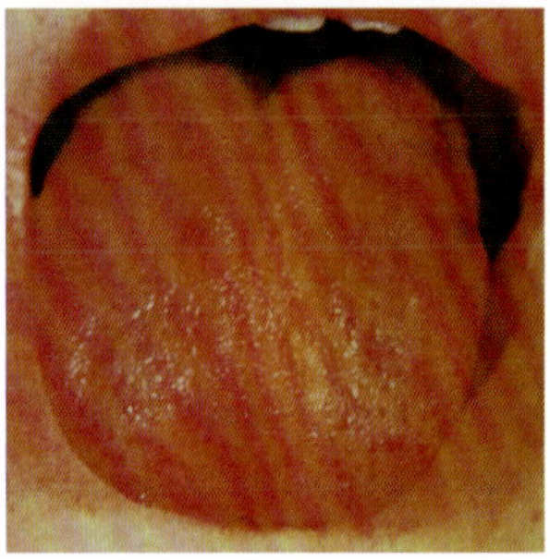

3. 阴虚火旺

【舌象】舌质红，苔少。

【主证】小便短赤带血，头晕耳鸣，潮热盗汗，腰膝酸软，脉细数。

【治法】滋阴清火，凉血止血。

【方药】知柏地黄丸。

三十一、心悸（惊悸、怔忡）

心悸包含惊悸、怔忡，是指病人自觉心脏跳动不适，惊慌不安，甚则不能自主的一种自觉症状。惊悸、怔忡的形成多因心血不宁和心藏神的功能失常，常与精神因素、心血不足、心阳衰弱、水饮内停、瘀血阻络等有关。常见于各种类型的心脏病，如心肌炎、心肌病、心包炎、心律失常及高血压等，还可见于自主神经功能紊乱症，如精神类疾病，更年期综合征，惊恐或过度兴奋、剧烈运动后。

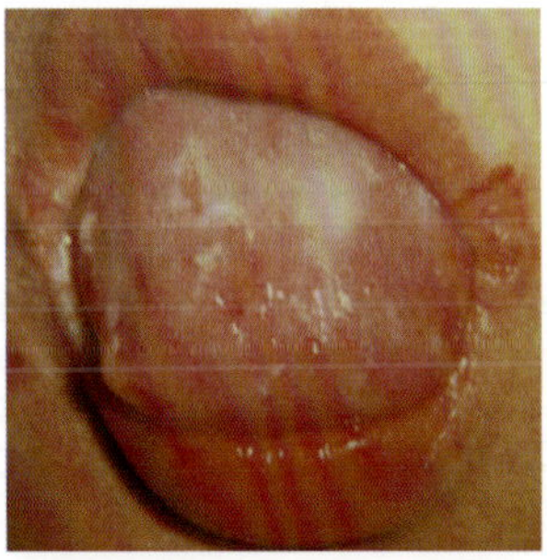

（一）心神受惊

【舌象】舌苔薄白。

【主证】心悸，胆小善惊，坐卧不安，脉虚数或结代。相当于自主神经功能紊乱、精神类疾病。

【治法】镇惊安神，养心定志。

【方药】平补镇心丹、温胆汤、酸枣仁汤、甘麦大枣汤、桂枝龙牡汤。

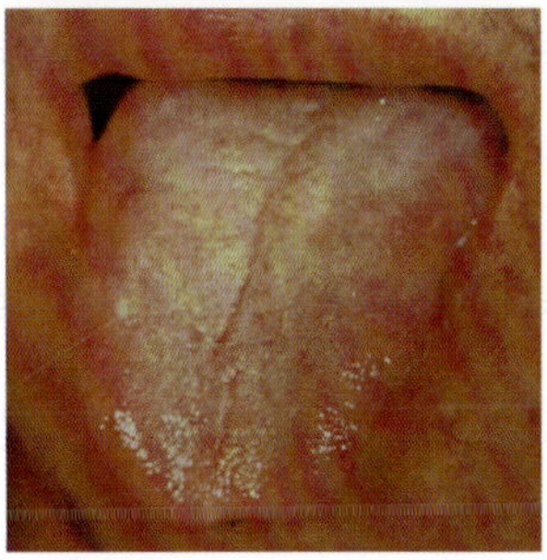

（二）心血不足

【舌象】舌质淡红，苔薄。

【主证】心悸头晕，面色无华，脉细弱。相当于贫血。

【治法】补血养心，益气安神。

【方药】归脾汤加减、炙甘草汤、八珍汤合酸枣仁汤、四物汤、十全大补汤。

（三）阴虚火旺

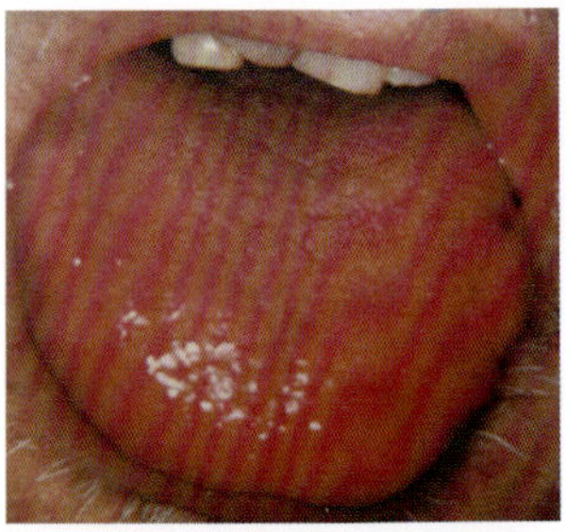

【舌象】舌质红，苔少。

【主证】心悸不宁，心烦少寐，耳鸣腰酸，脉细数。

【治法】滋阴清火，养心安神。

【方药】天王补心丹、朱砂安神丸、麦味地黄丸、知柏地黄丸。

（四）心阳不足

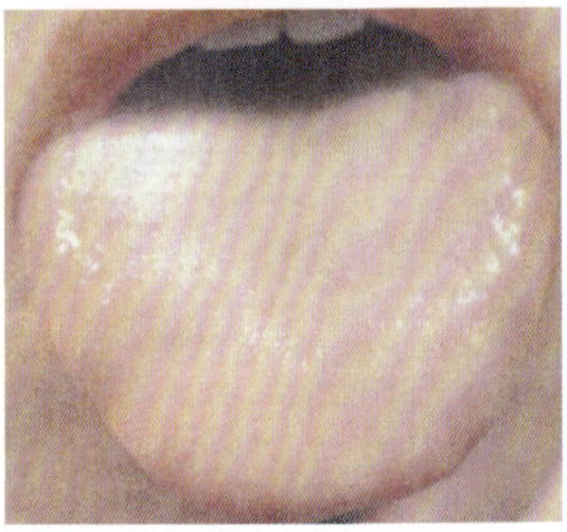

【舌象】舌质淡，苔白。

【主证】心悸，神疲乏力，形寒肢冷，脉弦细无力。

【治法】温补心阳，安神定悸。

【方药】桂枝甘草龙骨牡蛎汤、四逆汤、参附汤。

（五）饮邪上犯

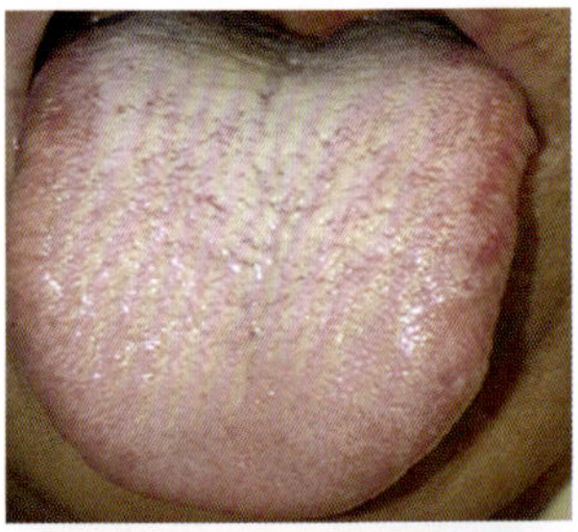

【舌象】舌质淡，苔白滑。

【主证】心悸眩晕，恶心吐涎，小便短少，下肢浮肿，脉弦滑。

【治法】振奋心阳，化气行水。

【方药】苓桂术甘汤、真武汤、五苓散。

（六）瘀血阻络

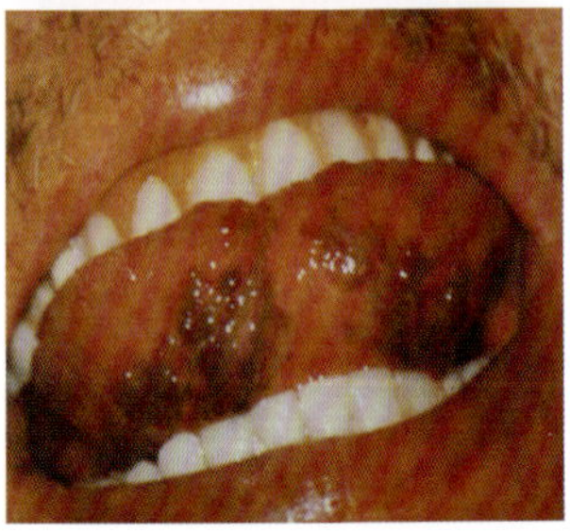

【舌象】舌质紫暗或有瘀斑。

【主证】心悸，胸前区憋闷疼痛，甚则口唇青紫，脉弦涩。

【治法】益气理气，活血化瘀。

【方药】桃仁红花煎、复元活血汤、补阳还五汤。

三十二、胸痹

胸痹即胸部疼痛，严重者胸痛彻背，不能平卧。主要是心、肺疾病，其中“真心痛”，属于心绞痛、心肌梗死，胸痹的重证。

胸痹诊断，应详细询问胸痛的起因、部位、性质以及并发症状，可常规行心电图、心酶化验，必要时还可以行心脏彩超、心脏造影等。

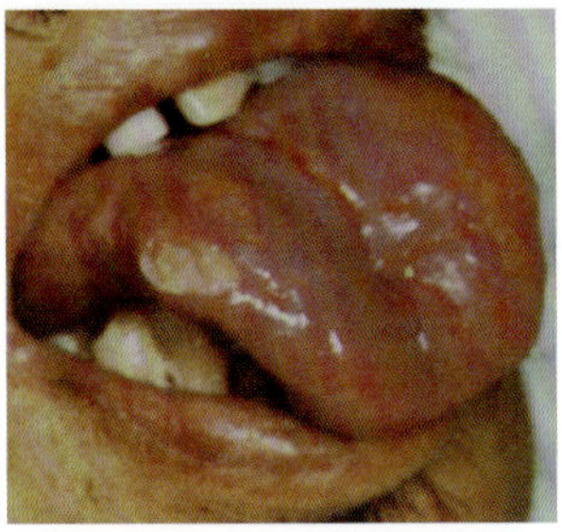

（一）心血瘀阻

【舌象】舌质紫暗。

【主证】胸部刺痛，固定不移，入夜更甚，脉沉涩。

【治法】活血化瘀，通络止痛。

【方药】血府逐瘀汤、丹参饮合小活络丹。

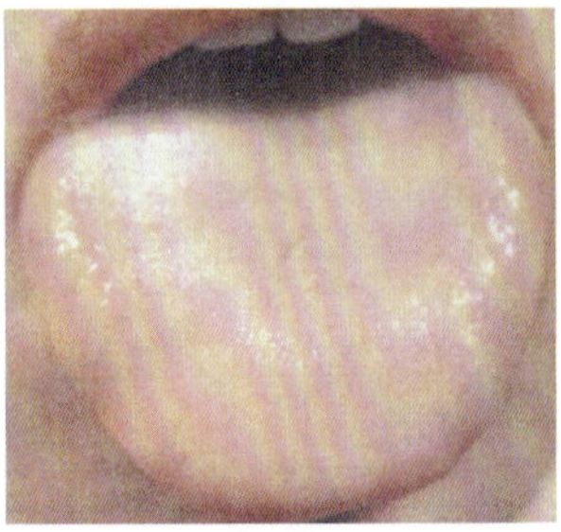

（二）胸阳痹阻

【舌象】舌质淡，苔白。

【主证】胸痛彻背，感寒痛甚，面色苍白，四肢冷，自汗，脉沉细。

【治法】宣痹通阳，散寒化浊。

【方药】栝蒌薤白半夏汤、乌头赤石脂丸合苏合香丸、参附龙牡汤。

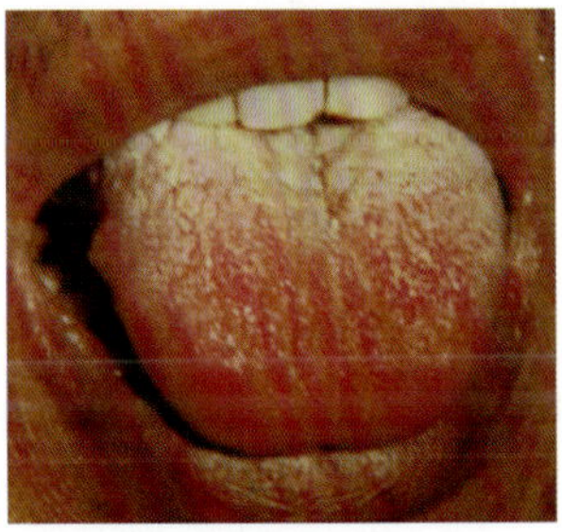

（三）痰热壅肺

【舌象】舌质红，苔黄腻。

【主证】胸痛咳喘，咯痰黄稠，烦闷发热，脉滑数。

【治法】涤痰泄热，宽胸开结。

【方药】小陷胸汤合千金苇茎汤、麻杏石甘汤、麻黄杏仁薏苡仁汤合泻白散、银翘散。

三十三、头痛

头痛是临床上常见的自觉症状，可以出现在多种急慢性疾病之中。分为外感头痛和内伤头痛。外感头痛发病较急，痛势剧，以掣痛、跳痛、灼痛、胀痛为主要表现，属实证，治疗以祛风散邪为主；内伤头痛起病缓慢，痛势缓，以隐痛、空痛、昏痛为主要表现，属虚证，与肝、脾、肾三脏有关，治疗以补益为主。也有虚实兼证者，如痰浊、瘀血所致头痛。

（一）外感

1. 风寒头痛

【舌象】舌苔薄白。

【主证】头痛时作，痛连项背，遇风吹尤剧，脉浮紧。

【治法】祛风散寒止痛。

【方药】川芎茶调散、荆防败毒散、吴茱萸汤。

2. 风热头痛

【舌象】舌质红，苔黄。

【主证】头痛似裂，面红目赤，发热恶风，尿黄便秘，脉浮数。

【治法】疏风清热止痛。

【方药】芎芷石膏汤、白虎汤、柴葛解肌汤、黄连上清丸。

3. 风湿头痛

【舌象】舌苔白腻。

【主证】头痛如裹，肢体困重，大便溏，脉濡。

【治法】祛风胜湿止痛。

【方药】羌活胜湿汤、黄连香薷饮。

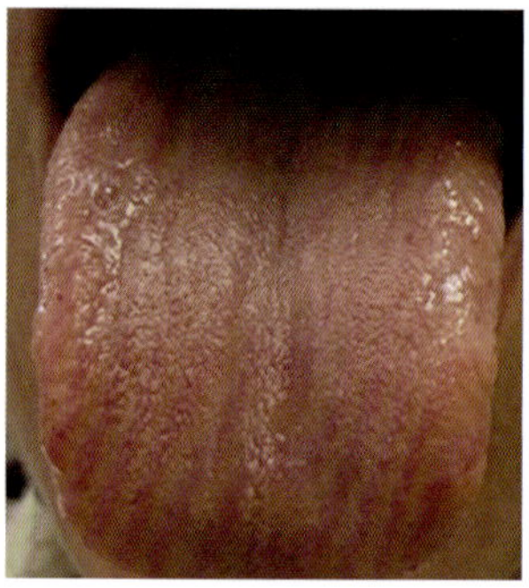

风寒头痛

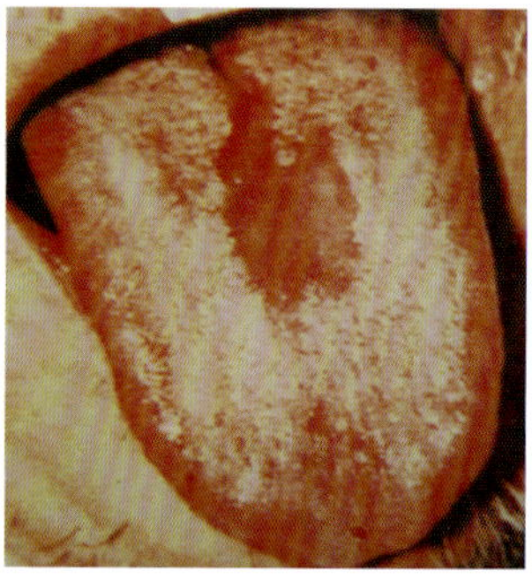

风热头痛

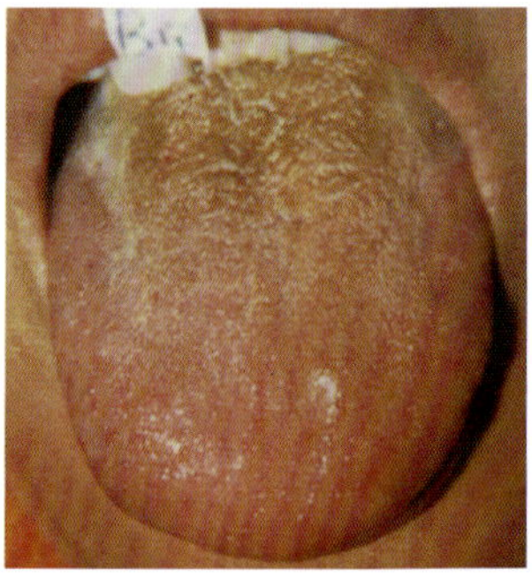

风湿头痛

（二）内伤

1. 肝阳上亢头痛

【舌象】舌质红，苔薄黄。

【主证】头痛而眩，心烦易怒，睡眠不宁，口苦，脉弦有力。

【治法】平肝潜阳止痛。

【方药】天麻钩藤饮、镇肝熄风汤。

2. 肾虚头痛

【舌象】舌质红，苔少。

【主证】头痛且空，神疲乏力，耳鸣腰痛，脉细无力。

【治法】养阴补肾止痛。

【方药】大补元煎、杞菊地黄丸、左归丸。

3. 气血亏虚头痛

【舌象】舌质淡，苔薄白。

【主证】头痛头晕，遇劳则甚，神疲乏力，面色苍白，脉细弦无力。

【治法】补气养血止痛。

【方药】八珍汤、人参养荣汤。

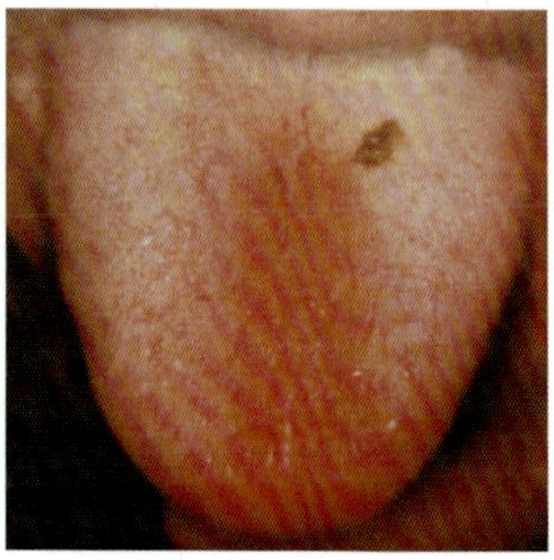

肝阳上亢头痛

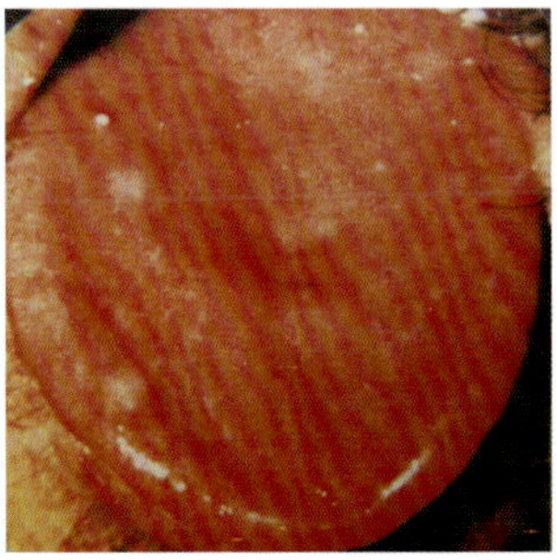

肾虚头痛

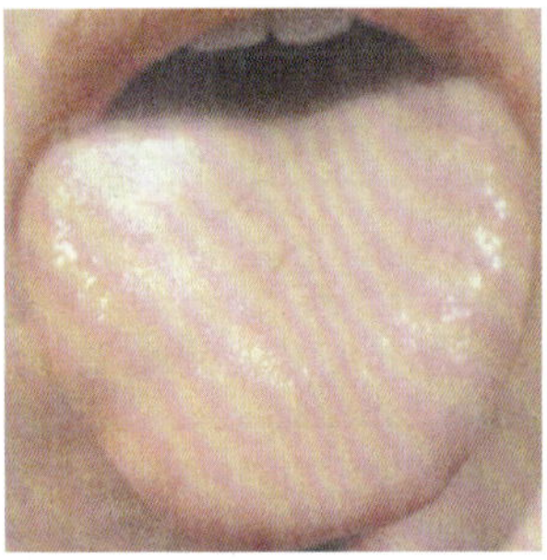

气血亏虚头痛

三十四、眩晕

眩晕以症状为病名，诊断不难，在病因、病机方面，着重三个方面：无风不作眩、无虚不作眩、无痰不作眩。治疗方面抓住重点，自可迎刃而解。

（一）肝阳上亢

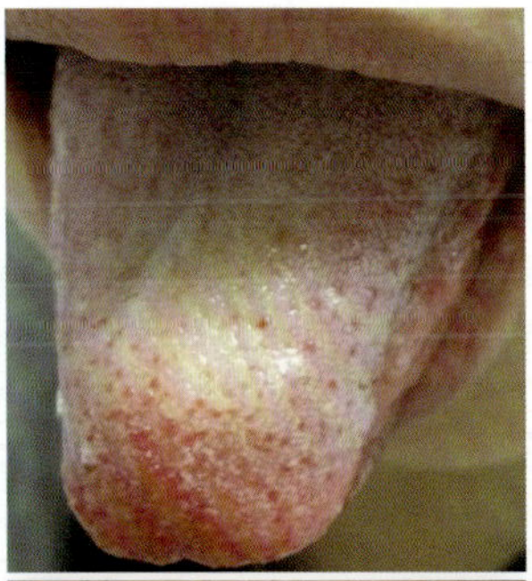

【舌象】舌质红，苔黄。

【主证】眩晕耳鸣，头痛且胀，急躁易怒，少寐多梦，口苦，脉弦。

【治法】平肝潜阳，清火熄风。

【方药】天麻钩藤饮、当归芦荟丸、羚角钩藤汤、大定风珠、杞菊地黄丸、丹栀逍遥散。

（二）气血亏虚

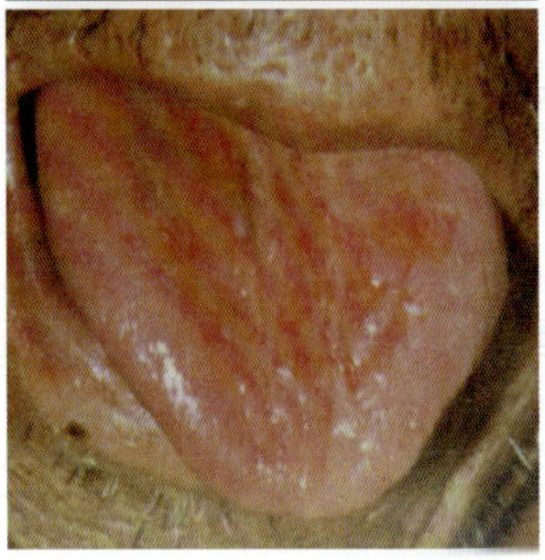

【舌象】舌质淡，苔白。

【主证】眩晕动则加剧，劳累即发，面色苍白，唇甲不华，脉细弱。

【治法】补气养血定眩。

【方药】独参汤、当归补血汤、归脾汤、补中益气汤。

（三）肾精不足

1. 偏阳虚者

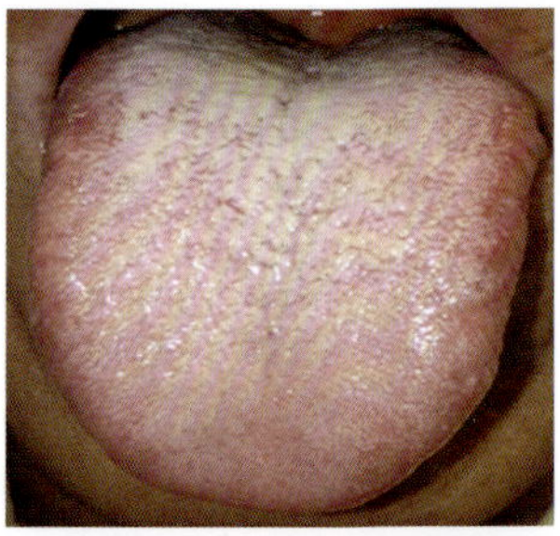

【舌象】舌质淡，苔白滑。

【主证】眩晕神疲，腰膝酸软，耳鸣，四肢不温，脉沉细。

【治法】温肾壮阳止眩。

【方药】右归丸、附桂八味丸。

2. 偏阴虚者

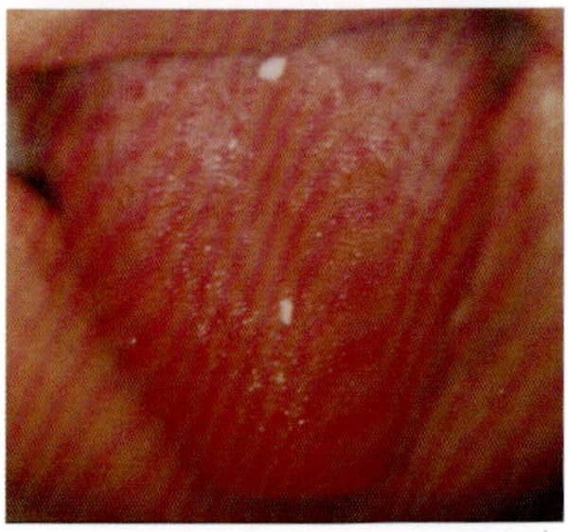

【舌象】舌质红，苔少。

【主证】眩晕神疲，腰膝酸软，耳鸣，五心烦热，脉弦细。

【治法】补肾滋阴止眩。

【方药】左归丸、六味地黄丸。

（四）痰浊中阻

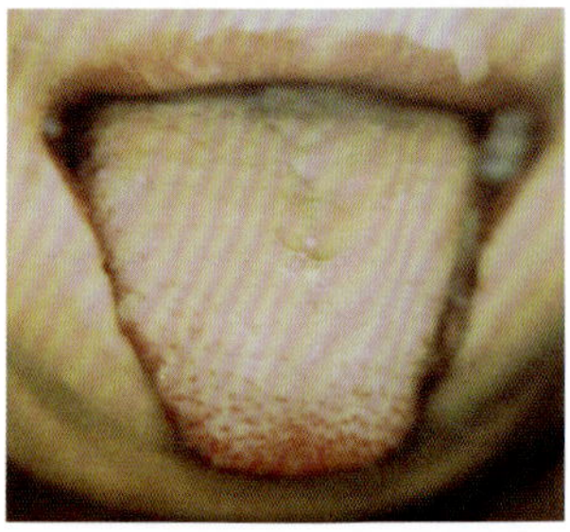

【舌象】舌苔白腻。

【主证】眩晕，头重似裹，脉濡滑。

【治法】健脾和胃，祛湿化痰。

【方药】半夏白术天麻汤、胃苓汤、陈夏六君子汤、二陈汤。

（五）风寒湿困

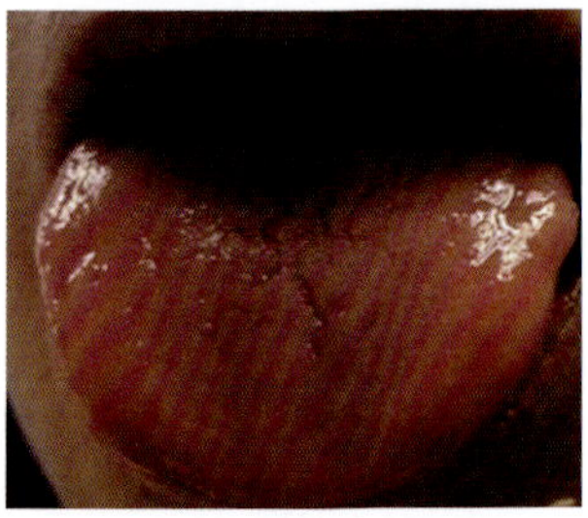

【舌象】舌质淡，苔白滑。

【主证】眩晕，头重似裹，伴周身困重，或恶寒，脉濡。

【治法】辛温解表，芳香化湿。

【方药】羌活胜湿汤、藿香正气散、藿朴夏苓汤。

三十五、脑卒中（中风）

脑卒中（中风）是指卒然昏倒，不省人事，伴有半身不遂，口眼㖞斜，语言不利，或仅以㖞僻不遂为主证。以中邪浅深、病情轻重而分为中经络、中脏腑。其病因病机归纳起来共有六种：虚、火、风、痰、气、血。脑卒中属于本虚标实之证，肝肾阴虚为其根本。中经络，病位较轻，一般无神志改变；中脏腑，病位较深，常神志不清包含急性脑血管病和面神经麻痹。

（一）中经络

1. 络脉空虚，风邪直入

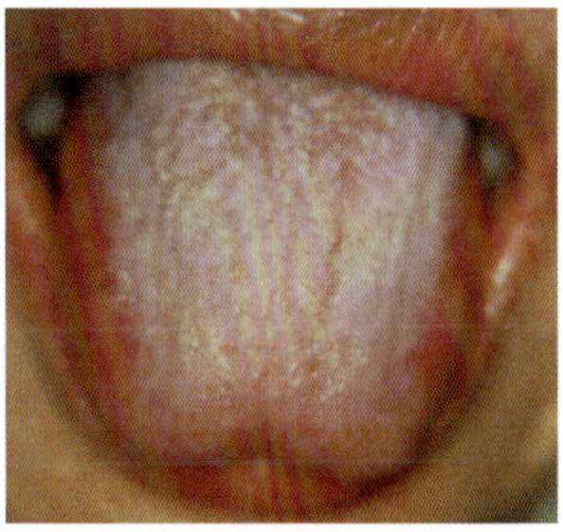

【舌象】舌质淡，苔薄白。

【主证】突然口眼㖞斜，语言不利，口角流涎，甚则半身不遂，兼见恶寒发热，关节酸痛，脉浮。

【治法】祛风通络，养血和营。

【方药】大秦艽汤加减、牵正散。

2. 肝肾阴虚，风阳上扰

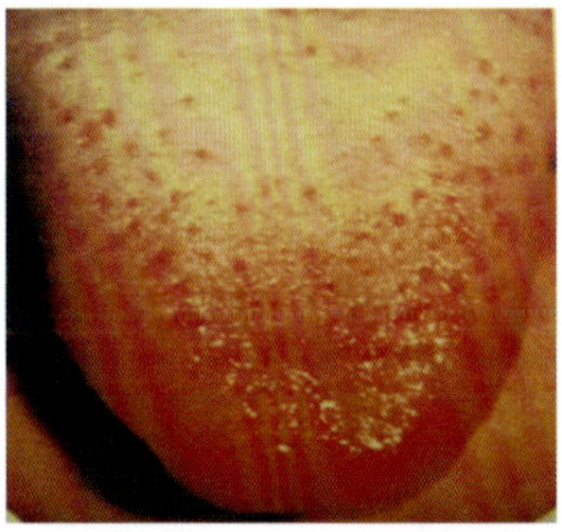

【舌象】舌质红，苔黄。

【主证】突然口眼㖞斜，舌强语謇，甚则半身不遂，且平素已有头晕、少寐多梦、腰酸膝软等症状。

【治法】滋阴，潜阳，通络。

【方药】知柏地黄丸、镇肝熄风汤。

（二）中脏腑

1. 闭证

【主证】突然昏仆，不省人事；牙关紧闭，口噤不开；两手紧握，肢体强痉。

（1）阳闭。

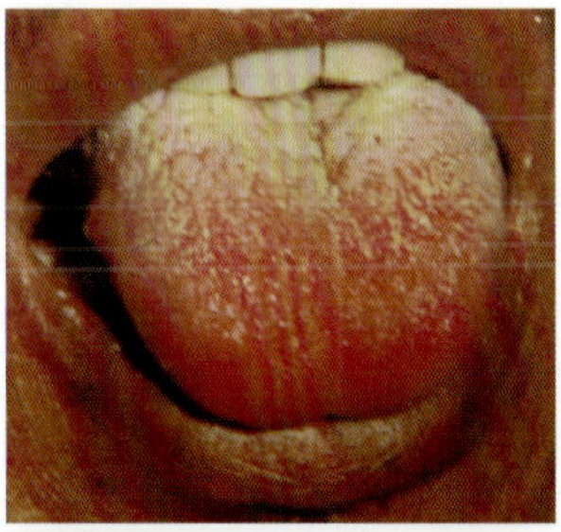

【舌象】舌质红，苔黄腻。

【主证】闭证主证，兼见痰热证候（面赤身热，口臭便秘，烦躁不安），脉滑数。

【治法】清肝熄风，辛凉开窍。

【方药】安宫牛黄丸、羚羊角汤。选择鼻饲。

（2）阴闭。

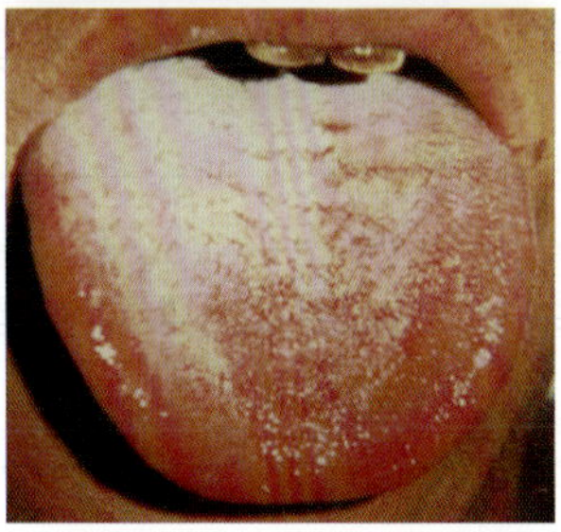

【舌象】舌苔白腻。

【主证】闭证主证，兼见寒痰证候（面白唇暗，四肢不温，痰涎壅盛，静卧不烦），脉滑缓。

【治法】祛痰熄风，辛温开窍。

【方药】苏合香丸、涤痰汤。选择鼻饲。

2. **脱证**

【舌象】舌痿。

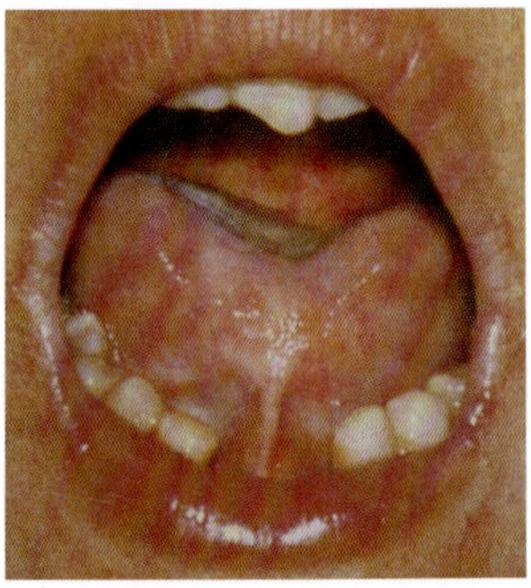

【主证】突然昏仆，不省人事，目合口开，鼻鼾息微，手撒肢冷，汗多不止，二便自遗，脉微欲绝。属休克症状，病情危重。

【治法】益气回阳，扶正固脱。

【方药】苏合香丸、安宫牛黄丸、参附汤、四逆汤、地黄饮子。

（三）脑卒中后遗症

脑卒中病常见后遗症是半身不遂、语言不利、口眼㖞斜，三者治疗法则可以相互通用，根据不同舌象来区分证型、治则。

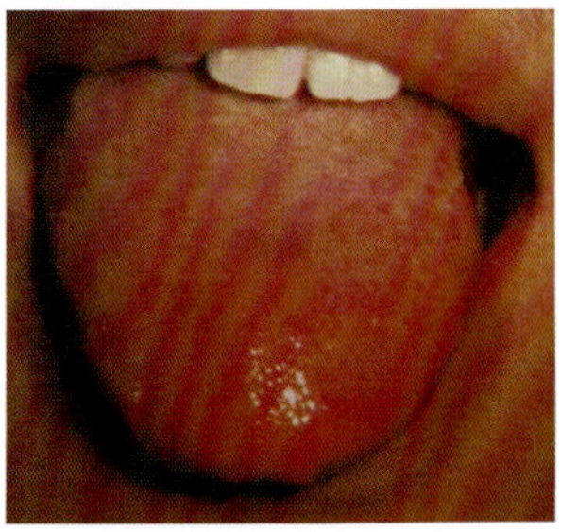

【舌象】舌质红。

【证型】肝阳上亢。

【治法】平肝潜阳，熄风通络。

【方药】镇肝熄风汤、天麻钩藤饮、牵正散。

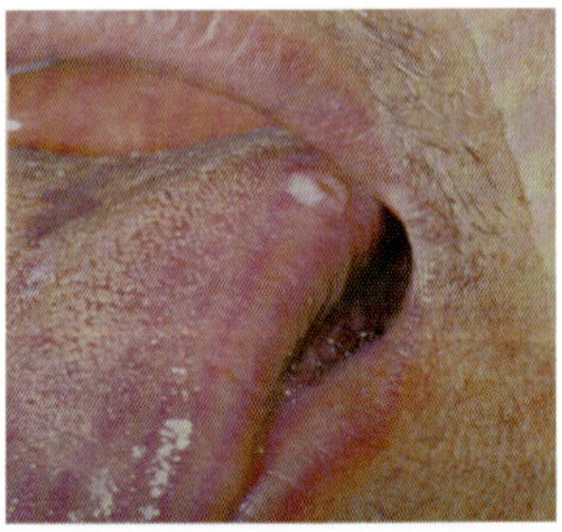

【舌象】舌歪。

【证型】风痰阻络。

【治法】熄风化痰通络。

【方药】牵正散。

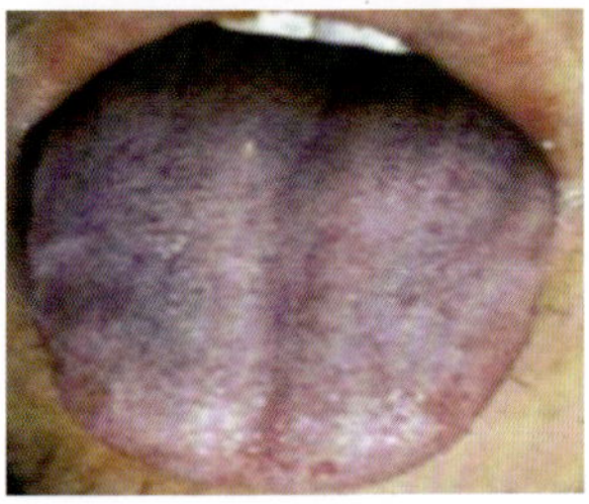

【舌象】舌质紫瘀斑。

【证型】脉络瘀阻。

【治法】益气活血通络。

【方药】通窍活血汤、补阳还五汤。

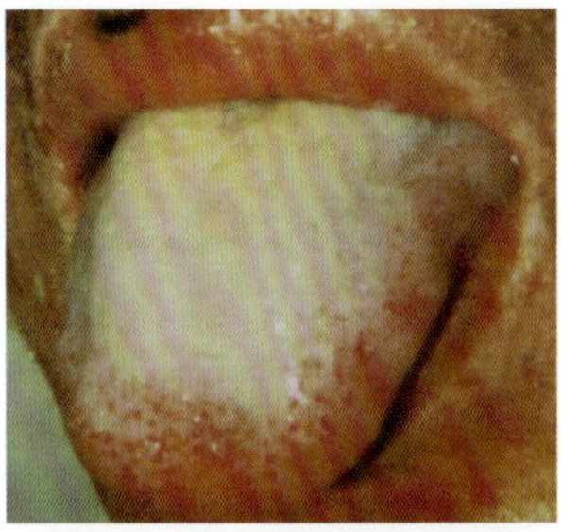

【舌象】舌苔白腻。

【证型】风痰阻络。

【治法】祛风除痰通络。

【方药】羌活胜湿汤、涤痰汤、牵正散。

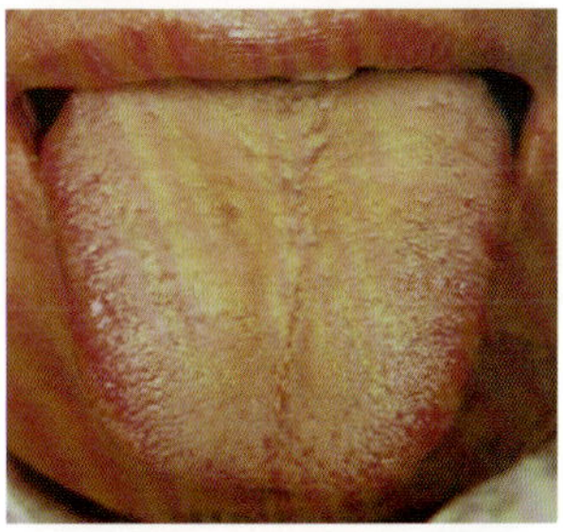

【舌象】舌苔黄腻。

【证型】风痰阻络夹热。

【治法】祛风除痰，清热通络。

【方药】礞石滚痰丸，涤痰汤，牵正散加黄芩、山栀子、川贝母等。

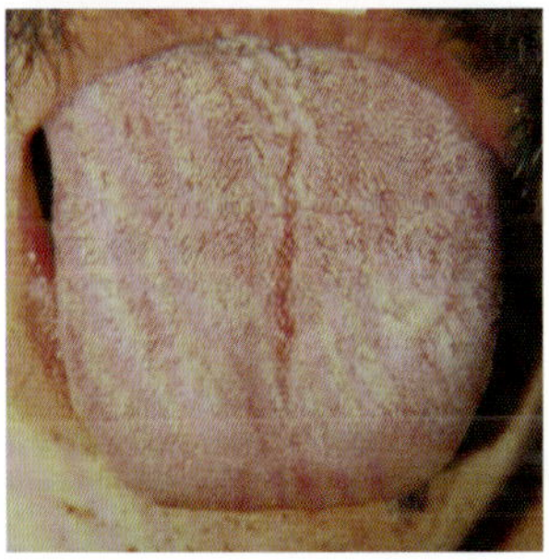

【舌象】舌质紫瘀斑。

【证型】气虚血瘀。

【治法】益气活血通络。

【方药】补阳还五汤、大小活络丹、虎潜丸、牵正散。

三十六、不寐（失眠）

不寐，也就是失眠，是指入睡困难、睡眠中间易醒及早醒，甚至彻夜不眠。不寐以虚者为多，治疗上应以补虚泻实、调和阴阳为原则。应着重在内脏的调治，其中尤重脾胃的调节，所以《素问·逆调论篇》中早有“胃不和则卧不安”的说法。

（一）实证

1. 胃气不和

【舌象】舌质淡，苔白腻。

【主证】夜难入睡，脘腹胀闷，嗳气呕恶，食纳减少。

【治法】健脾和胃。

【方药】陈夏六君子汤、平胃散、保和丸。

2. 肝郁化火

【舌象】舌质红，苔黄。

【主证】失眠，烦躁易怒，口干口苦，脉弦数。

【治法】疏肝，清热，安神。

【方药】龙胆泻肝汤合酸枣仁汤、丹栀逍遥散。

3. 痰热内扰

【舌象】舌质红，苔腻而黄。

【主证】失眠头重，痰多胸闷，心烦口苦，脉滑数。

【治法】清热，化痰，安神。

【方药】安宫牛黄丸、温胆汤、礞石滚痰丸、大承气汤合二陈汤。

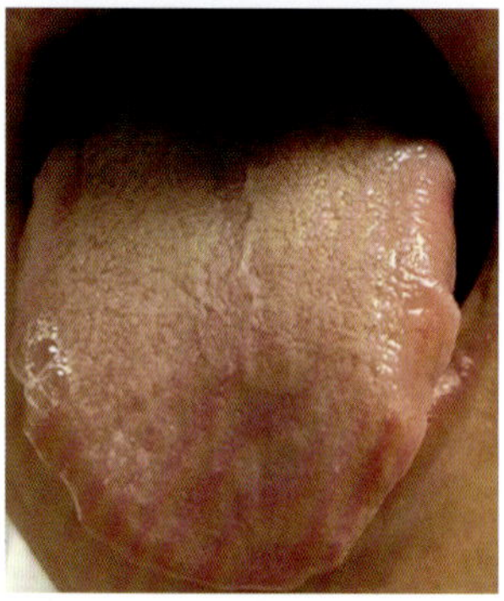

胃气不和

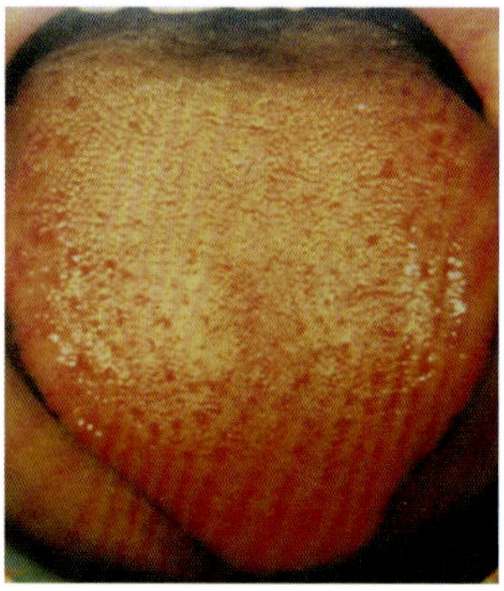

肝郁化火

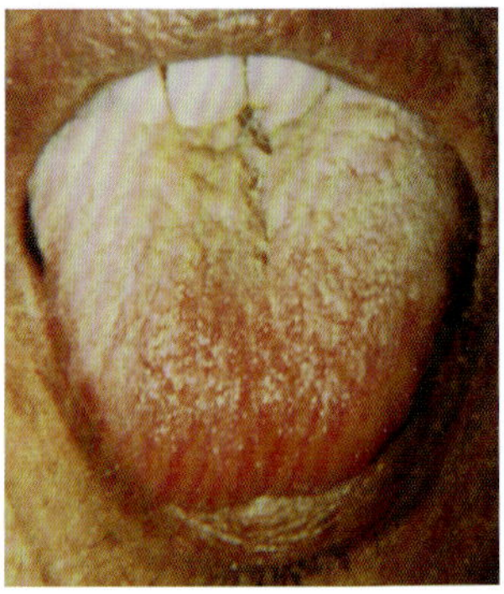

痰热内扰

（二）虚证

1. 阴虚火旺

【舌象】舌质红，苔少。

【主证】心烦不寐，心悸不安，腰酸梦遗，口干少津，脉细数。

【治法】滋阴，清心，安神。

【方药】酸枣仁汤、麦味地黄丸、天王补心丹、朱砂安神丸、柏子养心丸。

2. 心脾两虚

【舌象】舌质淡，苔薄。

【主证】多梦易醒，心悸健忘，肢倦神疲，面色少华，脉细弱。

【治法】补养心脾。

【方药】归脾汤、养心汤、十全大补汤。

3. 心胆气虚

【舌象】舌质淡，苔白。

【主证】失眠多梦，易惊醒，胆怯心悸，遇事善惊，小便清长，脉弦细。

【治法】益气镇惊，安神定志。

【方药】温胆汤、安神定志丸、酸枣仁汤、归脾汤、甘麦大枣汤、朱砂安神丸。

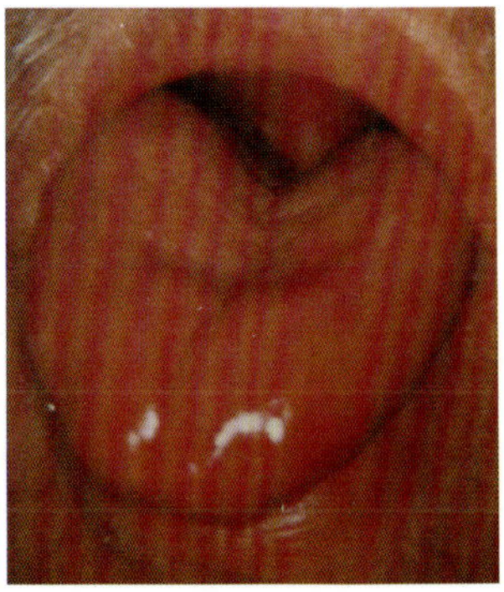
阴虚火旺

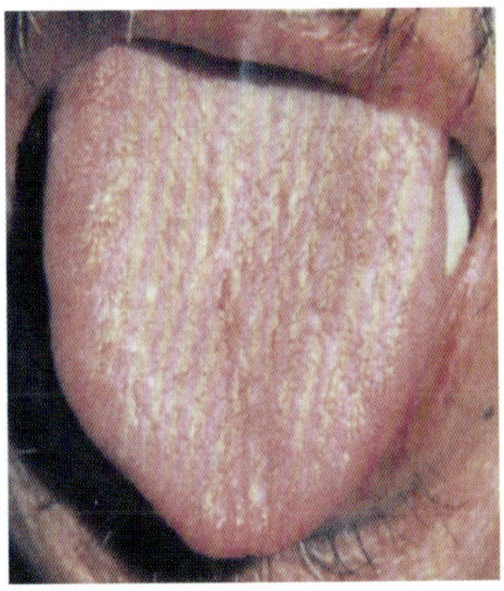
心脾两虚

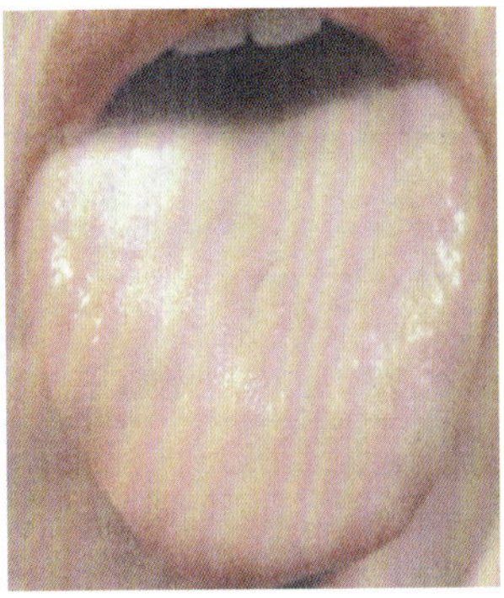
心胆气虚

三十七、郁证

郁证是由于情志不舒、气机郁滞所引起的一类病证。主要表现为心情抑郁，情绪波动，胁肋疼痛，或哭笑无常，以及咽中如有异物、失眠等多种复杂症状。相当于忧郁证、焦虑证、慢性咽炎等。

郁证有六郁：气郁、血郁、痰郁、湿郁、热郁、食郁。也可分为虚实两类，初起以实为主，以气郁为先，治疗以疏肝理气为主，正如《证治汇补·郁证》中所说“郁病虽多，皆因气不周流，法当顺气为先”，再依其病情分别配以活血、化痰、祛湿、清热、消食之剂。久病必虚，治疗以益气养血、滋阴扶正为主。不论虚实，舒通气机仍为郁证总的治则。

（一）实证

1. 肝气郁结

【舌象】舌质红，苔薄腻。

【主证】精神抑郁，情绪不宁，善太息，胸胁胀痛，脉弦。

【治法】疏肝，理气，解郁。

【方药】柴胡疏肝散、逍遥散。

2. 气郁化火

【舌象】舌质红，苔黄。

【主证】急躁易怒，胸闷胁胀，口干而苦，目赤便秘，脉弦数。

【治法】清肝泻火，和胃解郁。

【方药】丹栀逍遥散、龙胆泻肝汤、四逆散合左金丸。

3. 气滞痰郁

【舌象】舌苔白腻。

【主证】梅核气，咽中如有物梗阻，脉弦滑。相当于慢性咽炎。

【治法】化痰，理气，解郁。

【方药】半夏厚朴汤、温胆汤、四磨饮合二陈汤、四逆散。

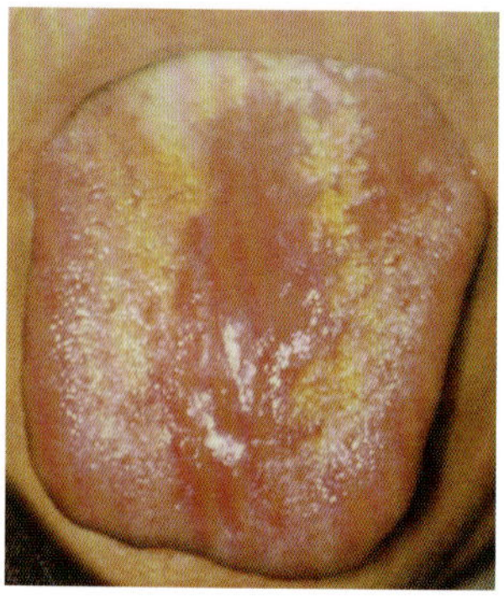

肝气郁结

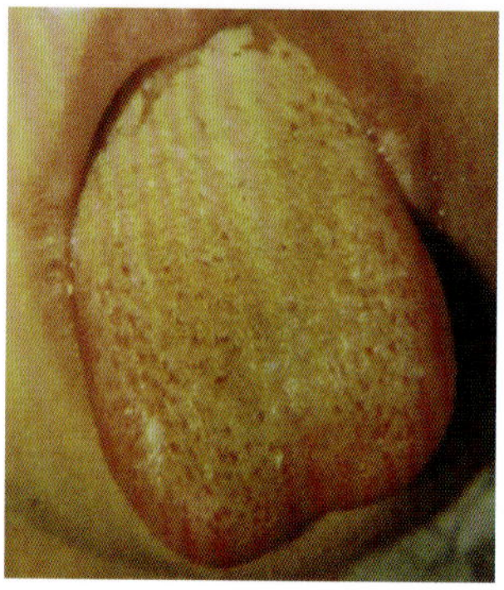

气郁化火

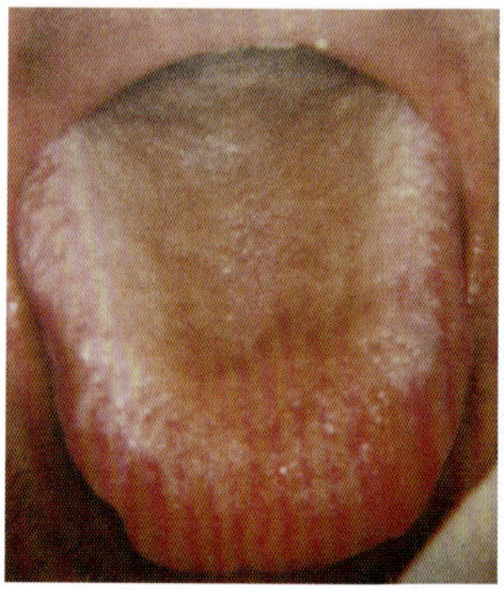

气滞痰郁

（二）虚证

1. 忧郁伤神

【舌象】舌质淡，苔薄白。

【主证】精神恍惚，心神不宁，悲忧善哭，脉弦细。

【治法】养心安神。

【方药】甘麦大枣汤、酸枣仁汤合温胆汤。

2. 心脾两虚

【舌象】舌质淡，苔白。

【主证】多思善虑，心悸胆怯，头晕，面色无华，神疲乏力，食欲不振，脉细弱。

【治法】健脾，养心，安神。

【方药】归脾汤、八珍汤合酸枣仁汤。

3. 阴虚火旺

【舌象】舌质红，苔少。

【主证】眩晕，心悸，少寐，心烦易怒，腰酸，或男子遗精、女子月经不调，脉弦细而数。

【治法】滋阴清热，镇心安神。

【方药】滋水清肝饮、麦味地黄丸。

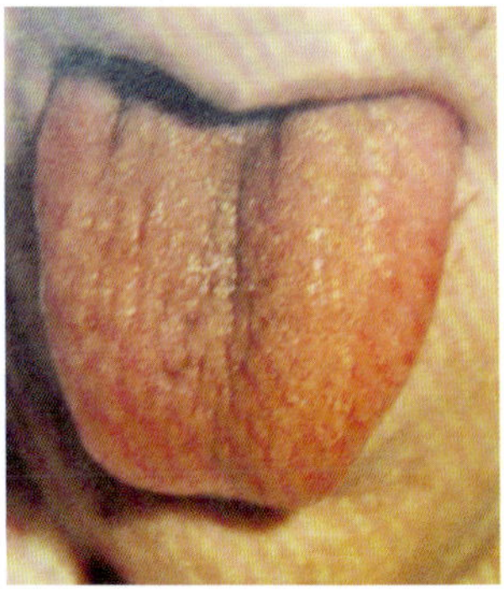

忧郁伤神

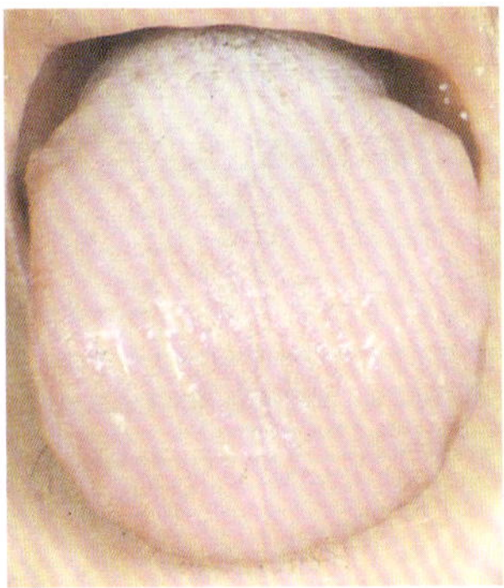

心脾两虚

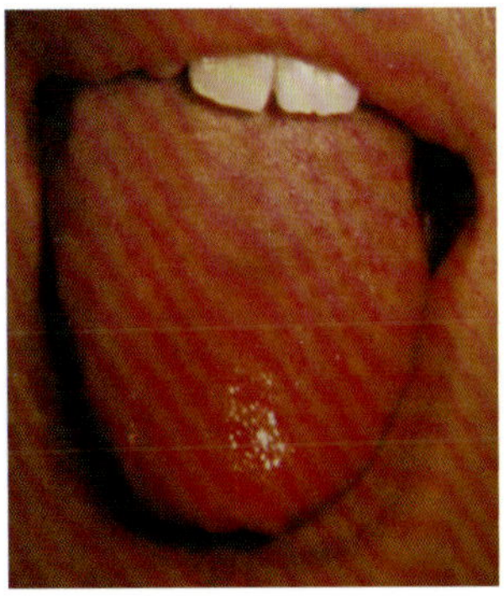

阴虚火旺

三十八、癫狂

癫与狂都是精神异常的疾病，癫证表现为沉默痴呆、语无伦次、静而多喜。狂证表现为喧扰不宁、暴躁多怒，甚至打人骂人。本病多见于青壮年。

癫狂证多因阴阳失调、七情内伤、痰气上扰、气血凝滞所致，其病位在肝、胆、心、脾。证初起多属实证，治宜疏肝理气，清热涤痰，安神定志。病久则正气渐衰，治宜健脾益气，滋阴养血，如兼有瘀血，则佐以活血化瘀。

（一）癫

痰气郁结

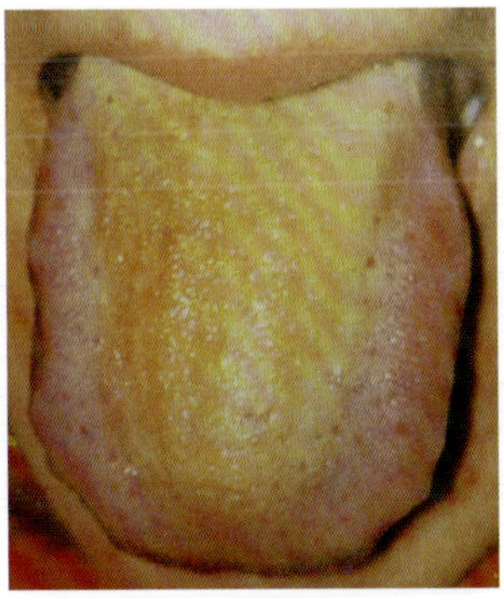

【舌象】舌苔腻。

【主证】精神抑郁，表情淡漠，神志痴呆，语无伦次，喃喃独语，喜怒无常，脉弦滑。

【治法】理气解郁，化痰开窍。

【方药】顺气导痰汤、苏合香丸、至宝丹、温胆汤。

（二）狂

1. 痰火上扰

【舌象】舌质红绛，苔黄腻。

【主证】性情急变，两目怒视，突然狂乱无知，骂人毁物，不食不眠，脉弦大滑数。

【治法】涤痰泻火，镇肝定志。

【方药】生铁落饮、礞石滚痰丸、承气汤类、白虎汤，重用大黄，石膏 30～150 克。

2. 心脾两虚

【舌象】舌质淡，苔薄白。

【主证】神志恍惚，魂梦颠倒，善悲喜哭，肢体困乏，不思饮食，脉细无力。

【治法】健脾益气，养心安神。

【方药】养心汤、归脾汤合酸枣仁汤、温胆汤。

3. 肝肾阴虚

【舌象】舌质红，苔少。

【主证】癫狂日久，腰酸头晕，体瘦面红，大便秘结，脉细数。

【治法】滋补肝肾，安神定志。

【方药】左归丸加减、麦味地黄丸、天王补心丹。

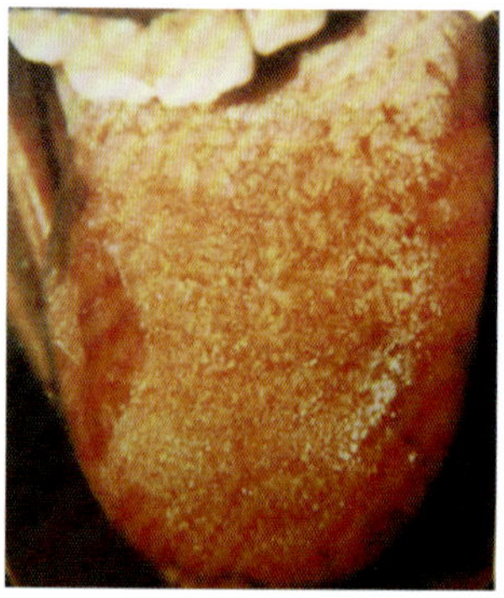

痰火上扰

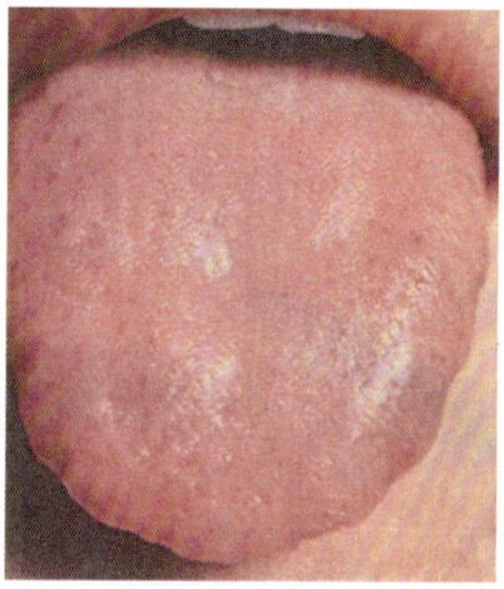

心脾两虚

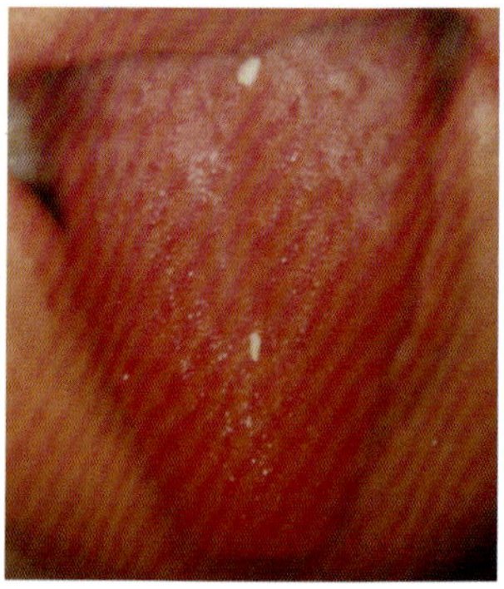

肝肾阴虚

三十九、厥证

厥证是指突然昏倒，不省人事，并伴有四肢逆冷为主证的疾病，也就是指不同原因所致的短暂性昏迷。本病发作时没有口吐白沫，两目上翻，四肢抽搐，或口中有猪羊叫声，此特征可与痫病相鉴别；本病发作后一般会在短时间内逐渐苏醒，醒后无偏瘫、失语、口眼㖞斜等后遗症，此特征可与脑卒中相鉴别。

气、血、痰、食是临床较为多见的几种厥证。气厥是由于情志变化过急，导致气机逆乱而发。血厥是由于暴怒触动肝阳，导致血随气逆而发。痰厥是由于脾虚聚湿生痰，导致痰随气升而发。食厥是由于饮食积滞内停，导致气机受阻而发。

（一）气厥

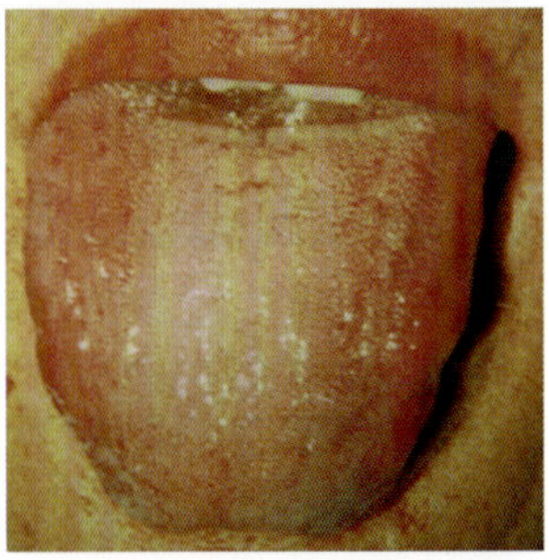

1. 实证

【舌象】舌苔薄白。

【主证】厥证主证，兼口噤拳握，呼吸气粗，脉沉弦。

【治法】顺气开郁通闭。

【方药】五磨饮子、逍遥散、导痰汤。

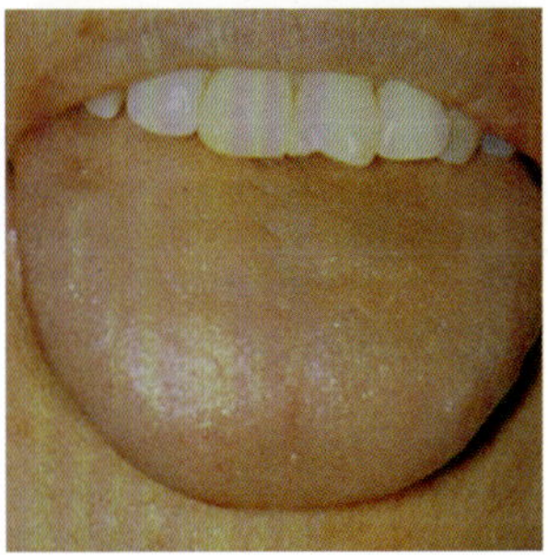

2. 虚证

【舌象】舌质淡，苔白。

【主证】厥证主证，兼见面色苍白，肌肤湿冷，呼吸微弱，脉沉微。

【治法】补气回阳救逆。

【方药】参附汤、四逆汤、四味回阳饮。

（二）血厥

1. 实证

【舌象】舌质红，苔少。

【主证】厥证主证，兼见牙关紧闭，面赤唇紫，脉沉弦。

【治法】顺气，活血，通窍。

【方药】通瘀煎、通窍活血汤。

2. 虚证

【舌象】舌质淡，苔白。

【主证】厥证主证，兼见口唇无华，自汗肢冷，脉芤或细数无力。

【治法】补养气血救逆。

【方药】先用独参汤救急，再用人参养荣汤。

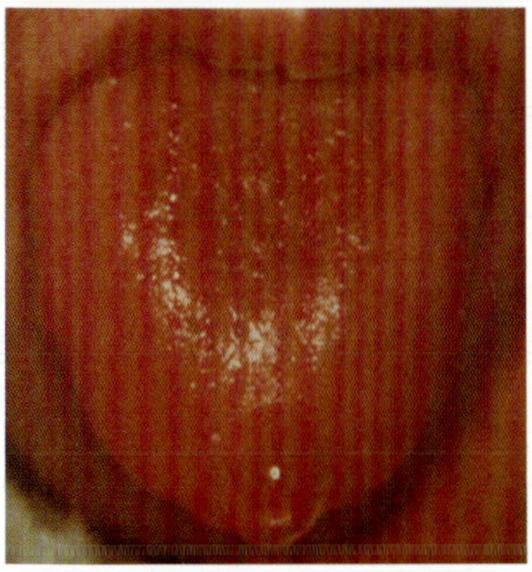

实证

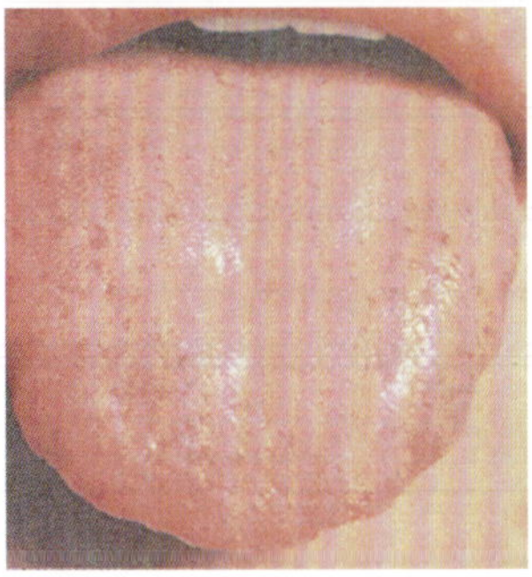

虚证

（三）痰厥

【舌象】舌苔白腻。如挟热，苔黄腻。

【主证】厥证主证，兼见喉有痰声，或呕吐涎沫。

【治法】行气豁痰开窍。

【方药】礞石滚痰丸、承气汤类，重用大黄 30～100 克。

（四）食厥

【舌象】舌苔厚腻。

【主证】厥证主证，暴饮过食后，脘腹胀满，脉滑实。

【治法】和中理气消导。

【方药】神术散合保和丸、小承气汤。

（五）暑厥

【舌象】舌质红而干。

【主证】发于暑季，多见于烈日之下，或高温劳作，突然昏厥，伴见头晕、头痛、面红胸闷，脉滑数。

【治法】辛凉清暑。

【方药】竹叶石膏汤、绿豆糖水。

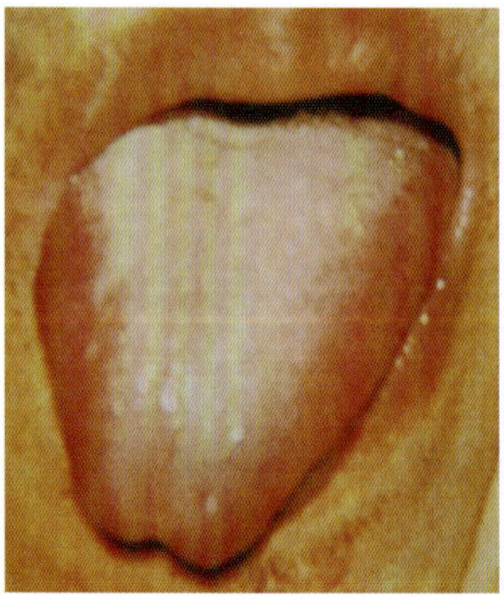

痰厥

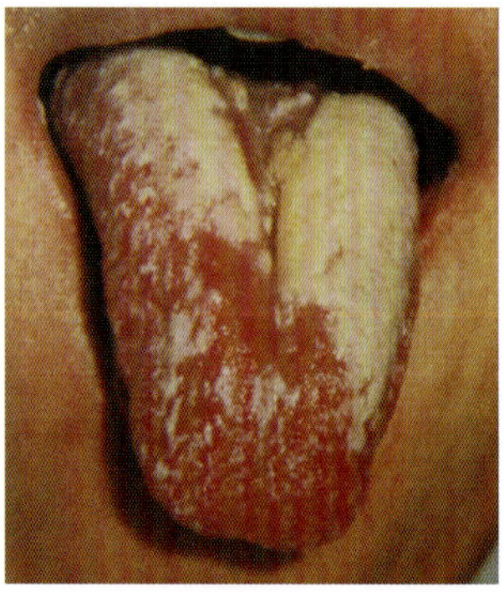

食厥

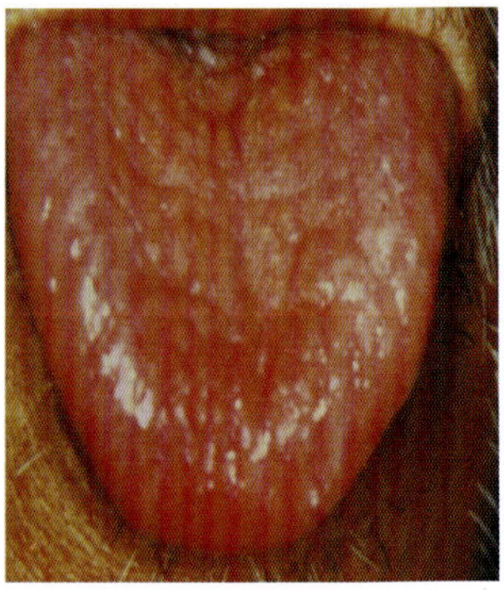

暑厥

四十、痉证

痉证是指以项背强急、四肢抽搐，甚至角弓反张为主证的疾病。相当于各种原因引起的热性惊厥和某些中枢神经系统病变，如脑膜炎、脑脓肿，以及脑血管疾病等，也包含了破伤风病。其发病原因，可分为外感和内伤两个方面。

（一）外感

1. 邪壅经络

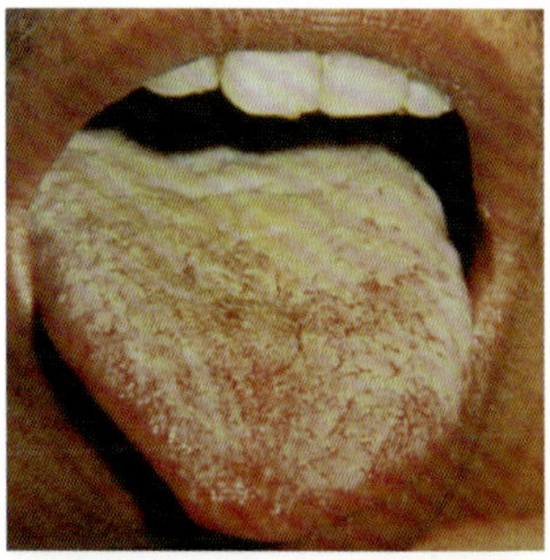

【舌象】舌苔白腻。

【主证】痉之主证，兼见头痛，恶寒发热，肢体酸重，脉浮紧。常见于破伤风病。

【治法】祛风散寒，和营燥湿。

【方药】羌活胜湿汤、桂枝加葛根汤、瓜蒌桂枝汤、牵正散、玉真散。

2. 热甚发痉

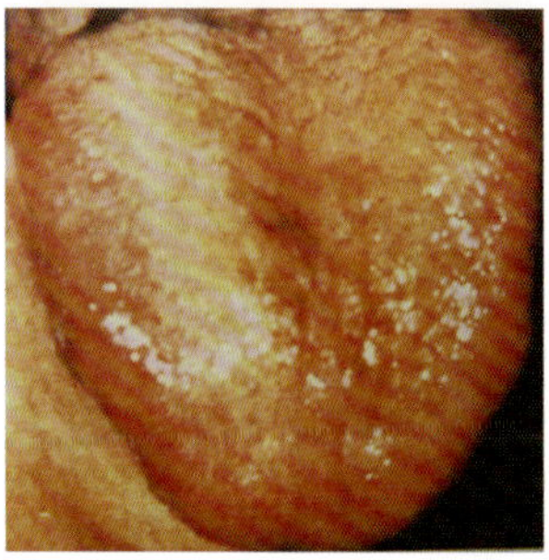

【舌象】舌质红，苔黄腻。

【主证】痉之主证，兼见发热胸闷，腹胀便秘，脉弦数。

【治法】泄热存津，养阴熄风。

【方药】安宫牛黄丸、紫雪丹、增液承气汤、羚角钩藤汤。

（二）内伤

气血亏虚

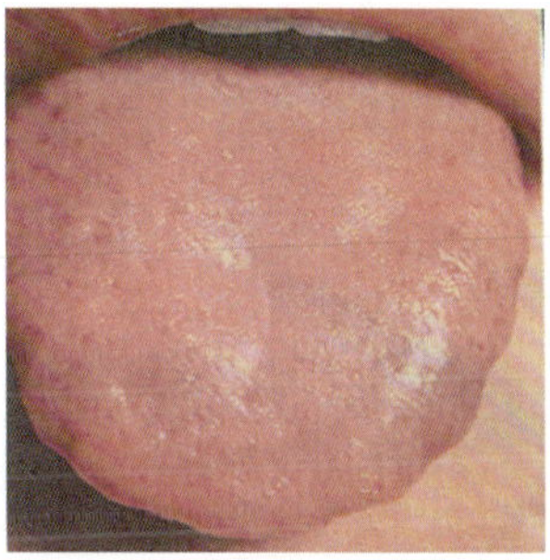

【舌象】舌质淡红，苔白。

【主证】痉之主证，兼平素气血已虚，昏眩，自汗，神疲气短，脉弦细。

【治法】气血双补。

【方药】八珍汤加减、黄芪桂枝五物汤、大定风珠、炙甘草汤。

四十一、痹证

痹证是指筋骨、肌肉、关节等处的疼痛、酸楚、重着、麻木和关节肿大、屈伸不利等症状的疾病。痹证多由于人体肌肉、筋骨、经络遭受风寒湿邪侵袭后，气血运行不畅而引起。

依据其风、寒、湿三气的偏胜，分为痛痹、行痹、着痹。痹证日久，邪留经络，蕴而化热，发为热痹。久痹可出现皮下、关节周围结节，关节变形等并发症。

（一）行痹（风痹）

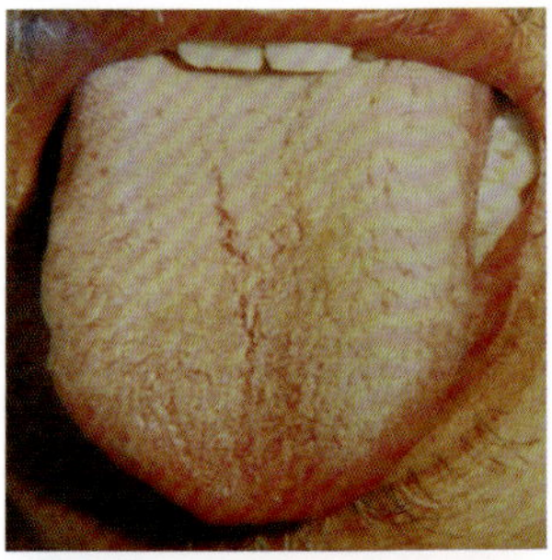

【舌象】舌苔薄白或白腻。

【主证】关节疼痛、屈伸不利，游走不定，并见恶风发热等表证，脉浮。

【治法】祛风通络，散寒除湿。

【方药】防风汤、桂枝芍药知母汤。

（二）痛痹（寒痹）

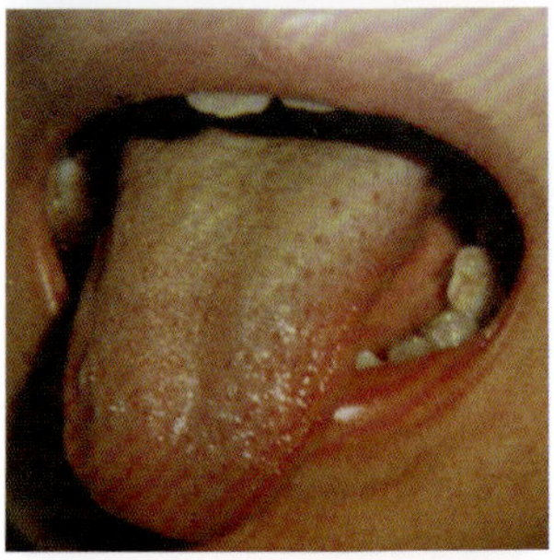

【舌象】舌苔薄白。

【主证】肢体关节疼痛较剧，痛有定处，遇寒痛剧，脉弦紧。

【治法】辛温散寒，祛风止痛。

【方药】乌头汤、大小活络丹加桂枝汤。

（三）着痹（湿痹）

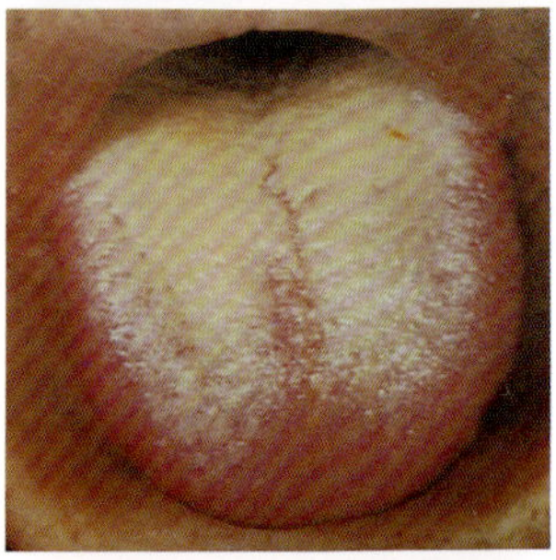

【舌象】舌苔白腻。

【主证】关节疼痛重着，或肿胀，手足沉重，活动不便，脉濡缓。

【治法】除湿通络，祛风散寒。

【方药】薏苡仁汤、蠲痹汤。

（四）热痹（化热）

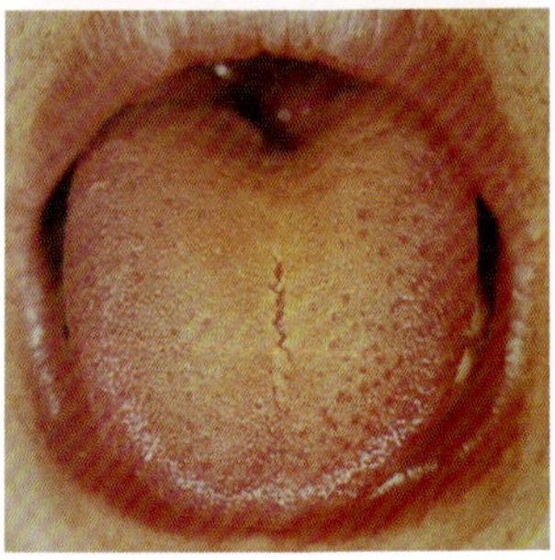

【舌象】舌苔黄燥。

【主证】关节疼痛，局部灼热红肿，痛不可触，或兼有发热、汗出恶风等全身症状，脉滑数。

【治法】清热通络，疏风除湿。

【方药】白虎加桂枝汤、四妙丸合小活络丹。

四十二、疟疾

疟疾是由于感受疟邪所致的一种病症，多发生于夏秋季节。其主要症状是寒战壮热、头痛汗出、休作有时。临床上以寒战和发热的多少、轻重分为正疟、温疟、寒疟、瘴疟和劳疟。祛邪截疟是治疗本病的基本原则。

（一）正疟

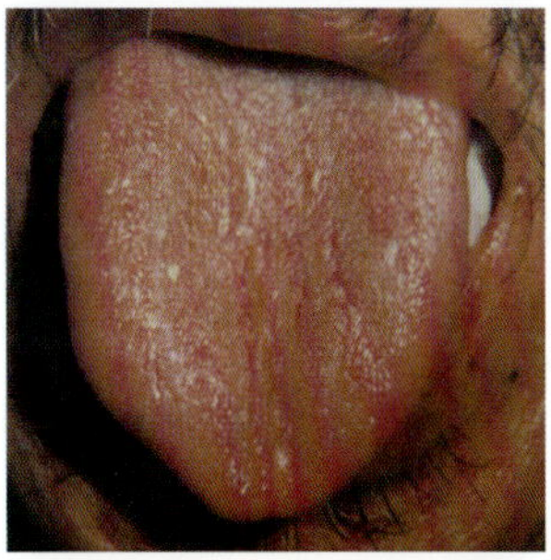

【舌象】舌质红，苔薄白或黄腻。

【主证】寒则内外皆热，头痛面赤，最后汗出热退身凉，脉弦。

【治法】和解表里，祛邪截疟。

【方药】小柴胡汤加减。

（二）温疟

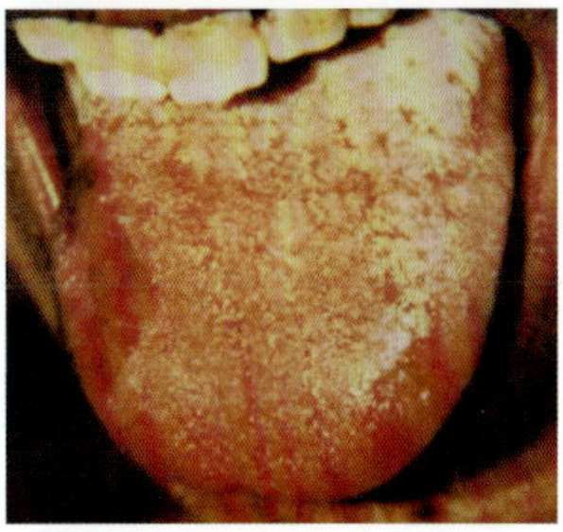

【舌象】舌质红，苔黄。

【主证】热多寒少，汗出不畅，骨节烦痛，便结尿赤，脉弦数。

【治法】清热解表，祛邪截疟。

【方药】白虎加桂枝汤、白虎加人参汤。

（三）寒疟

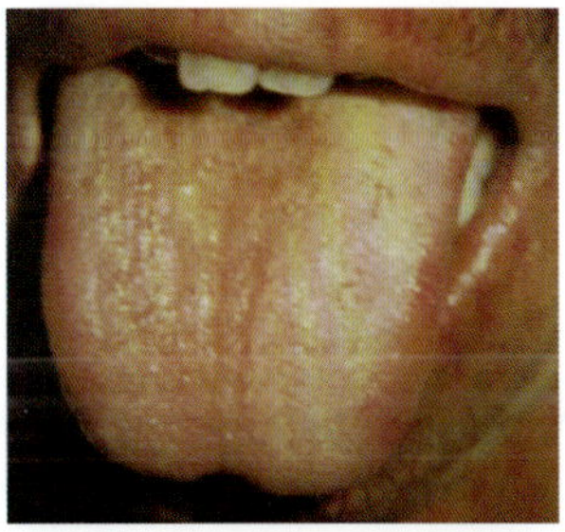

【舌象】舌苔白腻。

【主证】热少寒多，口不渴，脉弦迟。

【治法】辛温和解，祛邪截疟。

【方药】柴胡桂枝干姜汤、柴桂各半汤。

（四）瘴疟

1. 热瘴

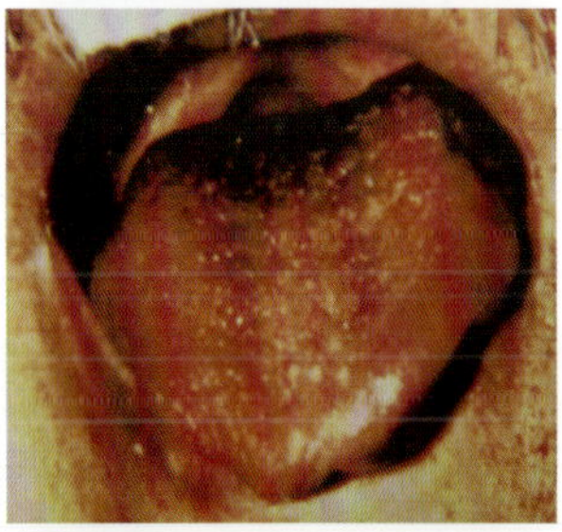

【舌象】舌质红绛或黑垢。

【主证】热甚寒微，或壮热不寒，面红目赤，大便秘结，小便短赤，甚则神昏谵语，脉洪数。

【治法】辟秽除瘴，清热保津。

【方药】清瘴汤加减、紫雪丹。

2. 冷瘴

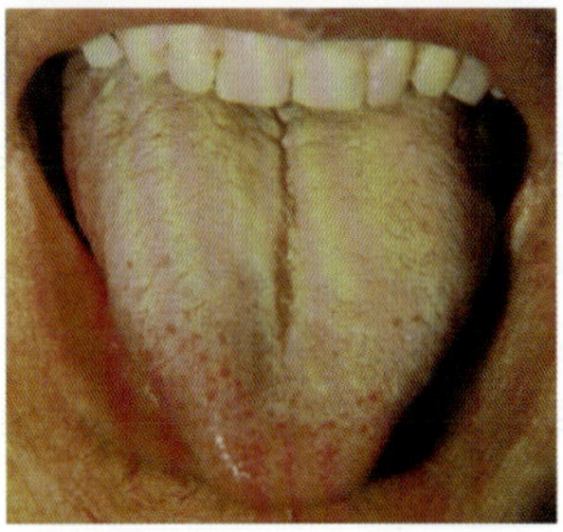

【舌象】舌苔白厚腻。

【主证】寒甚热微，或恶寒战栗，或无热，甚则神昏不语，脉弦。

【治法】芳香化浊，辟秽理气。

【方药】藿香正气散、胃苓汤合二陈汤。

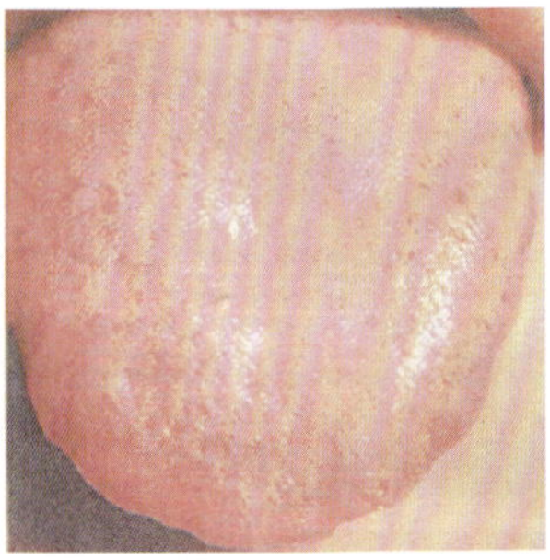

（五）劳疟

【舌象】舌质淡，苔白。

【主证】倦怠乏力，面色萎黄，形体消瘦，脉细无力。易复发疟疾。

【治法】扶养正气，调和营卫。

【方药】何人饮、鳖甲煎丸、八珍丸、十全大补汤。

四十三、虫证

虫证是指人体肠道寄生虫病。本篇以蛔虫、蛲虫、绦虫为例。本病治疗以驱虫为主，可选用西药杀虫药，杀虫效果比较直接。驱虫的同时，予以调理脾胃。

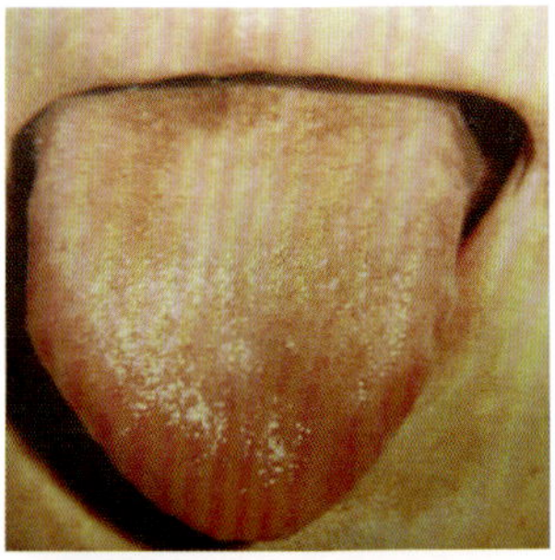

（一）蛔虫证

【舌象】舌苔白腻。

【主证】腹痛时作时止，嗜异食，面黄肌瘦，唇内有小点如粟粒状，或脸上有白色虫斑。

【治法】先西药驱虫，后理气化湿。

【方药】香砂六君子汤、参苓白术散。

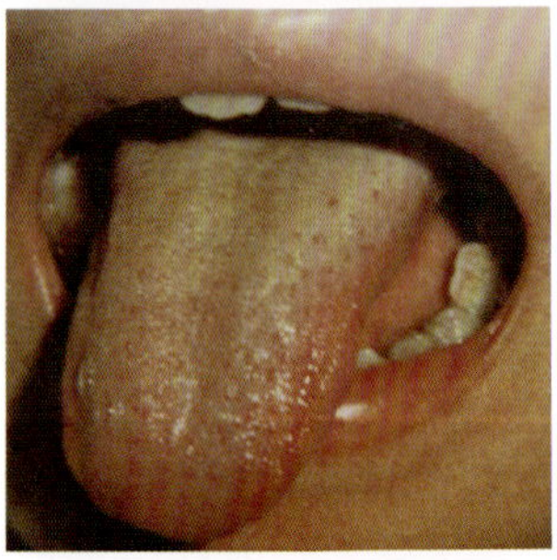

（二）蛲虫证

【舌象】舌苔白腻。

【主证】肛门发痒，夜间尤甚，可见肛门周围细小蠕动白色小虫。

【治法】先西药驱虫，后理气化湿。

【方药】香砂六君子汤、参苓白术散。

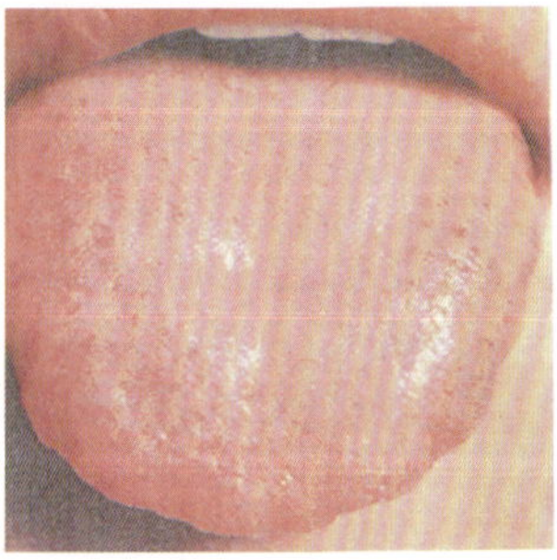

（三）绦虫证

【舌象】舌质淡，苔薄白。

【主证】粪便可发现绦虫体节片，日久则面色萎黄，形体消瘦。

【治法】先西药杀虫，后健脾养胃。

【方药】香砂六君子汤、参苓白术散。

四十四、汗证

汗证根据临床表现分为自汗、盗汗、脱汗、战汗、黄汗等。

自汗：时时汗出，动则益甚，有虚实寒热之分。

盗汗：睡中汗出，醒来即止，以虚热多见。

脱汗：大汗不止或汗出如油，肢冷息微者，病情危重。脱汗以阳虚为主。

战汗：急性热病中先发寒战而后汗出，常发于体虚之人。

黄汗：汗色发黄而染衣，多属湿热。

（一）自汗

1. 营卫不和

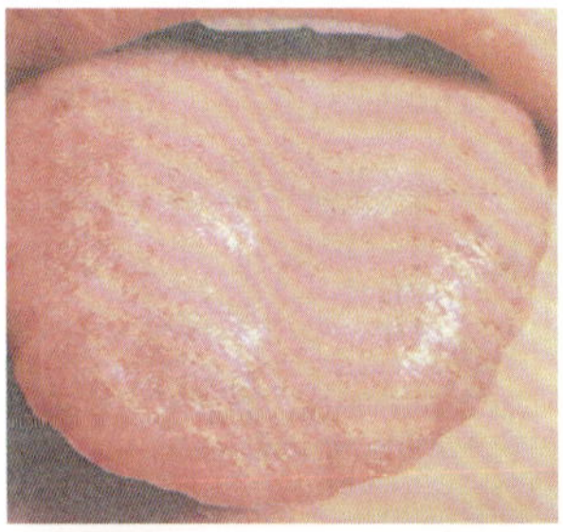

【舌象】舌苔薄白。

【主证】汗出恶风，周身酸楚，脉弦。

【治法】调和营卫。

【方药】桂枝汤、桂枝加龙骨牡蛎汤。

2. 肺气不足

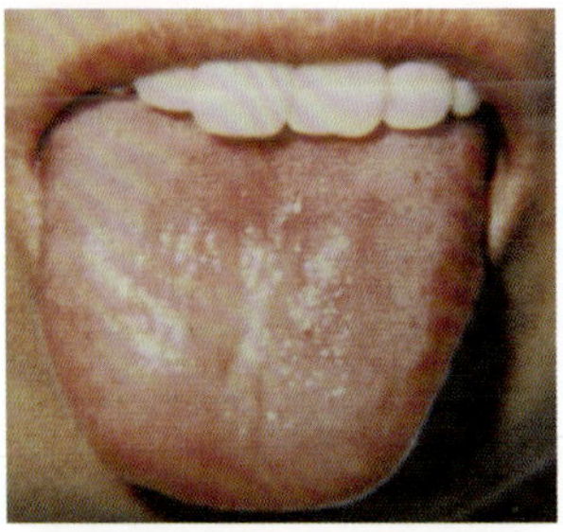

【舌象】舌质淡，苔薄白。

【主证】汗出畏寒，动则益甚，平素体弱，易感冒，面色㿠白，脉细。

【治法】益气固表。

【方药】四君子合玉屏风散、大建中汤。

3. 热淫于内

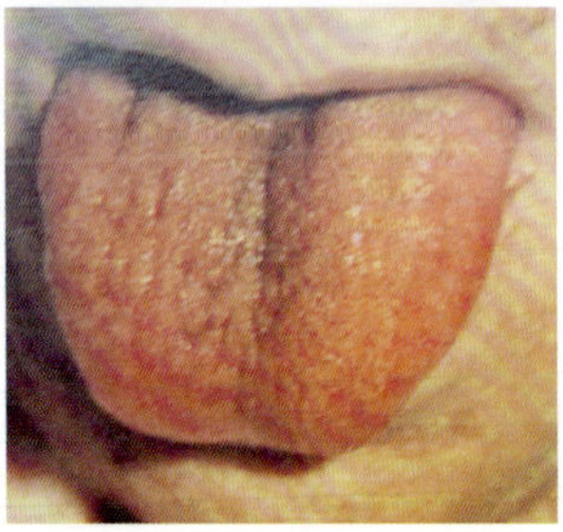

【舌象】舌质红，苔黄。

【主证】蒸蒸汗出，口渴喜冷饮，面赤烘热，烦躁不宁，大便干结，脉洪大。

【治法】清泄里热。

【方药】白虎汤、凉膈散加味。

（二）盗汗

1. 心血不足

【舌象】舌质淡，苔薄白。

【主证】盗汗主证，心悸少寐，面色无华，脉虚。

【治法】养心补血敛汗。

【方药】归脾汤，甘麦大枣汤加龙骨、牡蛎等。

2. 阴虚火旺

【舌象】舌质红，苔少。

【主证】盗汗主证，兼见潮热虚烦，形体消瘦，脉弦细数。

【治法】滋阴降火敛汗。

【方药】麦味地黄丸、当归六黄汤、八仙长寿丸。

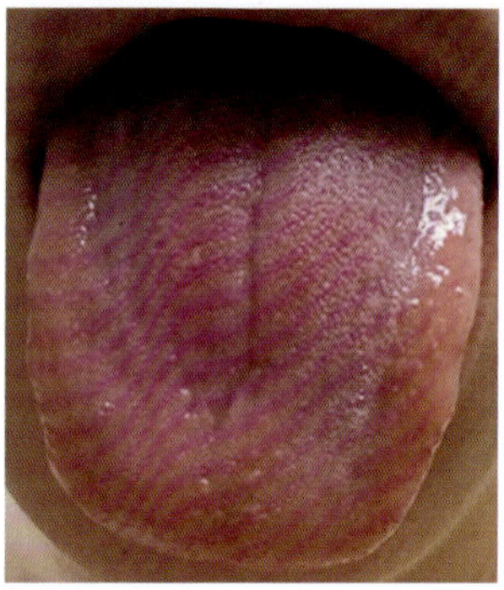

心血不足

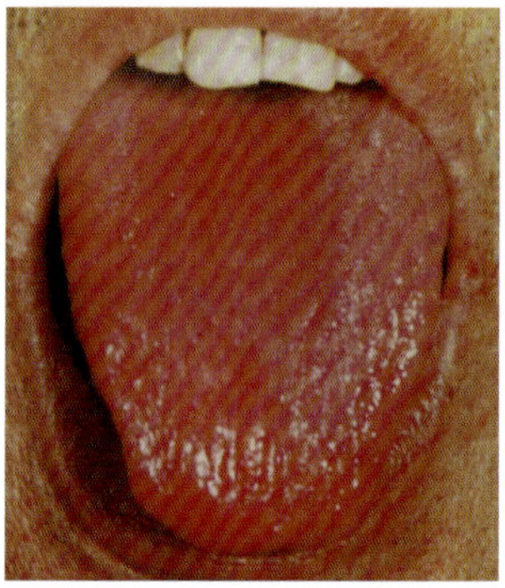

阴虚火旺

(三) 脱汗

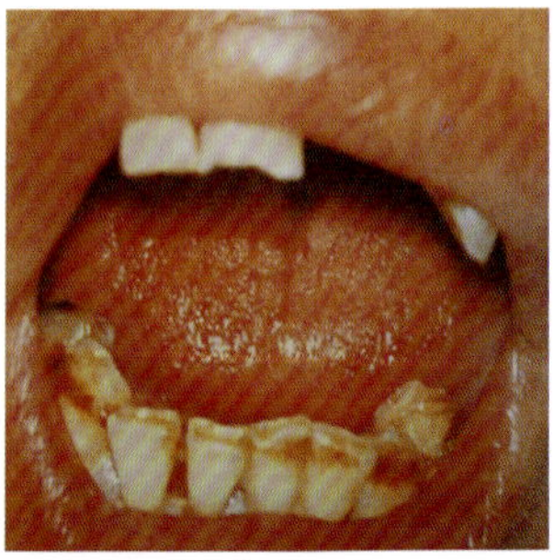

【舌象】舌卷，津少。

【主证】急病或重症患者，突然大汗不止或汗出如油，四肢厥冷，脉微欲绝或脉大无力。为休克表现。

【治法】益气回阳固脱。

【方药】独参汤、参附汤、四逆汤、生脉散、外用龙牡散。

(四) 战汗

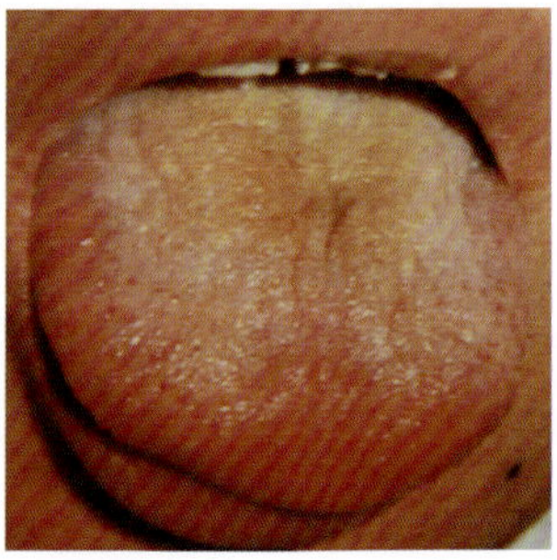

【舌象】舌质红，苔薄黄。

【主证】急性热病，先发寒战而后汗出，脉浮数。多见于胆道感染、泌尿系感染疾病。

【治法】扶正清热祛邪。

【方药】独参汤、凉膈散、柴胡清燥汤、蒿芩清胆汤。

（五）黄汗

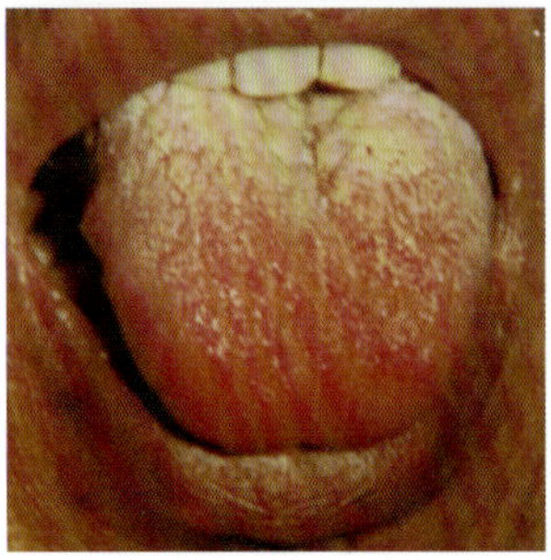

【舌象】舌质红，苔黄腻。

【主证】汗色发黄而染衣，口中黏苦，脉弦滑。

【治法】清热利湿。

【方药】茵陈五苓散、麻黄连轺赤小豆汤、茵陈蒿汤合四逆散。

四十五、痫证

痫证是指突然昏倒，口吐涎沫，两目上视，四肢抽搐，或口中发出猪羊叫声，醒后如常人为主证的疾病。

本病形成以痰邪作祟最为重要。频繁发作时，以治标为主，宜健脾祛痰顺气；病情稳定阶段，以治本为重，宜健脾益肾化痰。

（一）肝风痰浊

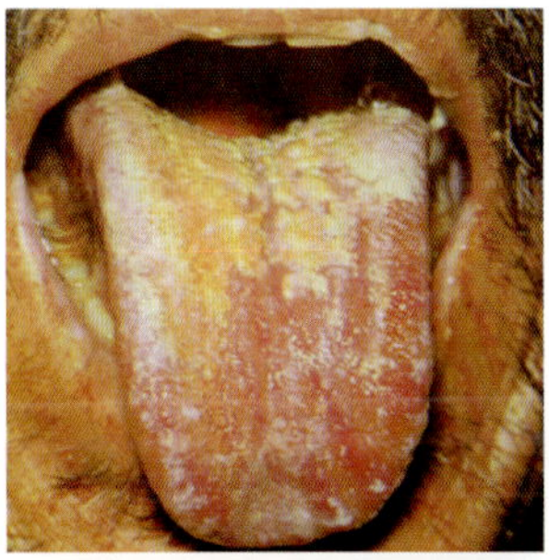

【舌象】舌苔白腻。

【主证】痫证主证，脉多弦滑。

【治法】健脾涤痰熄风。

【方药】定痫丸为主方，二陈汤加钩藤、牵正散等。

（二）肝火痰热

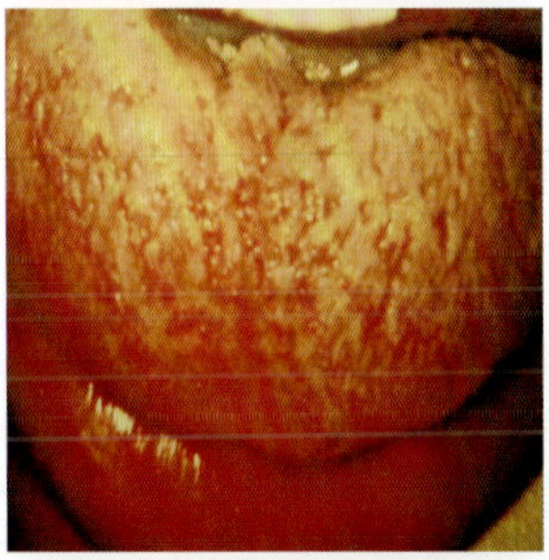

【舌象】舌质红，苔黄腻。

【主证】痫证主证，平时情绪急躁，咯痰不爽，口苦而干，脉弦滑数。

【治法】清肝泻火，化痰开窍。

【方药】龙胆泻肝汤合涤痰汤加减。

（三）肝肾阴虚

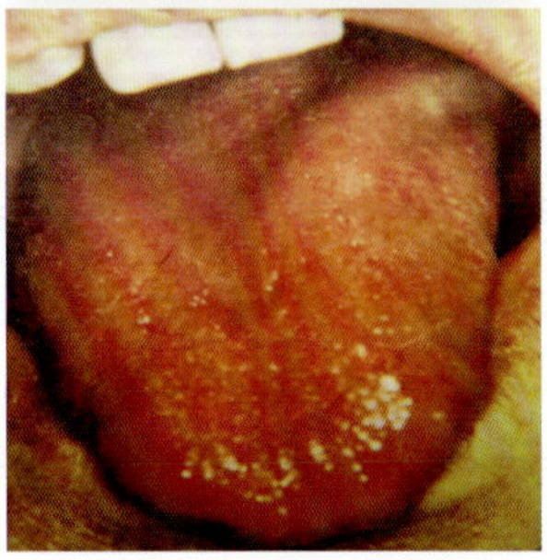

【舌象】舌质红，苔少。

【主证】痫证发作日久，腰酸，大便干燥，脉细数。

【治法】滋阴安神。

【方药】左归丸、知柏地黄丸、河车大造丸。

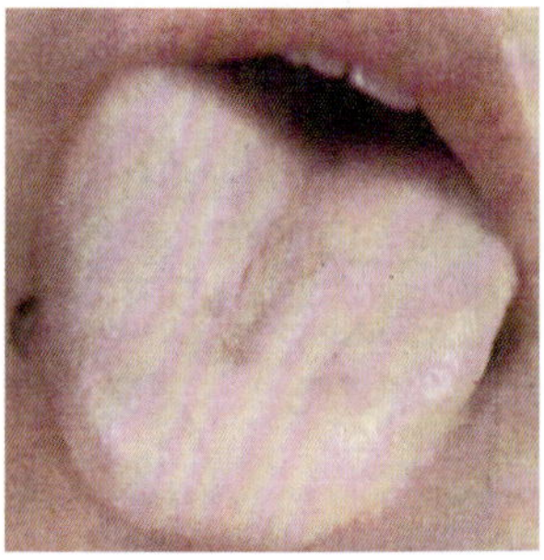

（四）脾胃虚弱

【舌象】舌质淡。

【主证】痫证发作日久，神疲乏力，纳呆，面色无华，大便溏，脉濡弱。

【治法】健脾益气，和胃化浊。

【方药】陈夏六君子汤加竹茹、菖蒲、远志、胆南星、牵正散等。

四十六、痿证

痿证是指肢体痿软无力，不能随意运动，日久致肌肉萎缩为主证的疾病。相当于多发性神经炎、脊髓侧索硬化症、运动神经元病、肌营养不良症、肌萎缩、肌无力等多种神经肌肉疾病。临床上多见下肢发病。

痿证多由于肺热伤津、湿热浸淫、脾胃虚弱、肝肾亏虚致病。治疗上，应辨清虚实，如实中有虚，或虚实夹杂，应以兼顾。《素问·痿论篇》有“治痿者独取阳明”之说，可以借鉴。

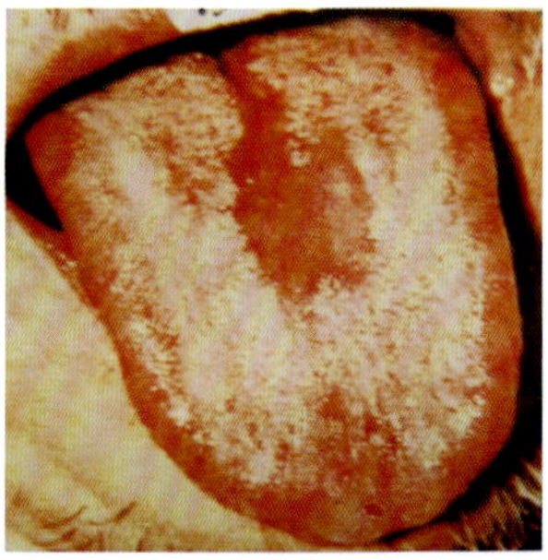

（一）肺热伤津

【舌象】舌质红，苔黄。

【主证】发热后出现肢体软弱无力，心烦口渴，咳嗽咽干，小便短赤，大便干结，脉细数。

【治法】清热、润肺、生津。

【方药】清燥救肺汤、白虎加桂枝汤、益胃汤。

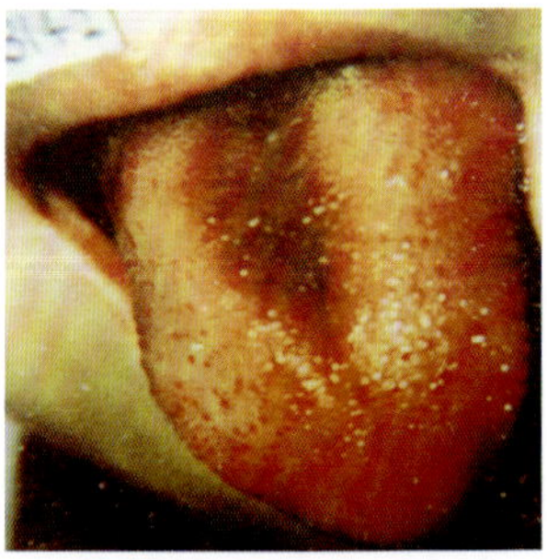

（二）湿热浸淫

【舌象】舌质红，苔黄腻。

【主证】下肢痿软无力，肢体困重，胸脘痞闷，大便黏腻，脉濡数。

【治法】清热利湿。

【方药】小活络丹合四妙丸。

（三）脾胃虚弱

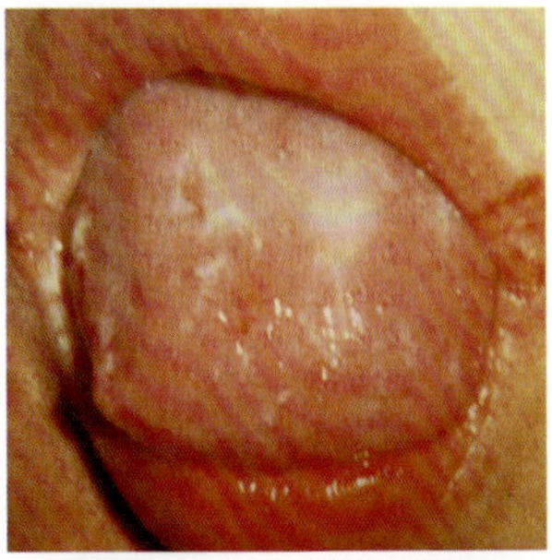

【舌象】舌苔薄白。

【主证】下肢痿软无力，病情逐渐发展，神疲乏力，面部浮肿，食少便溏，脉细。

【治法】健脾益气。

【方药】参苓白术散、补中益气汤、六君子汤。

（四）瘀血内阻

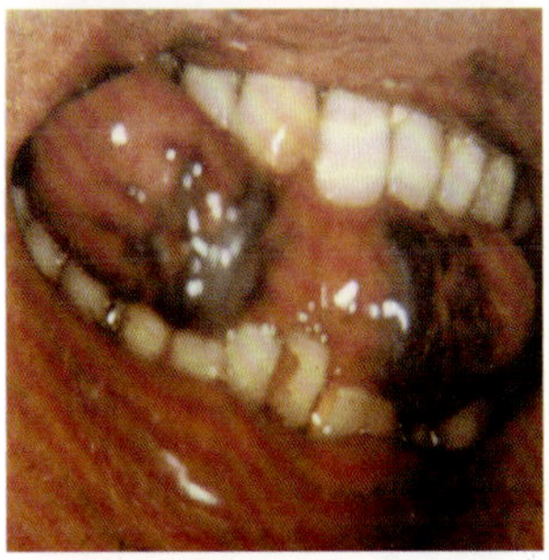

【舌象】舌质暗或有紫斑。

【主证】下肢痿软无力，腰痛足痛，痛有定处，或有外伤史，脉细涩。

【治法】通络活血。

【方药】通窍活血汤、小活络丹加减。

（五）肝肾亏虚

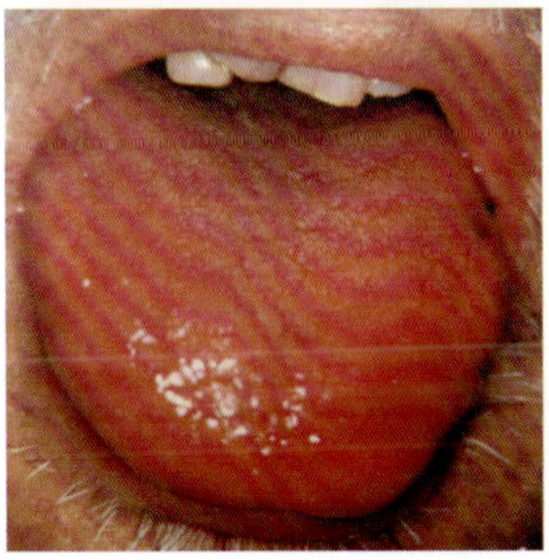

【舌象】舌质红，苔少。

【主证】下肢痿软无力，腰脊酸软，遗尿，或伴有男子遗精、女子月经不调，脉细数。

【治法】补益肝肾，滋阴清热。

【方药】虎潜丸加减、左归丸。

四十七、昏迷

昏迷即神志不清。各种疾病的发展变化，均可能出现昏迷。分为实证和虚证。实证是指邪蔽清窍，如痰、热、风、瘀等阻蔽清窍，属闭证，以昏迷时牙关紧闭、两手握固、面赤气阻、痰声辘辘等为特征；虚证是指气血虚耗，清窍失养，属脱证，以四肢厥冷、汗出、目合口开、手撒遗尿等为特征。但也有虚实夹杂、内闭外脱者。

（一）热闭

1. 热入心包

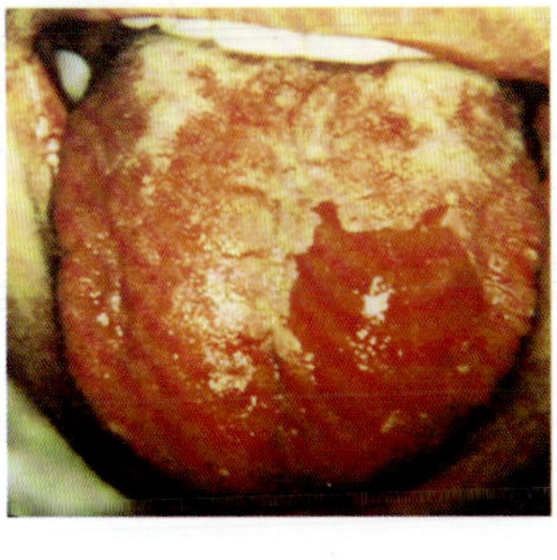

【舌象】舌质红绛而干，苔黄或焦黄。

【主证】神志不清，高热，烦躁谵语，面赤气粗，小便黄赤，脉细数。

【治法】凉开法。清心开窍，泄热护阴。

【方药】安宫牛黄丸、至宝丹、紫雪丹、清营汤。

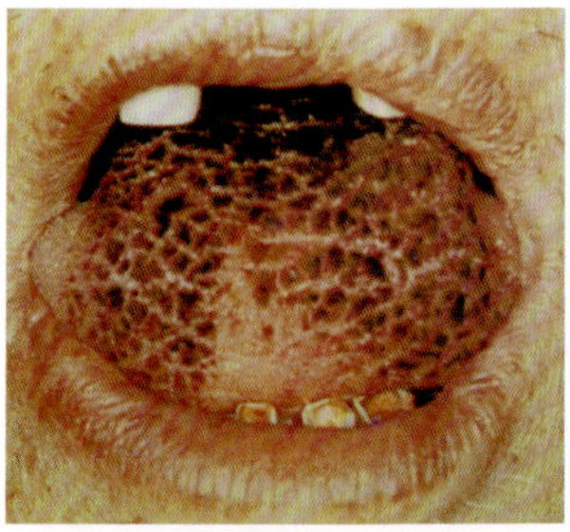

2. 热结胃肠

【舌象】舌苔焦黄起刺或焦黑燥裂。

【主证】躁扰不宁，谵语，气粗喘满，兼见发热，腹部胀满，大便不通。

【治法】凉开法。通腑泄热。

【方药】大承气汤、凉膈散。

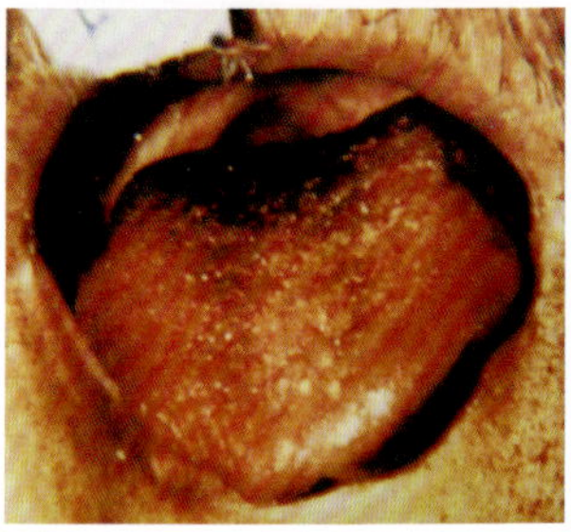

3. 热动肝风

【舌象】舌质干绛。

【主证】高热不退，面红耳赤，烦躁不宁，不省人事，颈项强直，甚至口眼㖞斜，半身不遂，脉弦细数。

【治法】凉开法。凉肝熄风开窍。

【方药】羚角钩藤汤、镇肝熄风汤、安宫牛黄丸、紫雪丹。

（二）痰闭

1. 痰湿内阻

【舌象】舌苔白腻或灰腻。

【主证】昏迷后一般不发热，静而不烦，喉有痰声，面色晦滞，脉沉滑或濡缓。

【治法】温开法。化痰开窍。

【方药】涤痰汤、二陈汤、苏合香丸。

2. 痰火上蒙

【舌象】舌质红，苔黄腻。

【主证】烦躁如狂，发热面赤，呼吸气粗，喉间痰鸣，痰黄黏稠，脉滑数。

【治法】凉开法。清热化痰开窍。

【方药】黄连温胆汤、安宫牛黄丸、至宝丹。

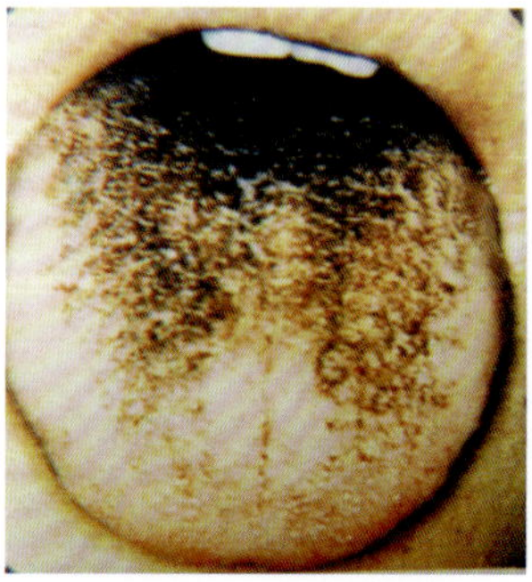

痰湿内阻

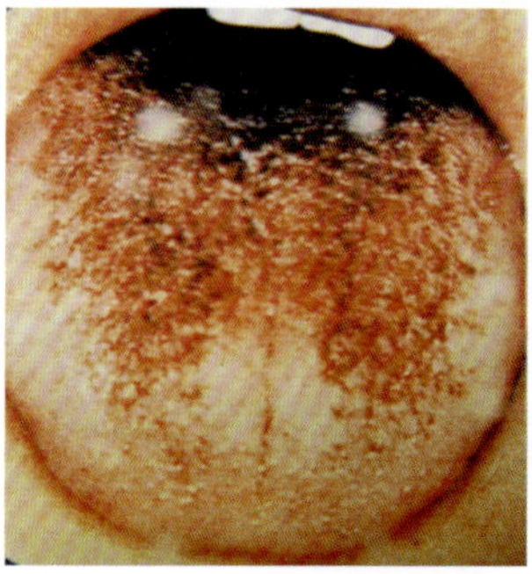

痰火上蒙

（三）浊闭

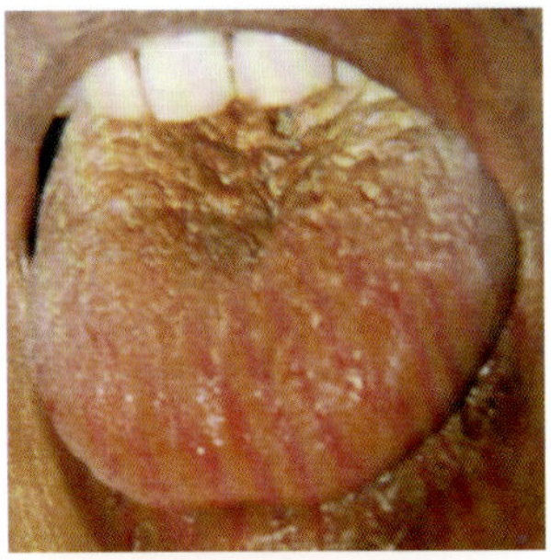

【舌象】舌质淡，体胖，苔白腻。

【主证】面色苍白，胸闷腹胀，畏寒肢冷，浮肿尿少，逐渐转入昏迷，脉沉缓或沉迟。

【治法】温开法。温补脾肾，泄浊开窍。

【方药】温脾汤、苏合香丸、半夏泻心汤。

（四）脱证

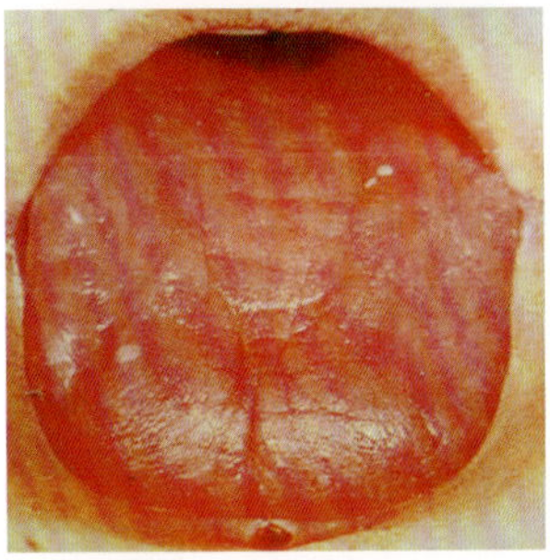

1. 亡阴

【舌象】舌质红干。

【主证】神志昏迷，汗出，面红身热，脉虚数。

【治法】救阴敛阳。

【方药】生脉散加味、地黄饮子。

2. 亡阳

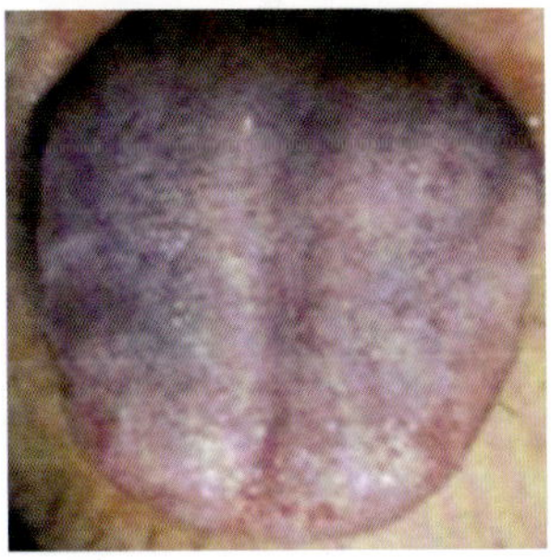

【舌象】舌质淡滑，甚至可见青紫舌。

【主证】神志昏迷，大汗淋漓，面色苍白，二便自遗，脉微欲绝。

【治法】回阳救逆。

【方药】参附汤、四逆汤。

四十八、痰证

痰分有形与无形两类。能咳吐体外的属有形之痰，无形之痰从症状诊断，范围很广，包罗万象，性质上有风、寒、湿、燥、热等多种痰。痰的产生，由内因、外感相合而成。治痰之法，可参照热则清之、湿则燥之、风则散之、郁则开之、食则消之的法则。肺、脾、肾虚者则以补益为主。

痰已成形，变化多端，难以详尽叙述，本篇只能节选部分常见痰证。

（一）实痰

1. 痰浊壅肺

【舌象】舌苔腻。

【主证】咳嗽痰鸣，痰多胸闷，脉滑。

【治法】肃肺化痰。

【方药】杏苏散合二陈汤。

2. 痰阻中焦

【舌象】舌苔白腻。

【主证】泛吐痰涎，胃脘胀闷，腹泻肠鸣，脉濡滑。

【治法】和胃化痰。

【方药】胃苓汤合二陈汤。

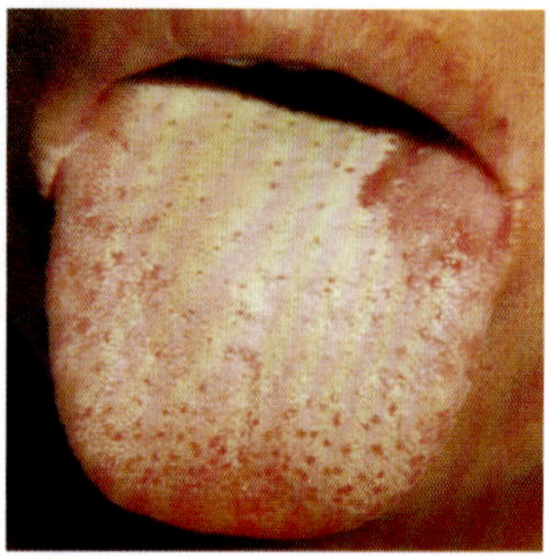

痰浊壅肺

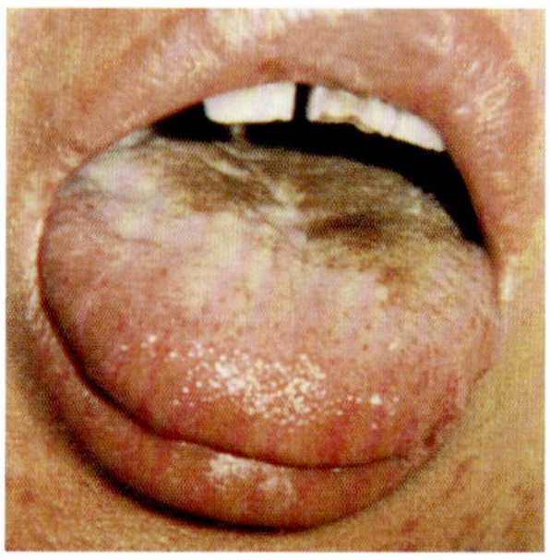

痰阻中焦

3. 痰郁互结

【舌象】舌质红，苔厚腻，或白或黄。

【主证】呕吐涎沫，受情志因素影响，或梅核气，或瘿瘤、瘰疬，脉弦滑。

【治法】解郁化痰，镇心安神。

【方药】逍遥散合二陈汤、温胆汤加苓桂术甘汤、四磨饮加二陈汤。

4. 痰热闭阻

【舌象】舌质红，苔黄厚腻。

【主证】昏迷不醒，发热面赤，呼吸气粗，喉间痰鸣，痰黄黏稠，脉滑数。

【治法】清热化痰开窍。

【方药】黄连温胆汤、安宫牛黄丸、至宝丹。

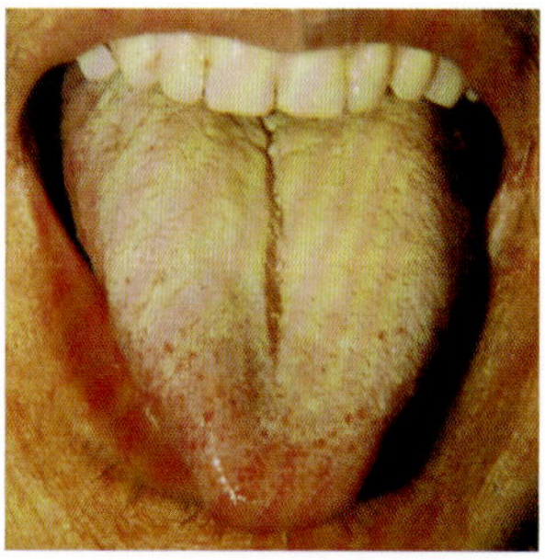

痰郁互结

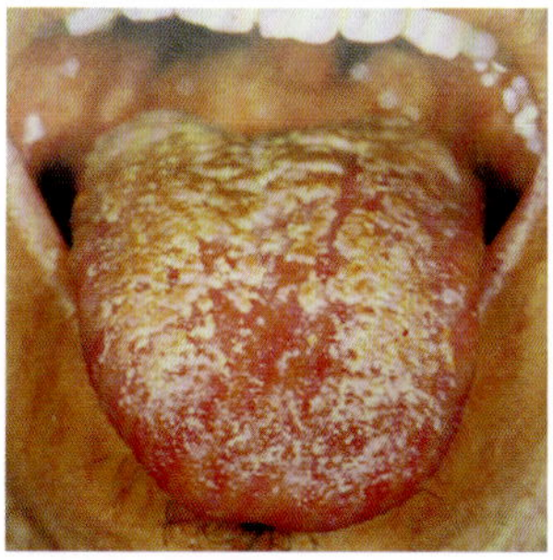

痰热闭阻

(二) 热痰

【舌象】舌质红，苔黄厚腻。

【主证】多见于烦热、头面热、喉痹、癫狂等证。

【治法】清热祛痰通下。

【方药】大小承气汤、小陷胸汤、礞石滚痰丸。

(三) 湿痰

【舌象】舌质淡，苔白腻。

【主证】咳痰黏腻，身重倦怠，脉滑。

【治法】健脾燥湿，芳香化浊。

【方药】陈夏六君子、平胃散、苓桂术甘汤、五苓散。

(四) 寒痰

【舌象】舌质淡，苔白润。

【主证】咳嗽痰稀，畏寒怕冷，脉沉迟。

【治法】温经散寒，祛痰止咳。

【方药】小青龙汤、苓甘五味姜辛汤、苏子降气汤。

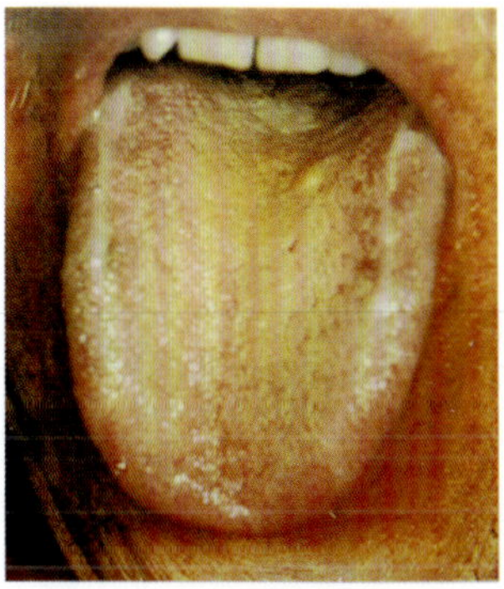

热痰

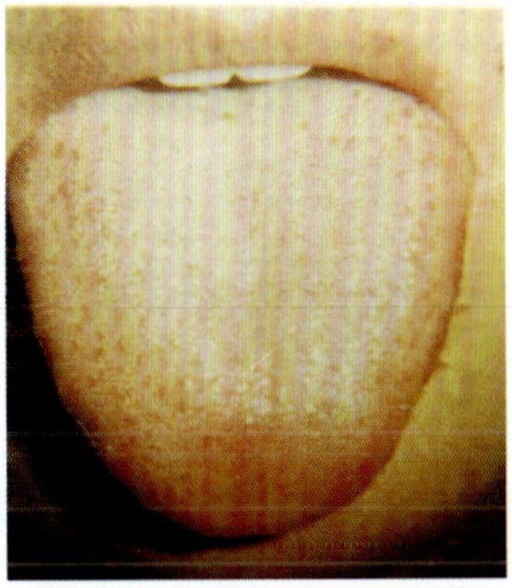

湿痰

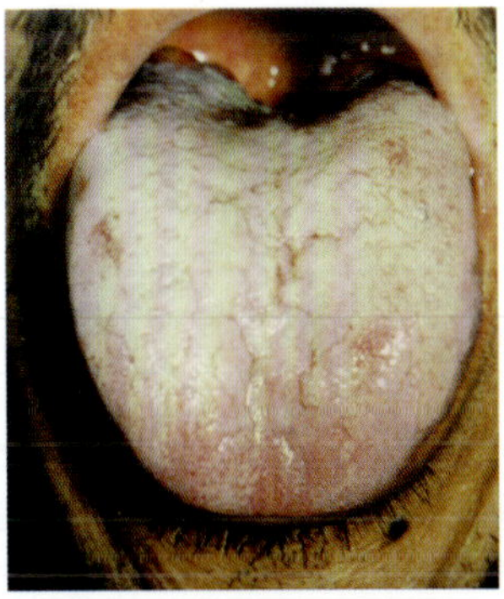

寒痰

(五) 虚痰

1. 肺虚痰黏

【舌象】舌质淡红，苔薄白。

【主证】咳喘日久，痰黏难咯或痰稠量多，或自汗畏风，或潮热颧红，脉细滑无力。

【治法】补肺化痰。

【方药】补肺阿胶汤合半贝丸。

2. 脾虚痰盛

【舌象】舌质淡，苔腻。
【主证】呕吐痰浊，神疲乏力，面色萎黄，纳呆便溏。
【治法】健脾化痰。
【方药】陈夏六君子合胃苓汤、苓桂术甘汤。

3. 肾虚痰泛

【舌象】舌质淡，苔薄白。
【主证】咳痰气促，痰多而稀薄，畏寒，腰膝冷痛，脉沉细无力。
【治法】温肾行水化痰。
【方药】金匮肾气丸、苏子降气汤、五苓散。

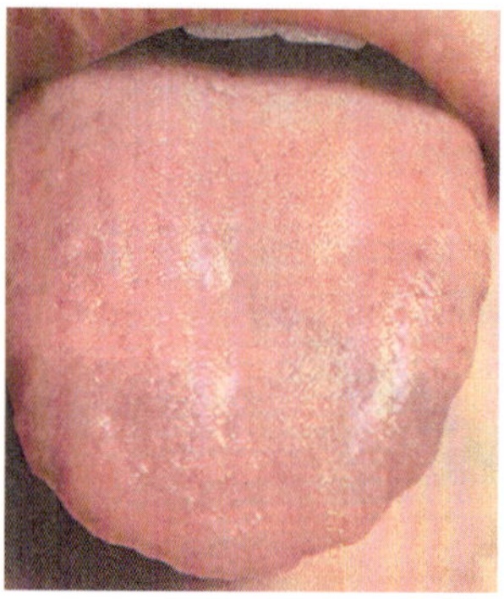
肺虚痰黏

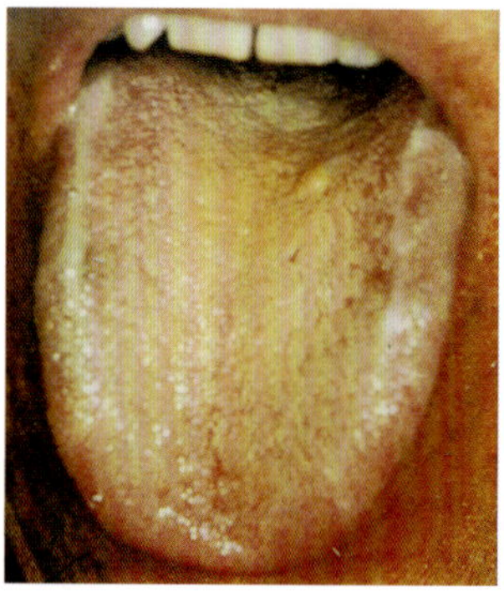
脾虚痰盛

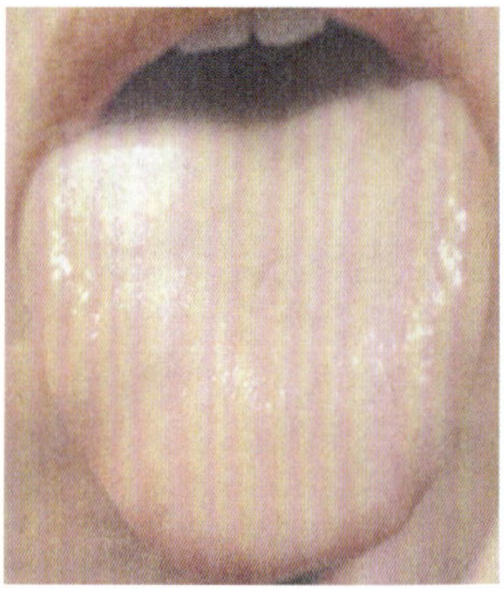
肾虚痰泛

四十九、饮证

如何区别痰证和饮证？痰属阳，饮属阴；痰厚浊，饮清稀；痰多变化，无处不到，饮多停于局部；痰为热煎熬，饮因寒积聚；积饮不散，亦能变痰；饮邪郁久，亦能化热。饮由于停积部位不同分为四类：痰饮（停留胃肠者），悬饮（水流胁下者），溢饮（淫溢四肢者），支饮（支撑胸肺者）。

饮证属阳微阴盛、本虚标实之证。《金匮要略》提出“病痰饮者，当以温药和之”，说明治疗饮证当以温化为原则，再根据饮邪分型，分别加以攻遂、利水、发汗等法。饮邪消除，仍须继用健脾温肾之剂，固其根本，以防复发。

（一）实证

1. 饮留胃肠（痰饮）

【舌象】舌质红，苔黄腻。

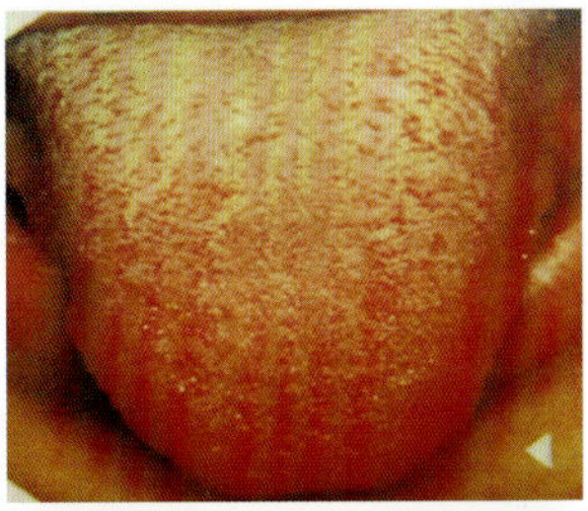

【主证】脘腹坚满而痛，胃中有振水声，或肠间水声漉漉，或下利，或便秘。

【治法】攻下逐饮。

【方药】己椒苈黄丸。

2. **饮停胸胁（悬饮）**

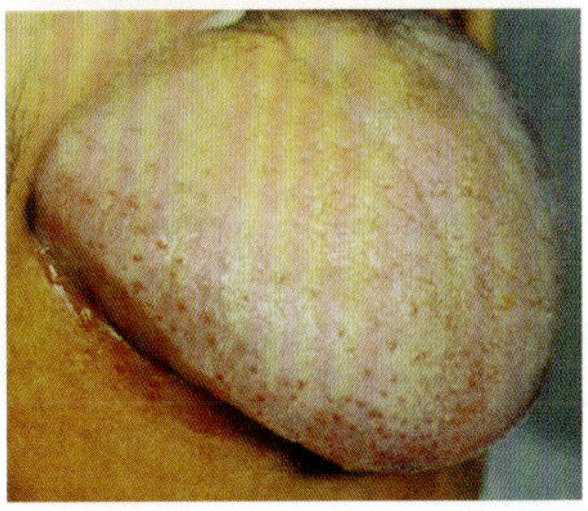

【舌象】舌质淡，苔白。

【主证】胸胁胀痛，咳喘不能平卧，脉沉弦。

【治法】攻逐水饮。

【方药】葶苈大枣泻肺汤。

3. **寒饮伏肺（支饮）**

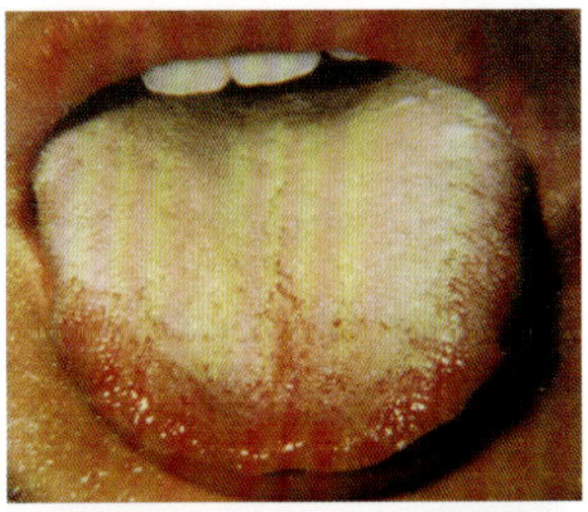

【舌象】舌苔白腻。

【主证】咳喘不能平卧，痰多如白沫，遇寒加重，面目浮肿，脉沉紧。

【治法】温肺化饮。

【方药】小青龙汤、苓甘五味姜辛汤、三子养亲汤、葶苈大枣泻肺汤。苔腻而黄（化热）用木防己汤。

4. **饮留四肢（溢饮）**

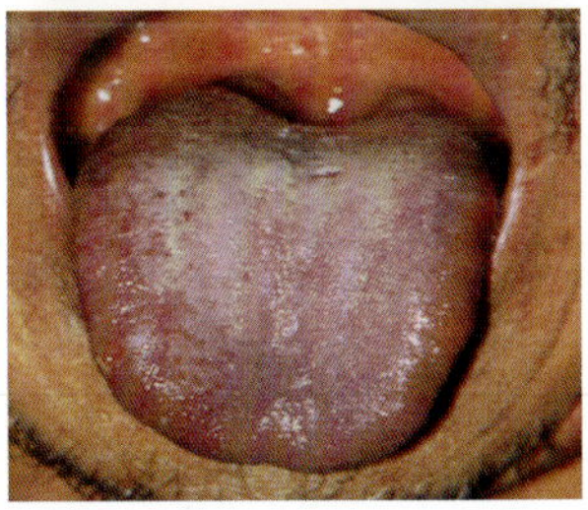

【舌象】舌苔白。

【主证】恶寒，无汗，身体重痛，浮肿，或兼咳喘，痰多白沫，脉弦紧。

【治法】温散化饮。

【方药】独活寄生汤、小青龙汤。苔白黄（化热）则宜大青龙汤。

（二）虚证

1. **脾胃阳虚（痰饮）**

【舌象】舌苔白滑。

【主证】胸胁支满，胃中振水声，脘腹喜温喜按，背部寒冷如掌大，呕吐清水痰涎，脉滑。

【治法】温脾化饮。

【方药】苓桂术甘汤、半夏加茯苓汤、泽泻汤。

2. **肾阳虚弱（支饮）**

【舌象】舌体胖大，苔白腻或灰腻。

【主证】吐涎沫，形寒肢冷，小便自利，脉沉细。

【治法】温肾化饮。

【方药】真武汤、五苓散、金匮肾气丸。

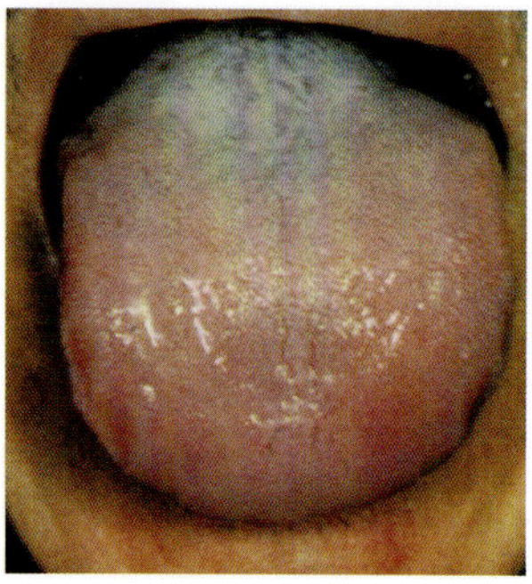

脾胃阳虚（痰饮）

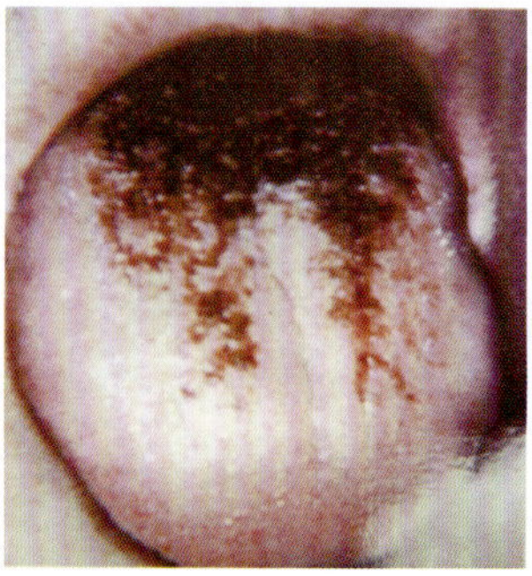

肾阳虚弱（支饮）

五十、瘀证

瘀即瘀血，见于全身血液运行不畅，局部血液停滞，离经之血停留。

气为血之帅，血为气之母。气与血相互依存，相互影响，常为气血同病，如气滞血瘀、气虚血瘀。

瘀血的发生与心、脾、肝三者关系甚为密切，心行血，脾统血，肝藏血。

瘀证临床表现多种多样，主要证候特点是疼痛、肿块、出血。瘀血证的舌象大多是舌质暗滞，暗紫或瘀斑，苔薄白干或白黄干，气血虚则舌淡。

治疗瘀血采用行气、消散、破瘀等方法，达到瘀化血行的目的。还应当根据不同病因，配合散寒、清热、凉血、泻火、益气、滋阴、温阳等法，并依据不同的部位添加引经药。头部引经药用羌活、白芷、柴胡、吴茱萸；胸部引经药用柴胡、香附、青皮、川芎；腹部引经药用苍术、升麻、白芍；上肢引经药用羌活、桂枝、姜黄、桑枝；下肢引经药用独活、牛膝、木瓜、肉桂。

（一）气滞血瘀

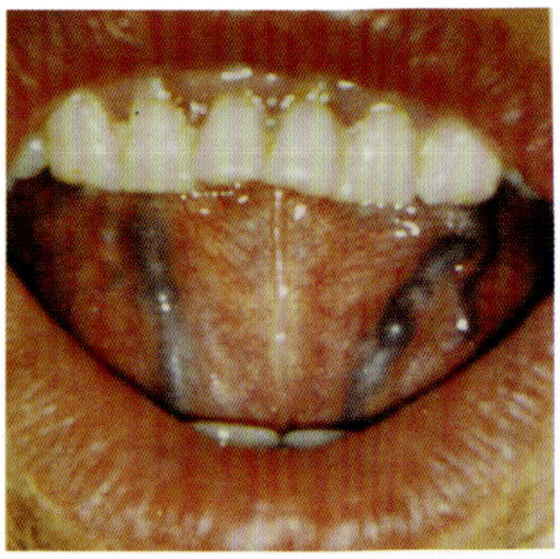

【舌象】舌有瘀斑。

【主证】以瘀在头面为例。头痛，目痛，白睛赤，头发脱落，耳聋失语，不寐乱梦，眩晕健忘，精神异常或癫，脉弦。

【治法】活血化瘀通窍。

【方药】通窍活血汤。

（二）气虚血瘀

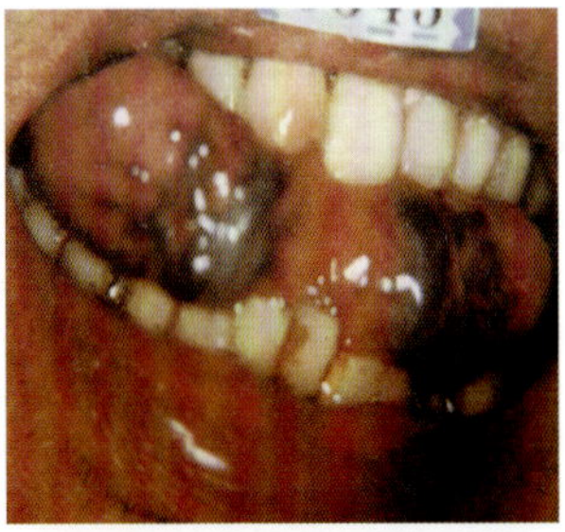

【舌象】舌质微紫，或有紫斑，苔薄。

【主证】胸中隐痛，腹中胀满作痛，或有积块，心悸气短，乏力纳呆。

【治法】益气活血。

【方药】补阳还五汤。

（三）邪热入血

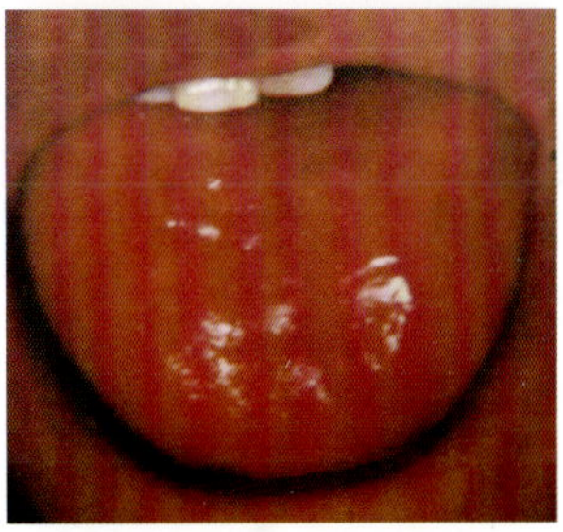

【舌象】舌质红绛或紫暗，无苔。

【主证】皮肤发斑，色紫暗，甚至衄血，或身热神昏，脉细数。

【治法】清热解毒，凉血化瘀。

【方药】犀角地黄汤、桃核承气汤、安宫牛黄丸。

（四）寒客血脉

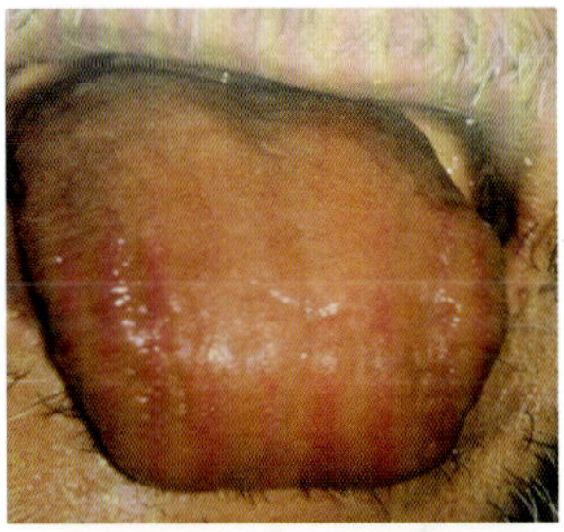

【舌象】舌质紫暗。

【主证】疼痛状若针刺，固定不移，痛处拒按，得温稍减，甚则皮色紫暗不泽，脉沉涩。

【治法】温经通络。

【方药】当归四逆汤、黄芪桂枝五物汤、乌头汤。

（五）阴亏血瘀

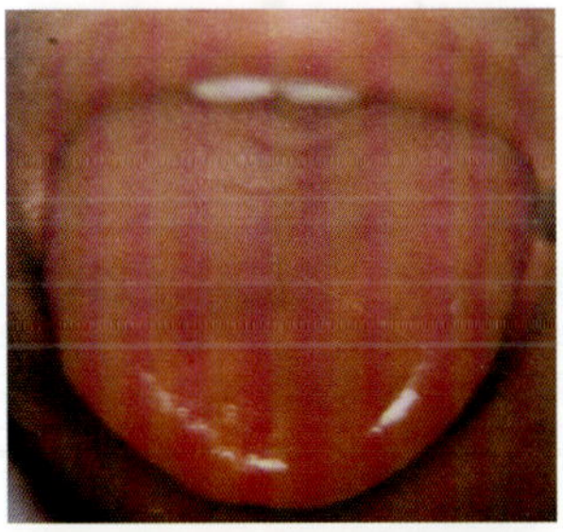

【舌象】舌质暗红。

【主证】胸胁、胃脘或少腹隐痛，两目干涩，形体稍瘦，脉弦细而涩。

【治法】育阴化瘀。

【方药】通幽汤加味、六味地黄汤合桃红四物汤。

（六）阳衰血瘀

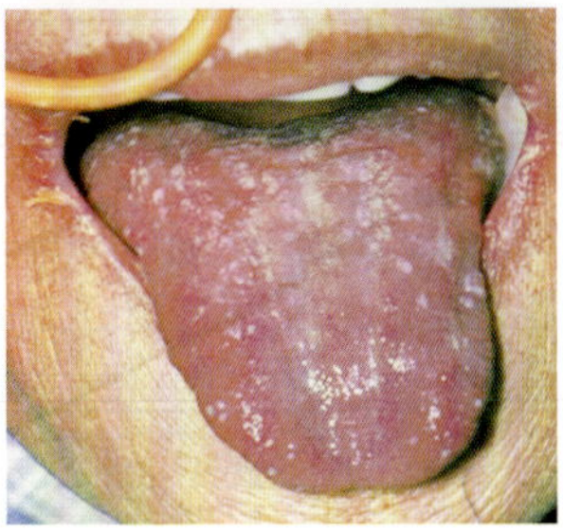

【舌象】舌质紫或舌淡而有瘀斑。

【主证】面色苍黄而暗唇紫，腹大肢肿，按之如泥，喜暖畏寒，四肢不温，脉沉细涩。

【治法】温中助阳，活血化瘀。

【方药】回阳救急汤加减、四逆汤、参附汤。

（七）瘀停胸胁

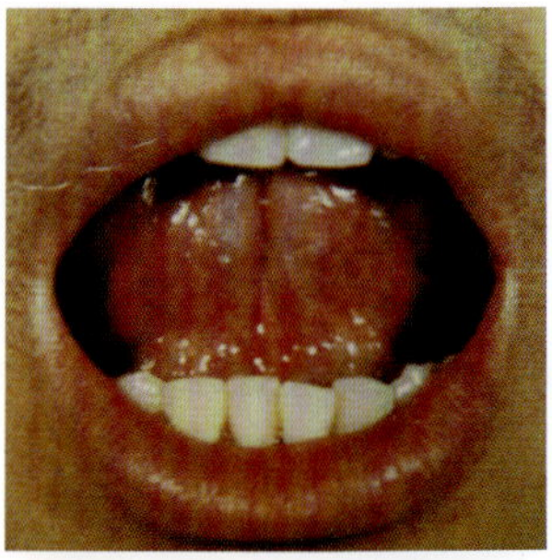

【舌象】舌质暗或有瘀斑。

【主证】胸胁刺痛，憋闷不舒，急躁善怒，甚至癫狂，脉弦或涩。

【治法】疏肝解郁，活血化瘀。

【方药】血府逐瘀汤、四逆汤合桃红四物汤。

（八）瘀结于腹

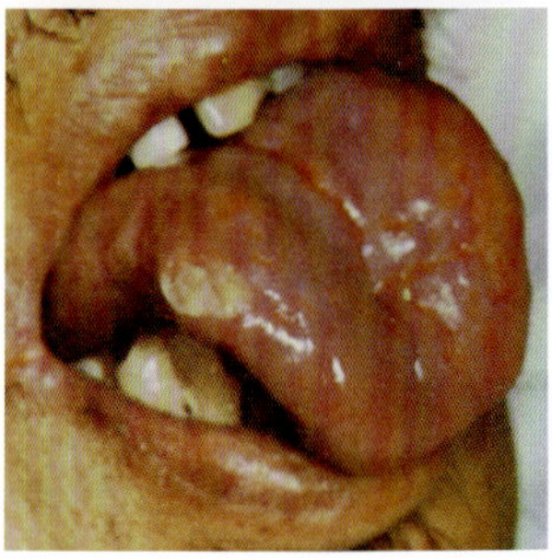

【舌象】舌质紫暗。

【主证】腹中或胁下积块，疼痛拒按，固定不移，或腹大坚满，腹部青筋暴露，蜘蛛痣，脉沉涩。相当于腹部肿瘤、肝硬化。

【治法】消瘀散结。

【方药】膈下逐瘀汤、柴胡疏肝散合桃红四物汤。

（九）瘀在少腹

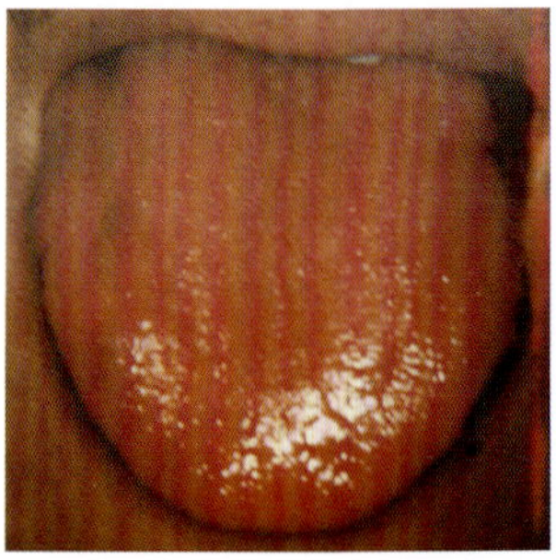

【舌象】舌质黯，苔薄。

【主证】少腹胀满或疼痛或有积块，或癃闭，或淋浊，或尿血，脉沉。相当于泌尿系肿瘤、女性盆腔肿瘤等疾病。

【治法】温阳化瘀。

【方药】少腹逐瘀汤。

（十）瘀血阻络

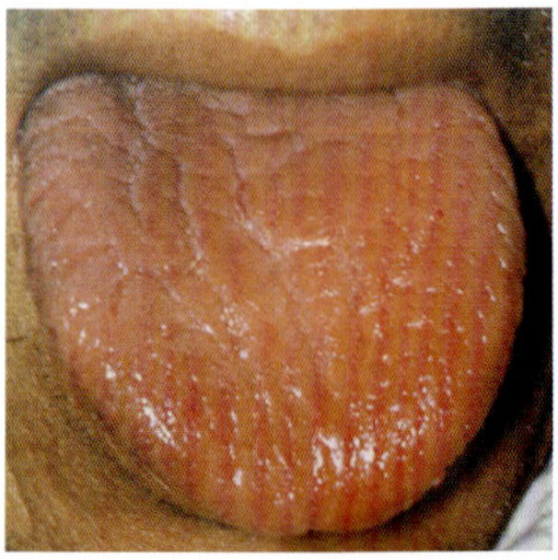

【舌象】舌质紫暗。

【主证】肢体疼痛或麻木不仁，半身不遂或截瘫，脉涩。

【治法】活血通络。

【方药】桃红四物汤、小活络丹合补阳还五汤。

第八章　妇科病舌象与辨证治疗

中医妇科只是中医的一个分支科目，它的辨证治疗离不开《中医基础理论》和《中医诊断学》的范畴，除了收集和分析妇女的经、带、胎、产等症状以外，脏腑辨证也不能忽视，而且妇科疾病都与“血”有关联，所以气血辨证同样是个重点。

一、妇科疾病舌象与脏腑辨证

（一）肾

1. 肾气虚

【舌象】舌质淡红，苔薄白。

【常见病】月经病，胎动不安，滑胎，不孕等。

【全身症状】腰膝酸软，头晕耳鸣，尿频，脉沉细。

2. 肾阴虚

【舌象】舌质红，有裂纹。

【常见病】月经病，更年期综合征，子烦，不孕等。

【全身症状】五心烦热，失眠盗汗，小便短赤。

3. 肾阳虚

【舌象】舌质淡，苔白润。

【常见病】崩漏，不孕，带下病。

【全身症状】下腹畏冷，尿频下利，性欲下降，脉沉迟。

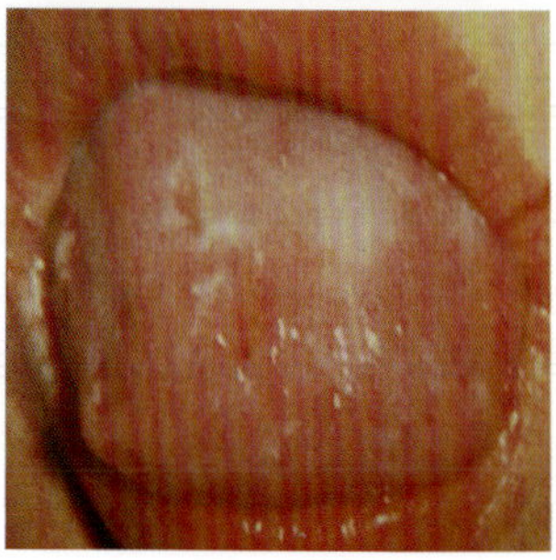

肾气虚

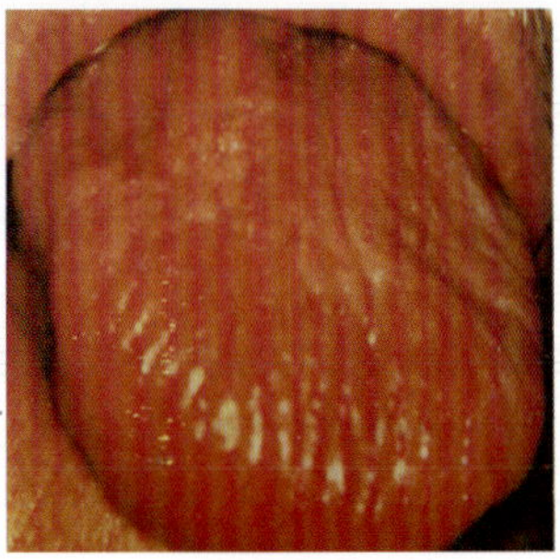

肾阴虚

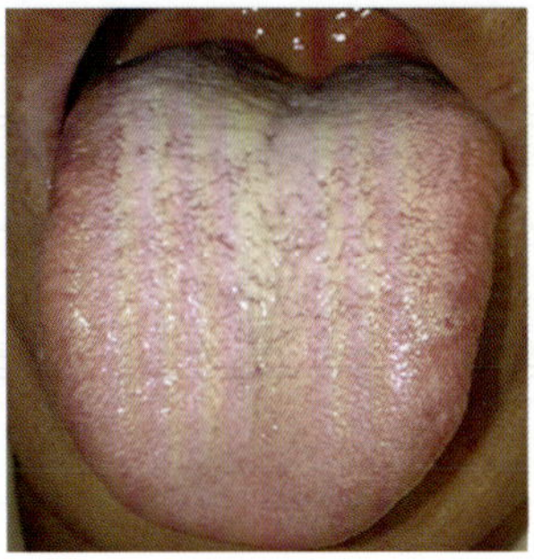

肾阳虚

（二）肝

1. 肝郁气滞

【舌象】舌质暗红，苔薄白。

【常见病】月经病，血色黯，夹有血块，痛经，不孕等。

【全身症状】胸部胀痛，精神不畅，善太息，脉弦。

2. 肝郁化热

【舌象】舌边红，苔薄黄。

【常见病】月经病，经行衄血，乳房胀痛等。

【全身症状】头痛目赤，口苦咽干，心烦易躁，脉弦数。

3. 肝经湿热

【舌象】舌质红，苔黄腻。

【常见病】带下病，阴痒等。

【全身症状】胸闷纳呆，大便臭秽而黏，脉滑数。

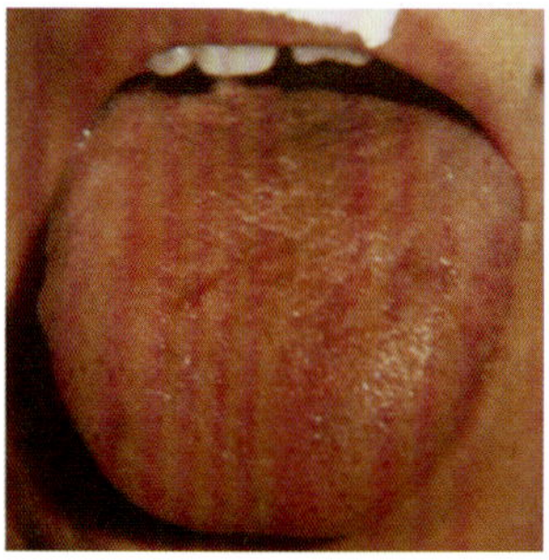

肝郁气滞

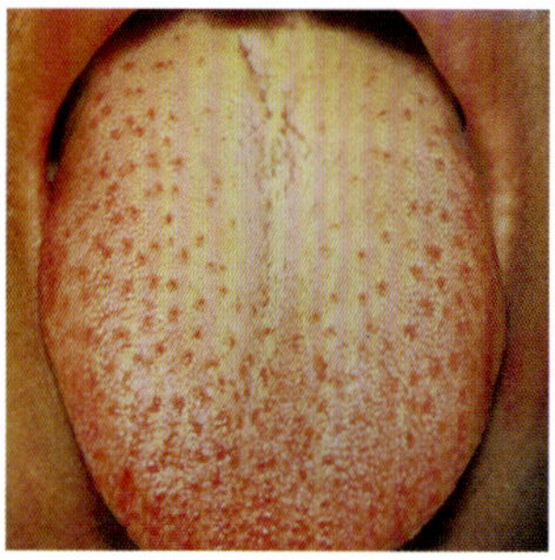

肝郁化热

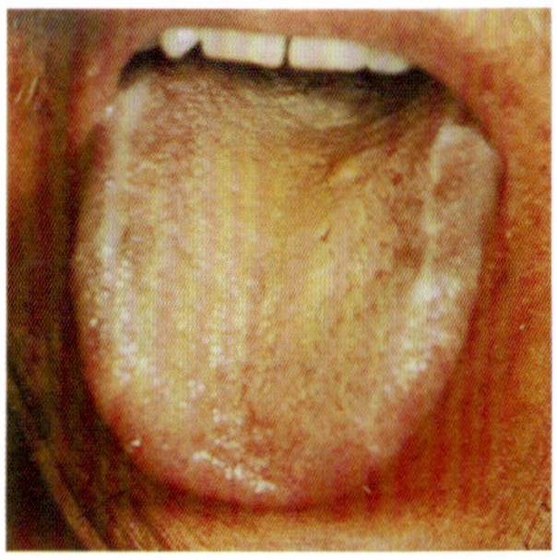

肝经湿热

4. 肝阳上亢

【舌象】舌质红，苔薄黄或苔少。

【常见病】更年期综合征，妊娠眩晕，子痫等。

【全身症状】失眠多梦，面红目赤，头晕头痛，脉弦细。

5. 肝风内动

【舌象】舌质红或绛，无苔或花剥苔。

【常见病】子痫，产后痉证等。

【全身症状】昏迷不醒，颈项强直，四肢抽搐，脉弦细或细数。

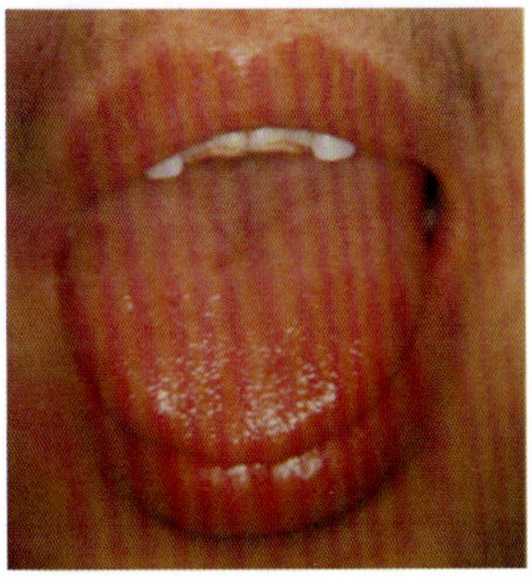

肝阳上亢

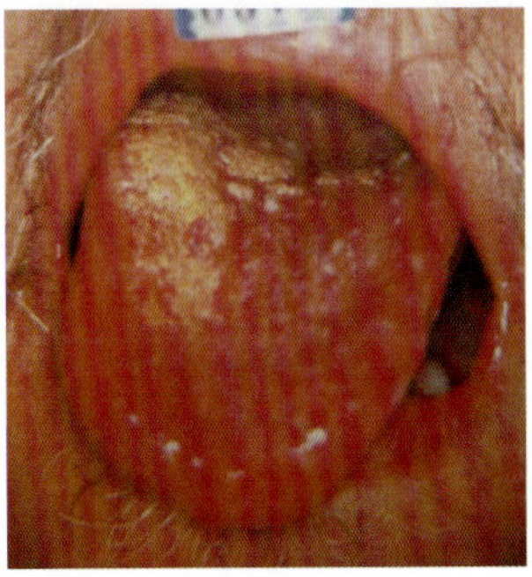

肝风内动

（三）脾

1. 脾虚血少

【舌象】舌质淡，苔薄白。

【常见病】月经病为主。

【全身症状】面色萎黄，神疲纳呆，心悸头晕，脉细弱。

2. 脾虚湿盛

【舌象】舌苔薄白或微黄腻。

【常见病】经行泄泻，带下病，妊娠肿胀等。

【全身症状】胸脘痞闷，纳呆，大便溏，脉滑。

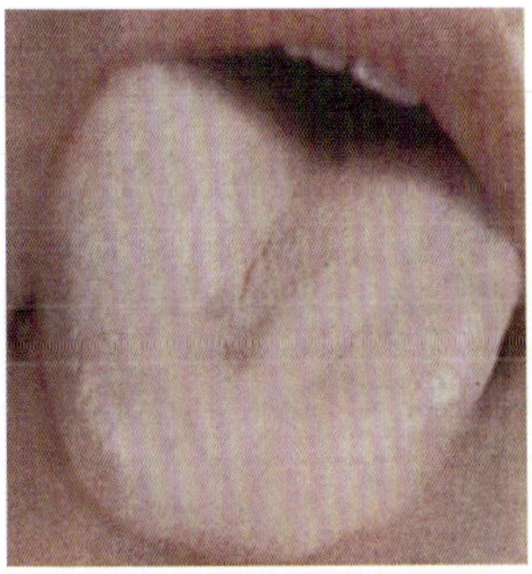

脾虚血少

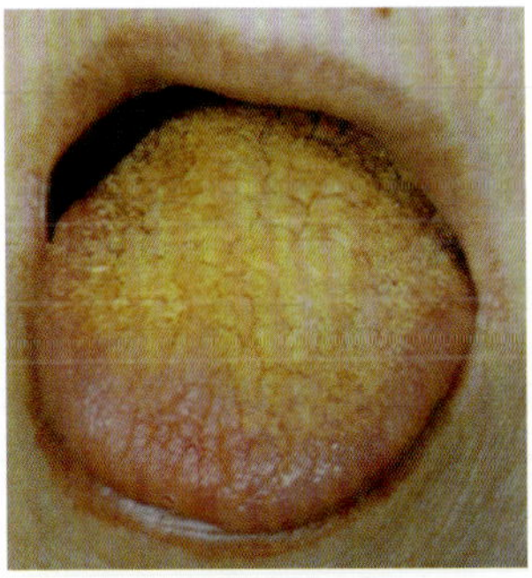

脾虚湿盛

3. 脾失统摄

【舌象】舌淡胖有齿印，苔薄白。

【常见病】月经病，乳房疾病等。

【全身症状】面色苍白，少气懒言，大便溏，脉缓弱。

4. 脾虚下陷

【舌象】舌质淡，苔薄白。

【常见病】子宫下垂，崩漏等。

【全身症状】短气乏力，面色无华，腰酸，下腹坠胀，脉沉弱。

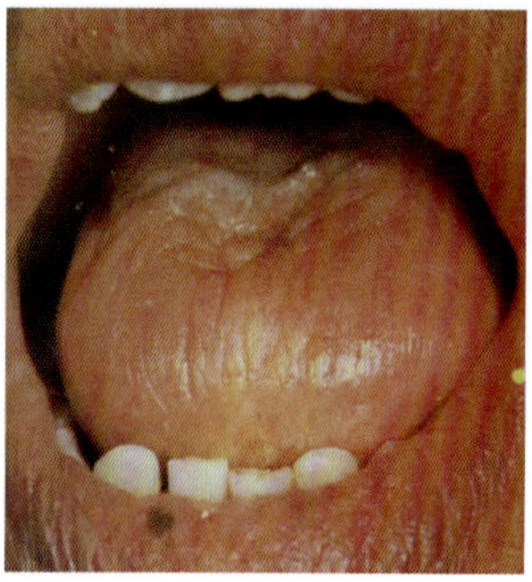

脾失统摄

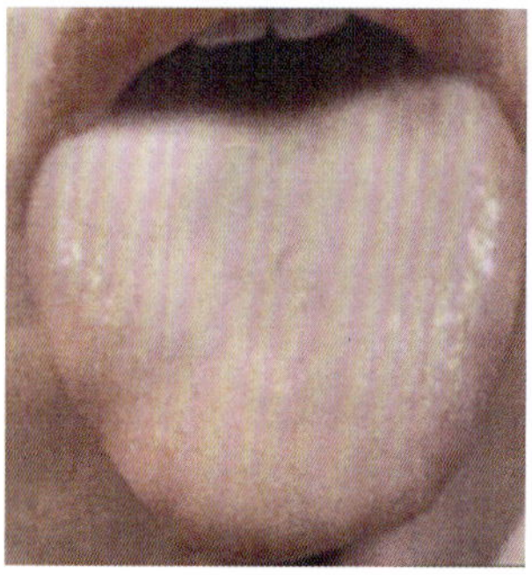

脾虚下陷

二、妇科疾病舌象与气血辨证

（一）气虚

【舌象】舌体胖嫩，苔薄白。

【常见病】月经病，阴挺等。

【全身症状】面色㿠白，少气懒言，自汗，脉缓弱。

（二）气郁（气滞）

【舌象】舌质正常或稍暗，苔薄白。

【常见病】月经病，乳胀、乳汁少，癥瘕（子宫肿瘤）等。

【全身症状】胸胁或下腹窜痛，痛无定处，脉弦。

（三）血虚

【舌象】舌质淡，苔薄白或苔少。

【常见病】月经病，缺乳，胎停等。

【全身症状】面色苍白或萎黄，唇色指甲淡白，头晕心悸，脉细弱。

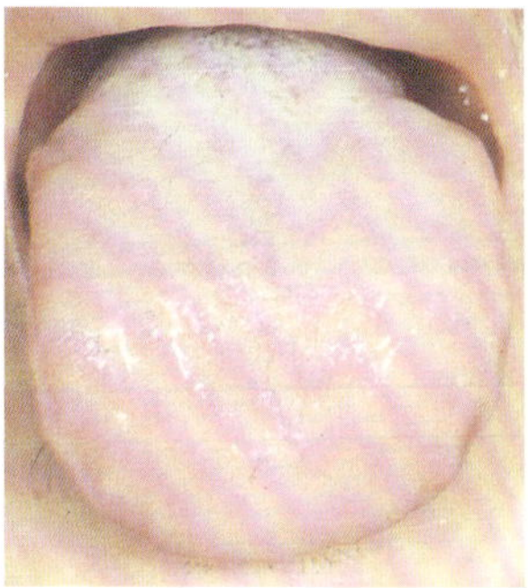

气虚

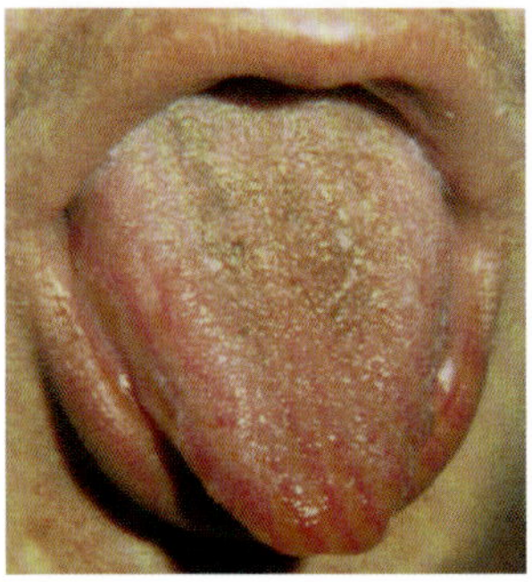

气郁（气滞）

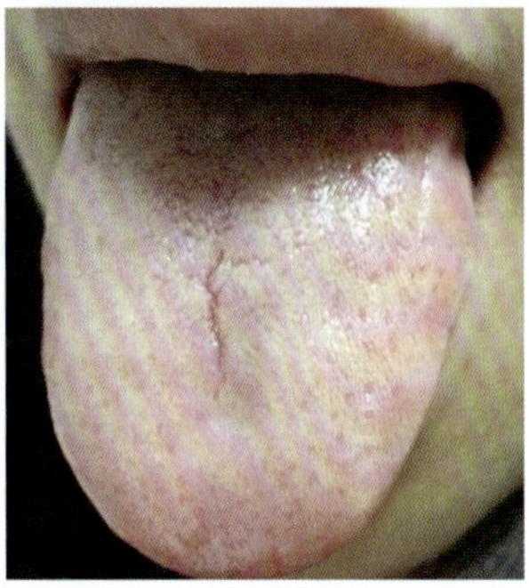

血虚

（四）血瘀

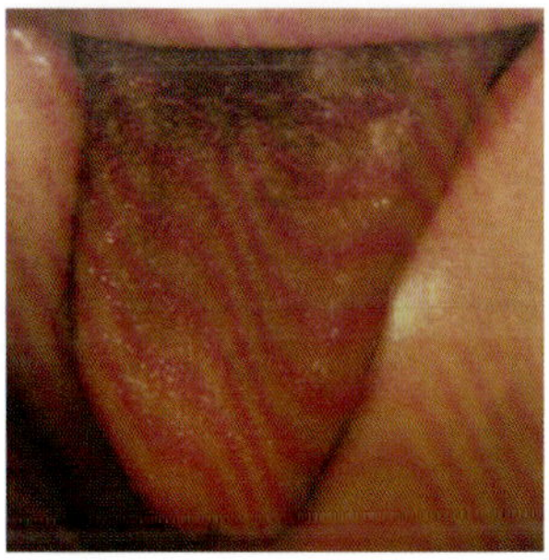

【舌象】舌质紫暗或有瘀点。

【常见病】月经病，妇女腹痛，经血色暗，夹有血块。

【全身症状】下腹疼痛，痛有定处，甚则成块，重者肌肤甲错，脉沉涩。

（五）血寒

1. 实寒

【舌象】舌苔薄白。

【常见病】月经病，女子腹痛等。

【全身症状】面色青灰，畏寒肢冷，得热痛减，脉沉紧。

2. 虚寒

【舌象】舌质淡，苔薄白。

【常见病】月经病，带下病，不孕等。

【全身症状】腰酸背痛，下腹冷痛，小便清长，大便溏薄，脉沉迟无力。

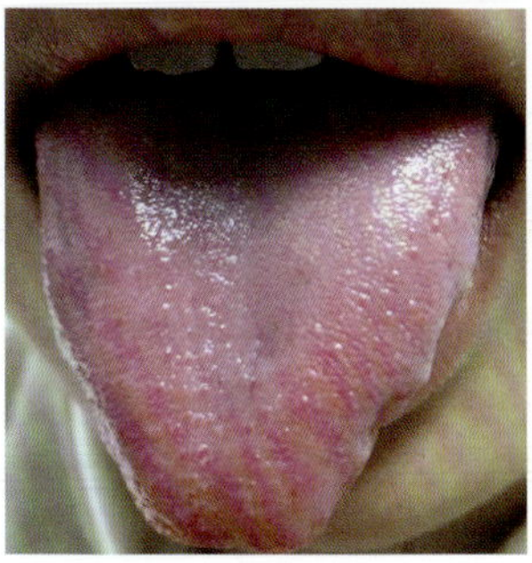

实寒

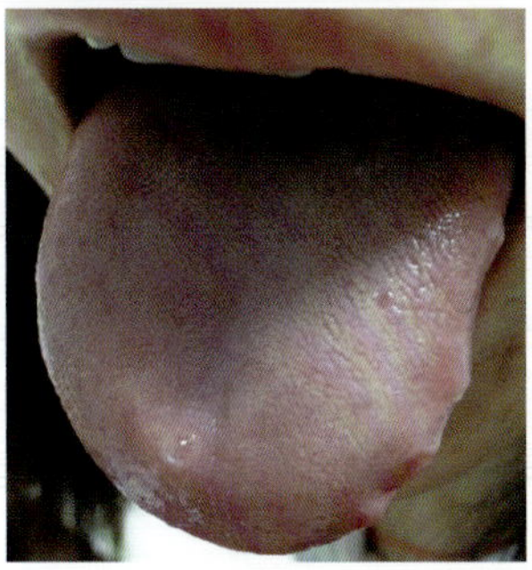

虚寒

（六）血热

1. 实热

【舌象】舌质红或绛，苔黄干燥。

【常见病】月经病，经行衄血等。

【全身症状】口渴心烦，尿短赤，大便干，脉滑数。

2. 虚热

【舌象】舌质红，苔少或无苔。

【常见病】月经病，胎动不安等。

【全身症状】盗汗心烦，两颊潮红，咽干口燥，大便干结，脉细数无力。

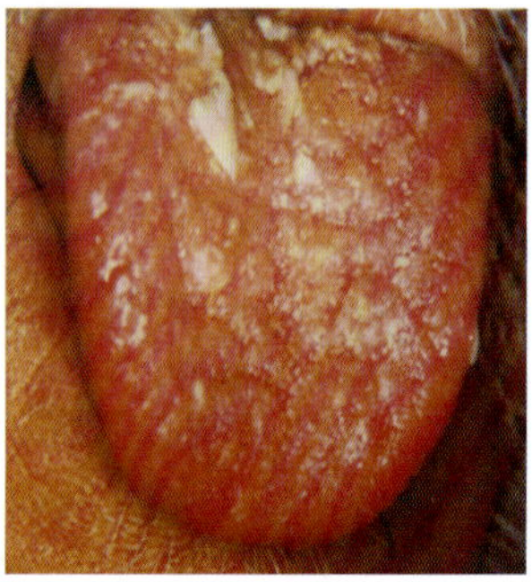

实热

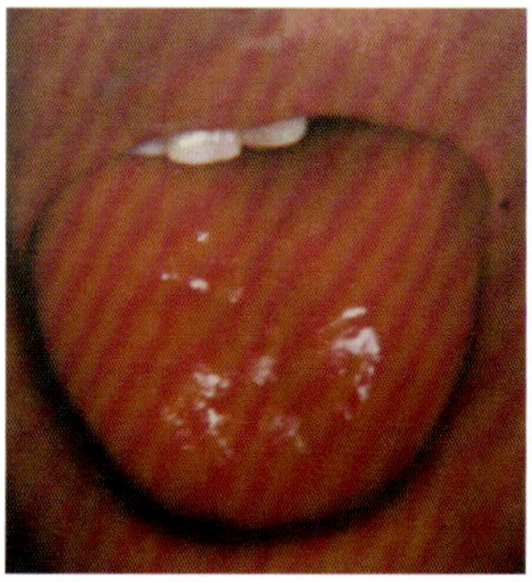

虚热

三、常见妇科病舌象与分型治疗

妇科疾病，是指妇女的经、带、胎、产、妇科杂病等，初学时看似很烦琐，不知从何落手，其实不然。妇科病种虽复杂，但抓住各个疾病的主要症状表现，再结合舌苔图谱和其他伴随的症状，归纳总结后真正分型也不多，这也是“异病同治”的方法，也可“化繁变简”，对初入门者很实用。

（一）月经病常见的舌象与分型治疗

月经病包括了两个内容。一是指月经的周期、经期、经量、经色、经质的异常，常见病有月经先期、月经后期、月经先后无定期、月经过多、月经过少、经期延长、经间期出血、崩漏、闭经等；二是指伴随月经周期出现的各种异常症状，常见的有痛经、经行眩晕、经行泄泻、经行浮肿、经行风疹、经行乳房胀痛、经行头痛、经行身痛、经行情志异常、更年期综合征等。

1. 气虚

【舌象】舌质淡胖，苔白。

【治法】补气调经。

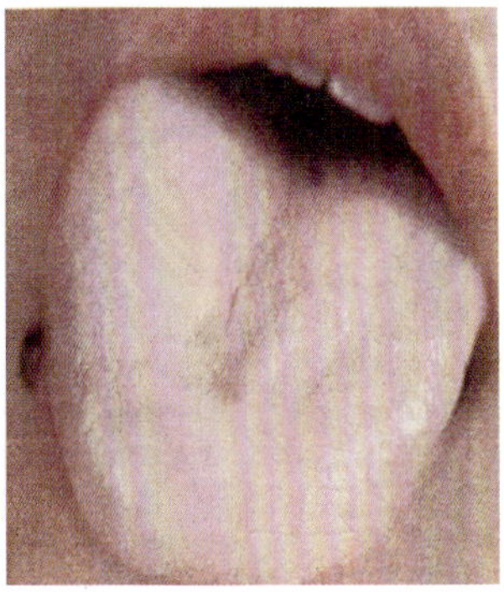

2. 血虚

【舌象】舌质淡，苔白。

【治法】补血调经。

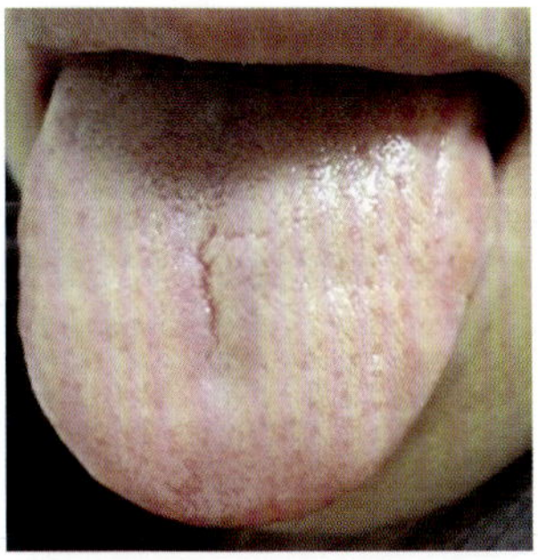

3. 血热（实热）

【舌象】舌质红，苔黄。

【治法】清热泻火，调经。

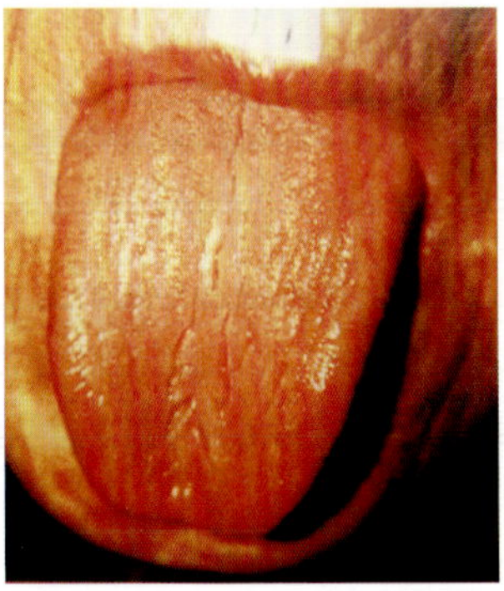

4. 血热（虚热）

【舌象】舌质红，苔少。

【治法】养阴清热，调经。

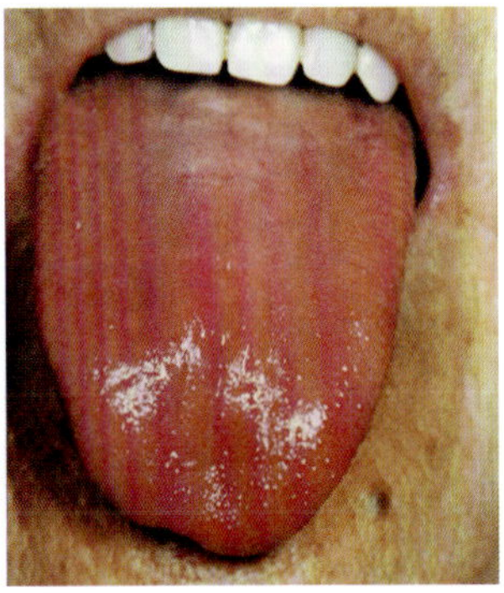

5. 血寒

【舌象】舌质淡，苔白。

【治法】温经散寒，调经。

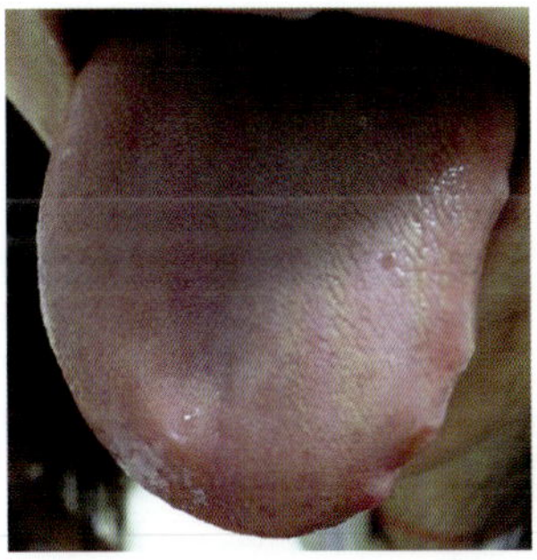

6. 痰湿

【舌象】舌质淡，苔腻。

【治法】燥湿行气，调经。

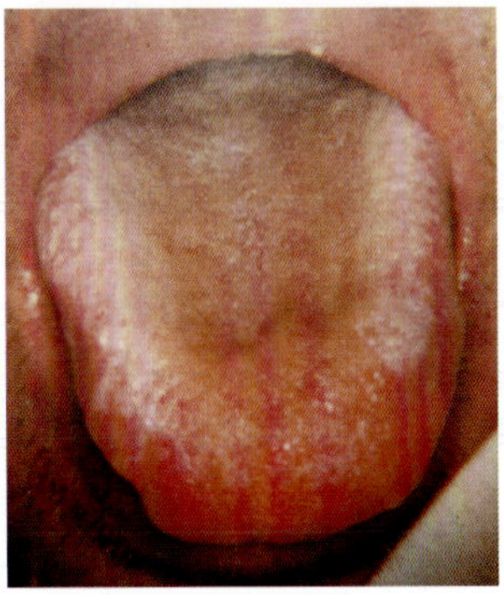

7．肝郁气滞

【舌象】舌淡红，苔白腻。

【治法】理气调经。

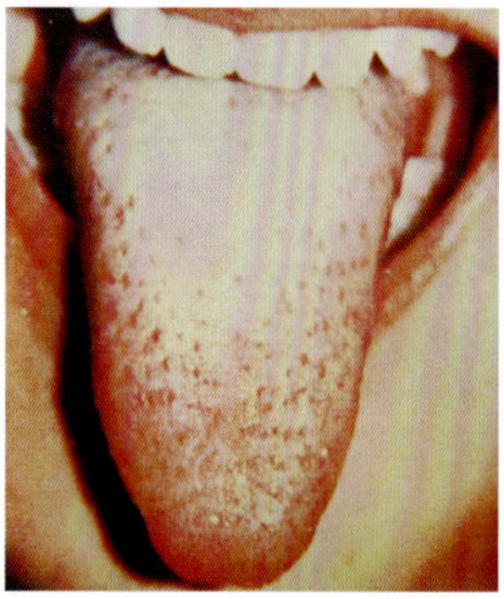

8．血瘀

【舌象】舌质紫暗有瘀点。

【治法】活血化瘀，调经。

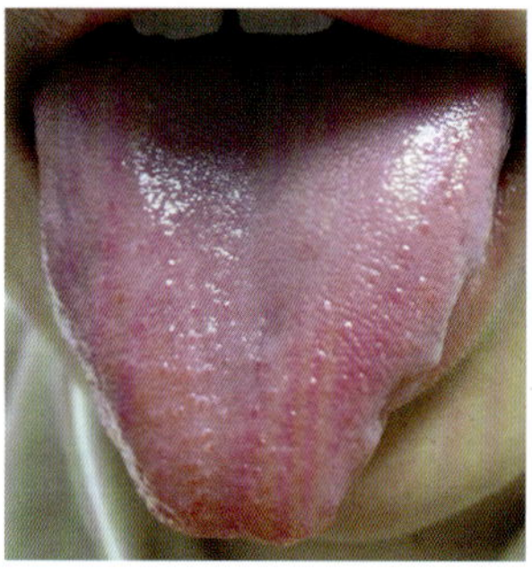

9．脾虚

【舌象】舌质淡，苔白腻。

【治法】甘温补气，健脾调经。

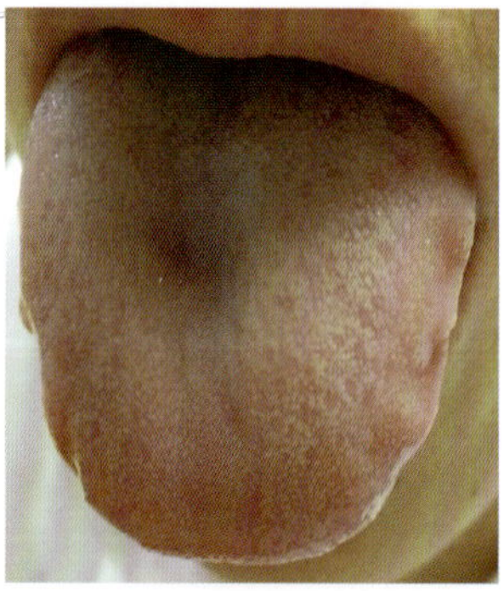

10．肾阳虚

【舌象】舌质淡，苔白。

【治法】温补肾阳，调经。

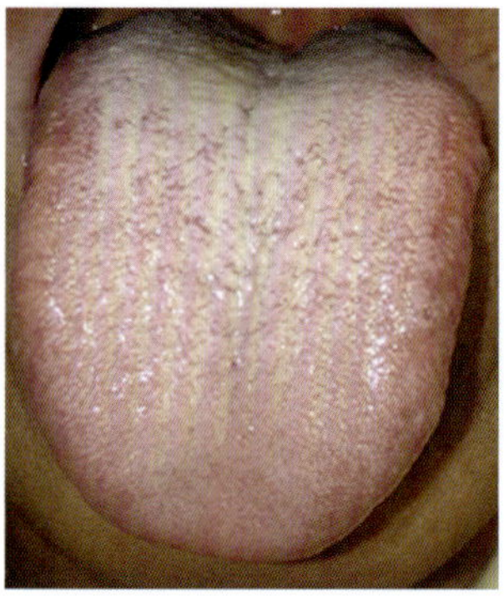

11．肾阴虚

【舌象】舌质红，苔少。

【治法】滋补肾阴，调经。

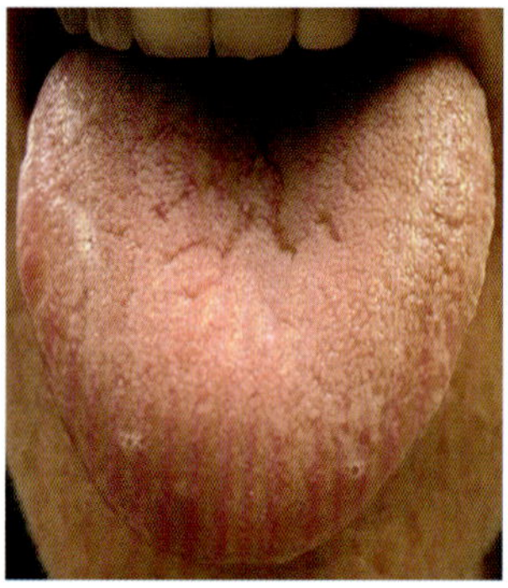

（二）带下病常见的舌象与分型治疗

带下病指妇女白带量、色、质、气味异常，或有局部症状，或有全身症状。正常的白带是无色、质黏、无臭的液体，量不多，起滋润、抗菌的作用。带下病主要因外感湿邪和脾虚或肾虚所致的内湿引起。

1. 脾虚

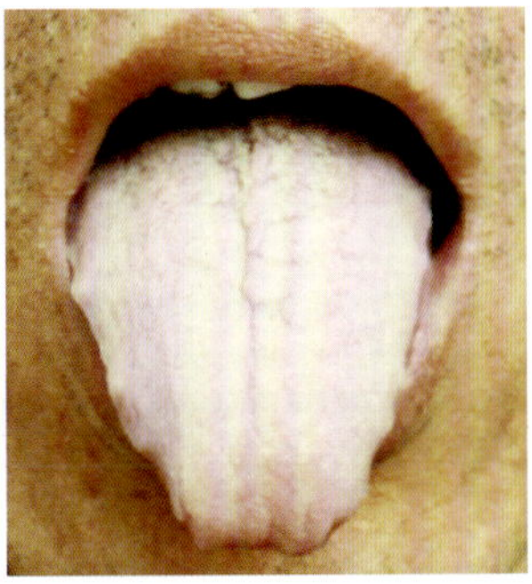

【舌象】舌质淡，苔白腻。

【带下表现】带下色白或淡黄，量增多，质黏，无异味。

【全身症状】精神疲倦，面色萎黄，纳呆便溏，脉缓弱。

【治法】健脾除湿，止带。

【方药】完带汤。

2. 肾阳虚

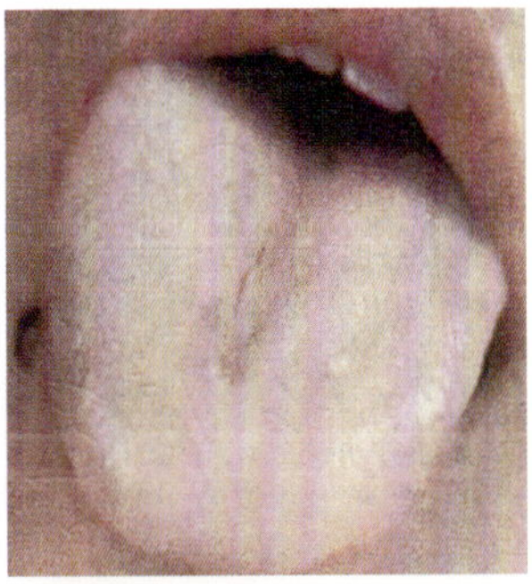

【舌象】舌质淡，苔白润滑。

【带下表现】白带清冷，量多，质精稀，略带腥味。

【全身症状】腰酸，少腹冰凉，尿频清长，脉沉迟。

【治法】温阳补肾，止带。

【方药】内补丸、金匮肾气丸。

3. 肾阴虚

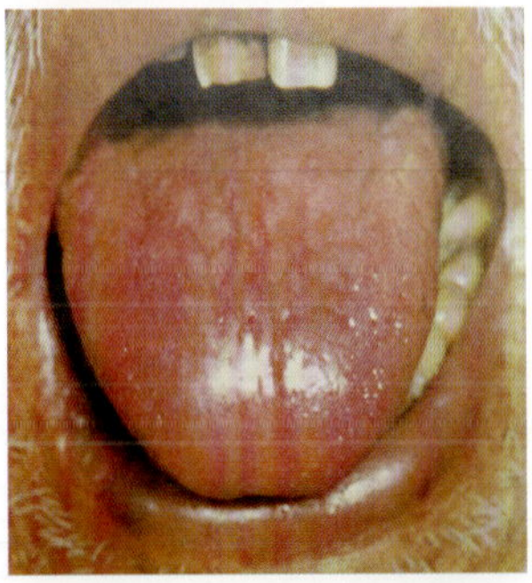

【舌象】舌质红，苔少。

【带下表现】带下无味，阴部灼热或痛。

【全身症状】烦热失眠，形体消瘦，尿赤便结，脉细数。

【治法】滋阴补肾，止带。

【方药】知柏地黄丸。

4. 湿热

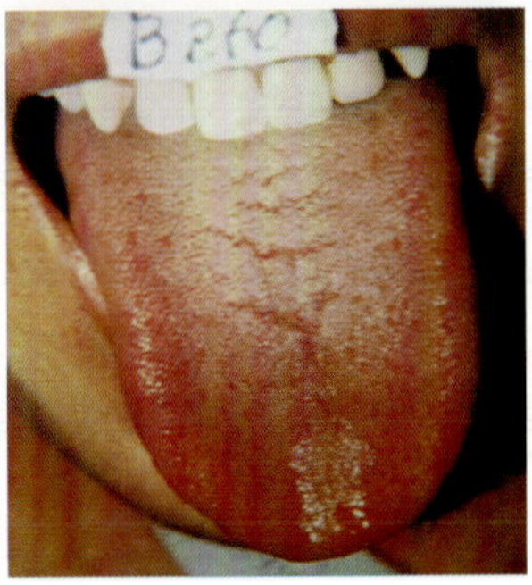

【舌象】舌质红，苔黄腻。

【带下表现】带下色黄或黄白，量多，有臭味，质黏腻，或如豆腐渣状。

【全身症状】胸闷口臭，纳呆腹胀，大便黏滞，脉濡。

【治法】清热祛湿，止带。

【方药】止带方、龙胆泻肝汤。

5. **热毒**

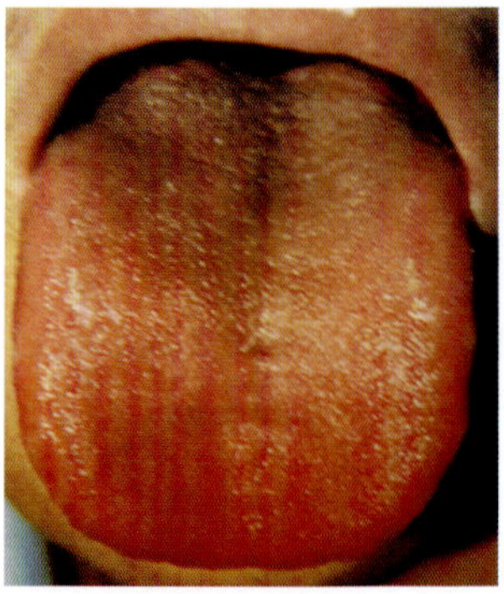

【舌象】舌质红，苔黄干。

【带下表现】带下量多，如脓带赤，有臭味。

【全身症状】烦热口干，或伴发热，小便短赤，脉数。

【治法】清热凉血解毒。

【方药】五味清毒饮。

（三）妊娠病常见的舌象与分型治疗

与妊娠有关的疾病都属妊娠病。常见的有恶阻、妊娠腹痛、胎漏、胎动不安、滑胎、胎停、子烦、子晕、子痫、子嗽、子淋、妊娠尿难、难产等。

1. **脾胃虚弱**

【舌象】舌质淡，苔白腻。

【治法】健脾胃，安胎。

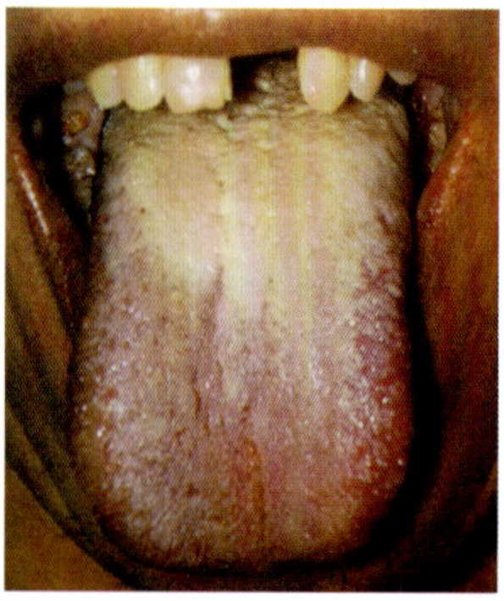

2. **肝胃不和**

【舌象】舌质红，苔白微黄腻。

【治法】疏肝和胃，清热安胎。

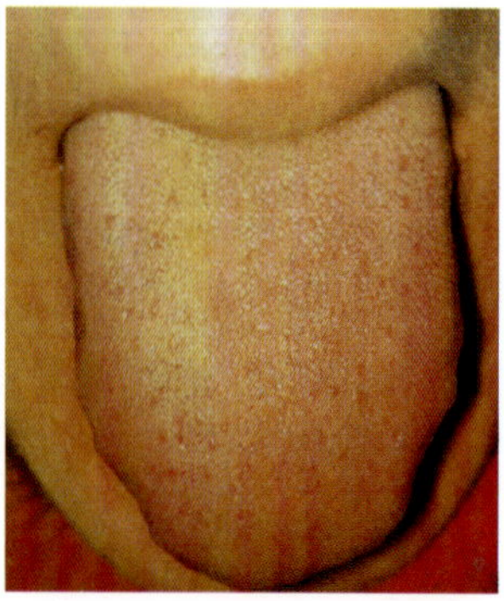

3. **血虚**

【舌象】舌质淡，苔白。

【治法】补血、养血安胎。

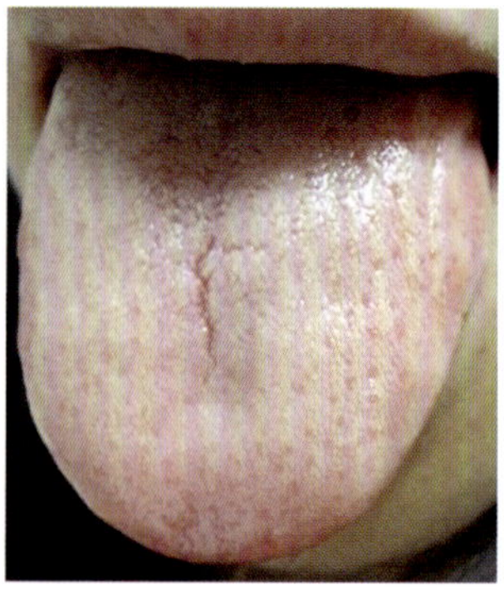

4. **气郁**

【舌象】舌质红，苔白。

【治法】行气清热，解郁安胎。

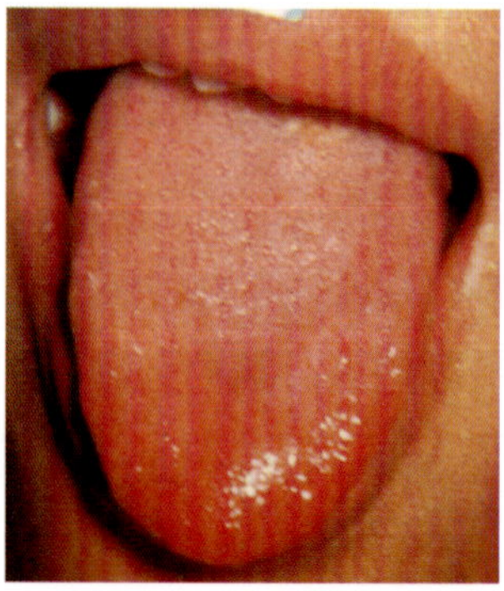

5. 虚寒

【舌象】舌质淡，苔白润滑。

【治法】温阳散寒，安胎。

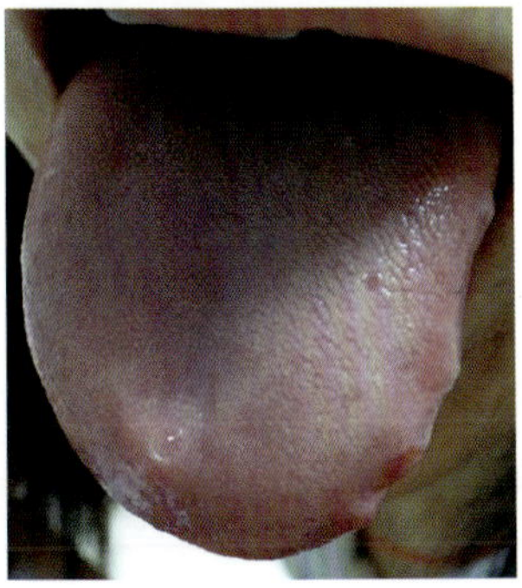

6. 气血虚弱

【舌象】舌质淡，苔白。

【治法】双补气血。

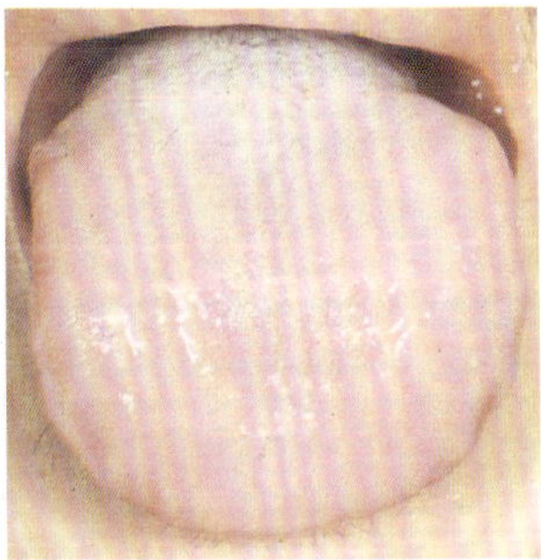

7. 血热

【舌象】舌质红，苔黄厚。

【治法】清热凉血，泻火安胎。

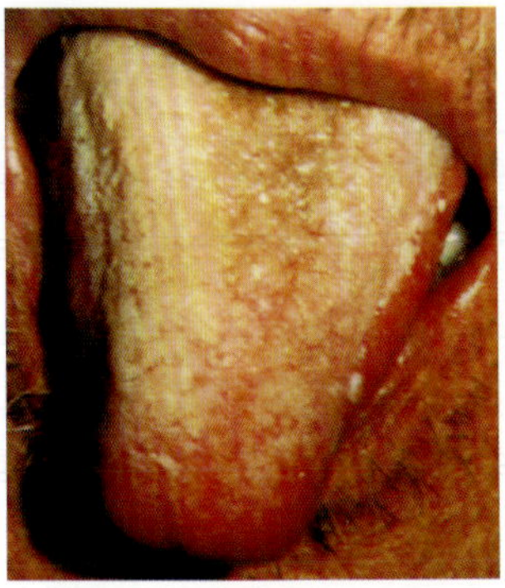

8. 湿热下注

【舌象】舌质红，苔黄腻。

【治法】清热除湿，安胎。

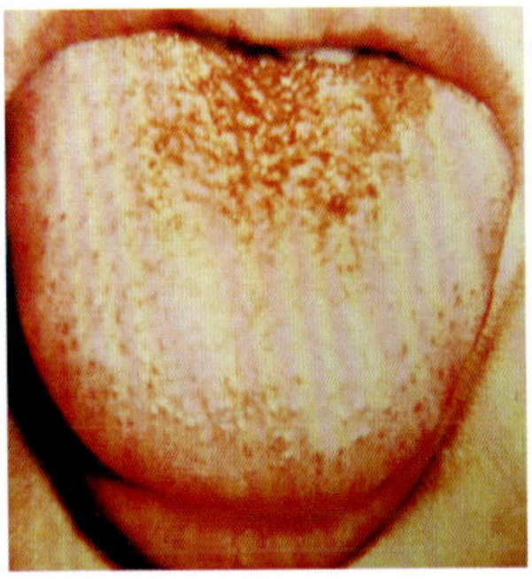

9. 血瘀

【舌象】舌质暗有瘀点。

【治法】活血散瘀。慎用，避免堕胎。禁用破血药。

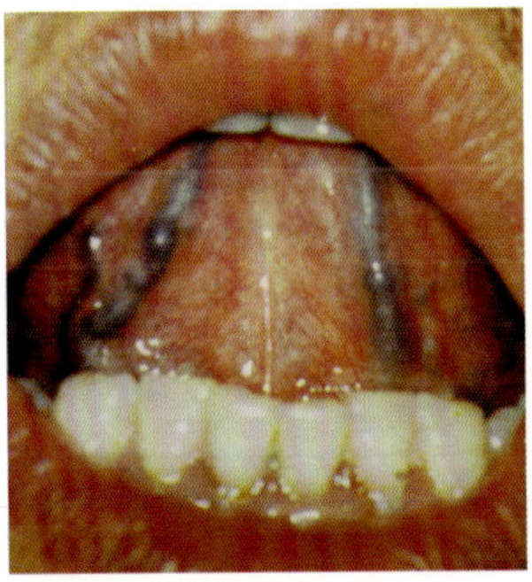

10. 阴虚

【舌象】舌质红，苔少。

【治法】滋阴生津，安胎。

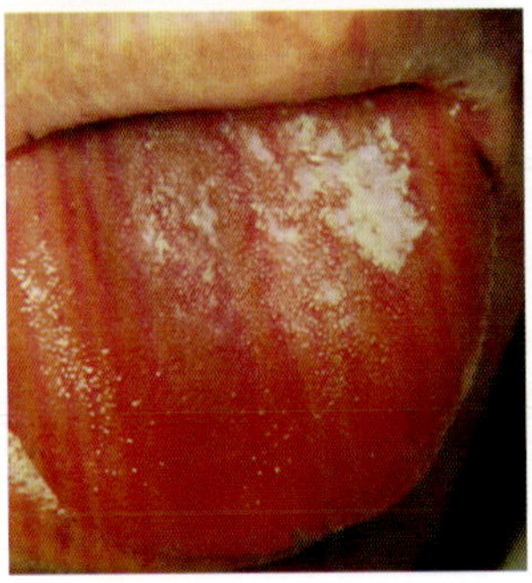

11. 脾虚水湿

【舌象】舌质淡，苔白腻。

【治法】健脾补气，利尿安胎。

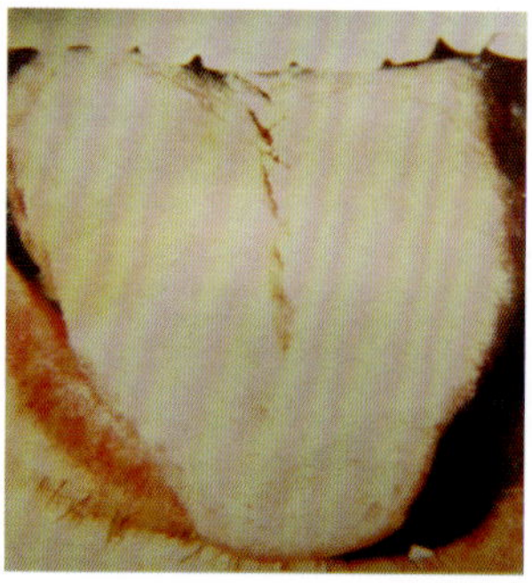

12. 阴虚致肝风内动

【舌象】舌质红，苔少。

【治法】滋阴，平肝熄风，安胎。

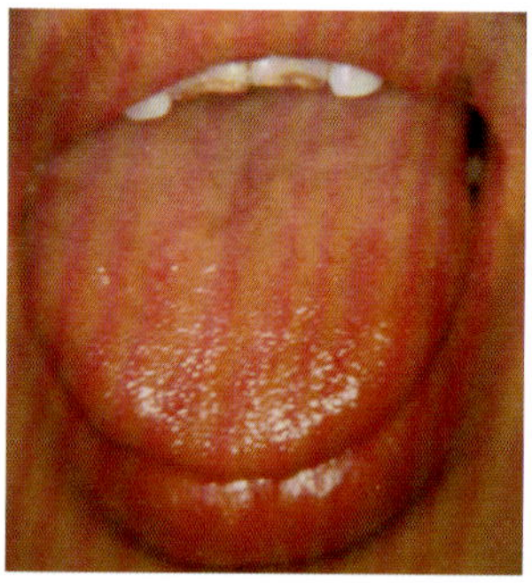

13. 阴虚肺燥

【舌象】舌质红，苔黄干。

【治法】润肺止咳，安胎。

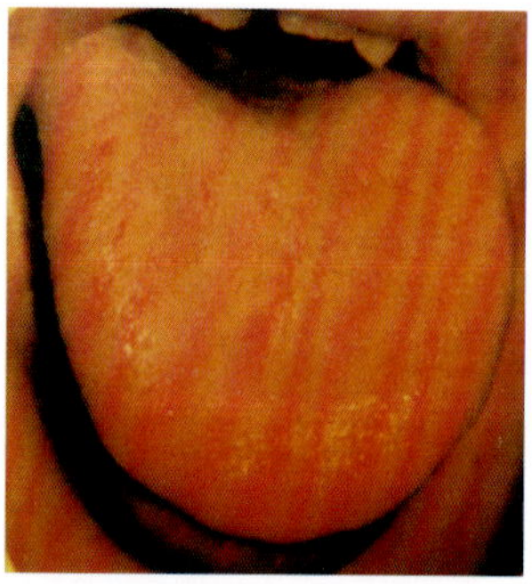

14. 痰火上扰

【舌象】舌质红，苔黄厚干。

【治法】清热泻火，安神开窍，安胎。

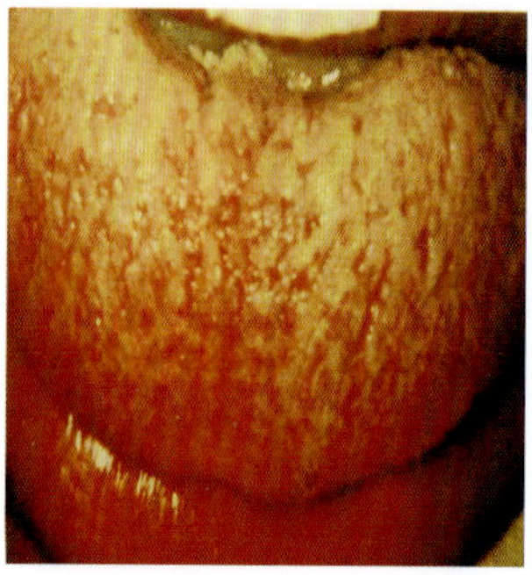

15. 痰火犯肺

【舌象】舌质红，苔黄腻。

【治法】凉血化痰止咳，安胎。

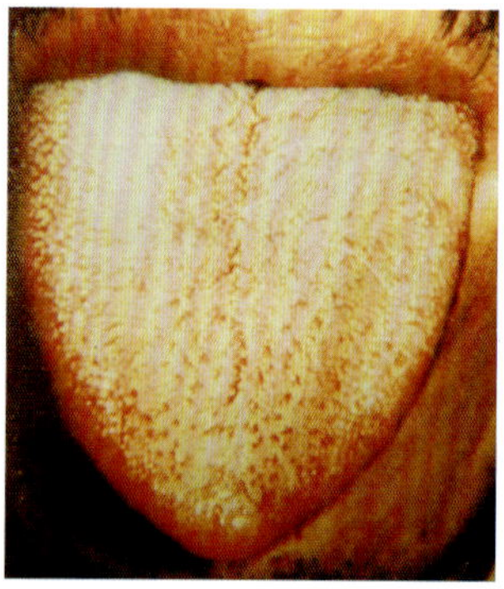

（四）产后病常见的舌象与分型治疗

产后病包括妇女新产后至产褥期中发生与分娩或产褥有关的疾病，常见的有产后头晕、产后腹痛、产后恶露不绝、产后大便难、产后发热、产后汗证、产后身痛、缺乳或乳汁自出等。

产后病的病因病机包括四个方面：失血伤津、瘀血内阻、外感六淫、饮食所伤。诊断上也应抓住四点：恶露、大便、乳汁、胃纳。治疗上着重注意多虚多瘀的特点，因人因证之不同，灵活掌握。

1. 血虚气脱

【舌象】舌质淡，苔白。

【治法】补气固脱。

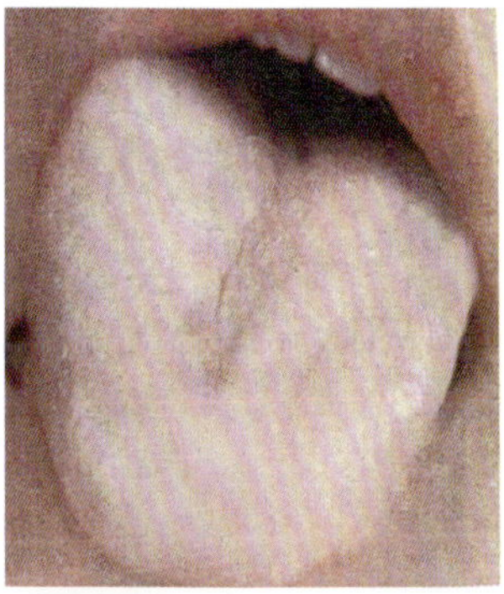

2. 瘀阻气闭

【舌象】舌质淡，苔白厚腻。

【治法】燥湿祛痰，行血逐瘀。

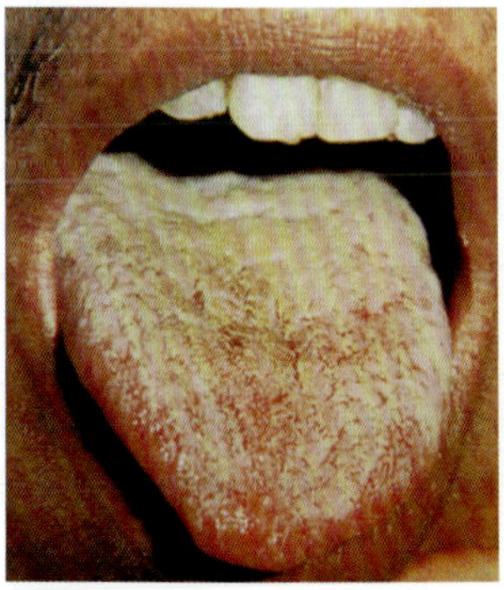

3. 阴血亏虚

【舌象】舌淡红，无苔。

【治法】养血镇痉。

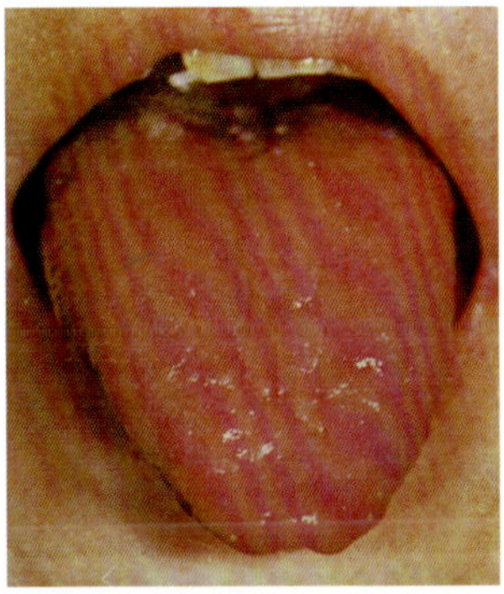

4. 感染邪毒

【舌象】舌质红，苔薄白。

【治法】解毒止痉，理血祛风。

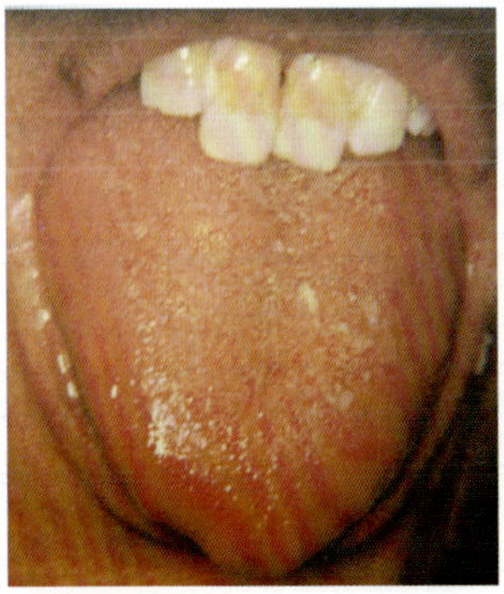

5. 血虚腹痛

【舌象】舌质淡，苔白。

【治法】补血益气，行气止血。

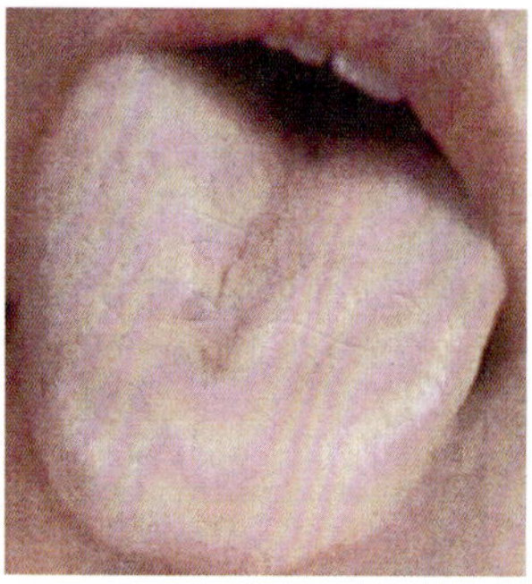

6. 血瘀腹痛（含恶露不绝）

【舌象】舌质暗，苔白滑。

【治法】活血化瘀，散寒止痛。

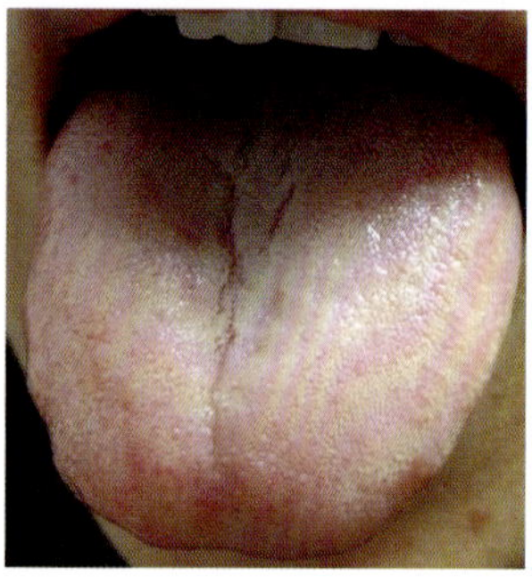

7. 气虚（恶露不绝）

【舌象】舌质淡，苔白。

【治法】补气摄血。

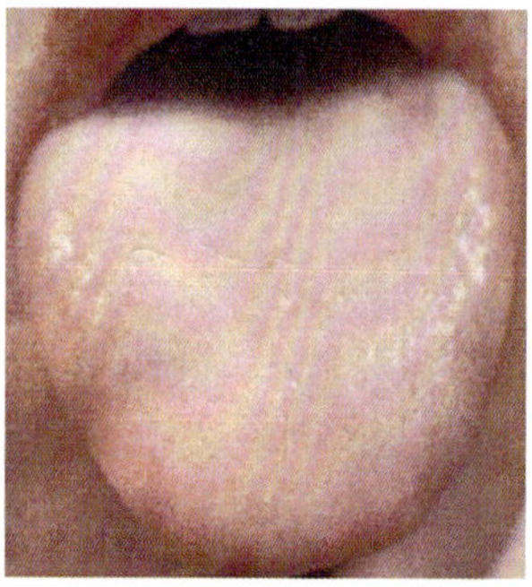

8. 血热（恶露不绝）

【舌象】舌质红，苔黄。

【治法】养阴，清热，止血。

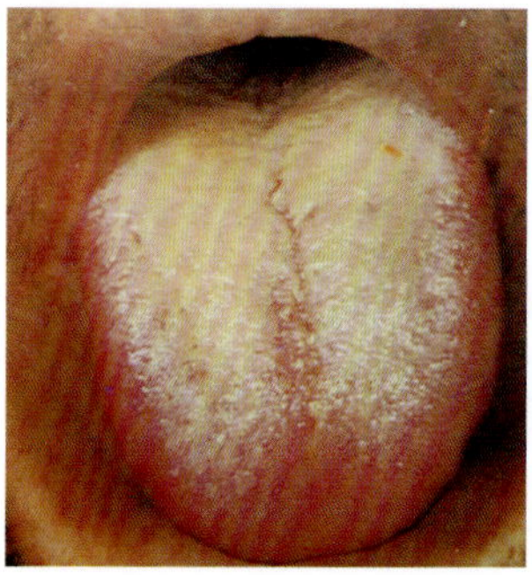

9. 外感发热

【舌象】舌质红，苔白黄。

【治法】养血祛风，清热止咳。

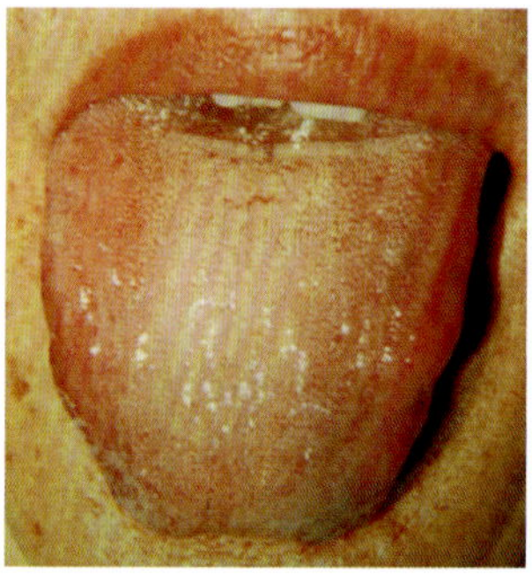

10. 风寒身痛

【舌象】舌质淡，苔薄白。

【治法】养血祛风，散寒除湿。

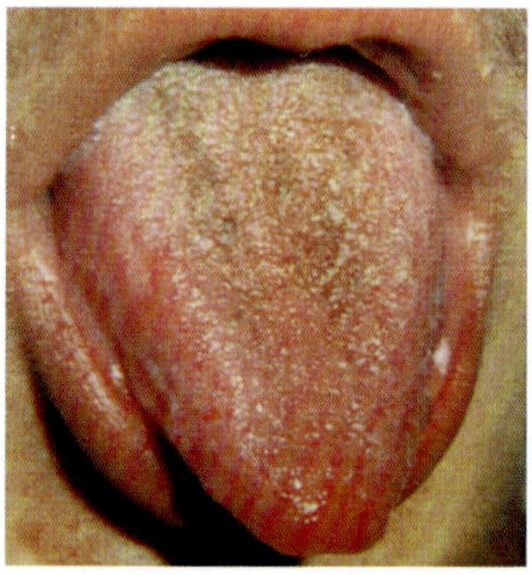

11. 肾阳虚

【舌象】舌质淡，苔白润。

【治法】温阳固肾。

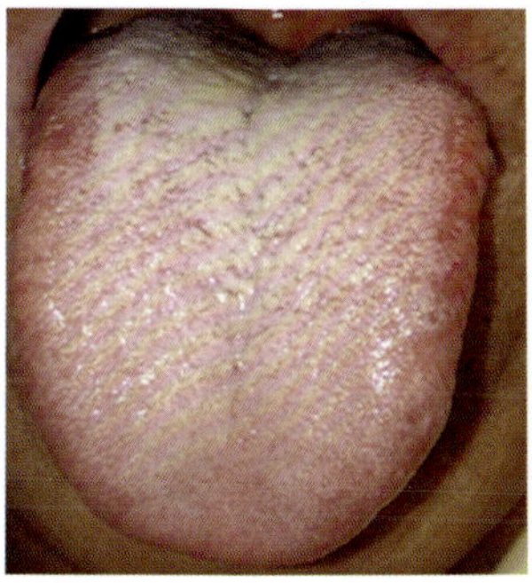

12. 气虚自汗

【舌象】舌质淡，苔白。

【治法】补气敛汗。

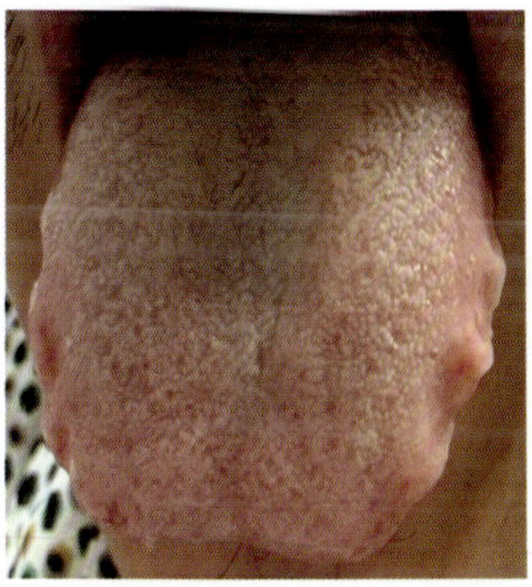

13. 阴虚盗汗

【舌象】舌质红，苔少。

【治法】养阴益气敛汗。

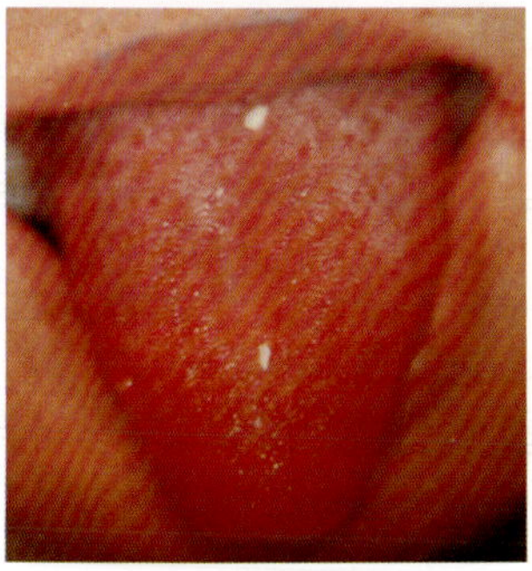

14. 肝郁气滞

【舌象】舌质红，苔薄白或黄腻。

【治法】疏肝解郁，理气止痛。

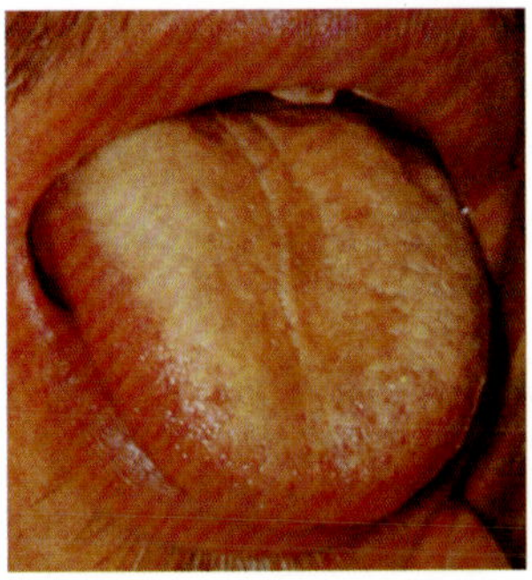

15. 气血虚弱

【舌象】舌质淡，苔白。

【治法】气血双补。

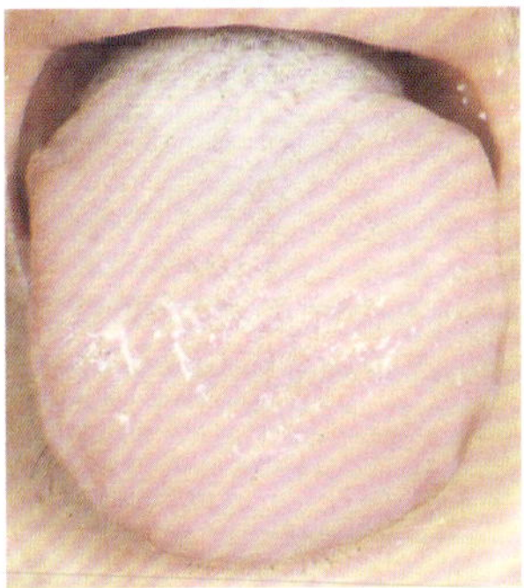

（五）妇科杂病常见的舌象与分型治疗

与妇女生理特点有密切关系，又不属于经、带、胎、产范畴的疾病，统称为妇科杂病。常见的有癥瘕（妇科良性、恶性肿瘤）、脏躁（女子精神疾病）、阴挺（子宫下垂）、阴痒（阴道感染）、阴疮（会阴部感染）等。

1. 气滞

【舌象】舌质淡，苔薄润。

【治法】行气导滞，活血化瘀。

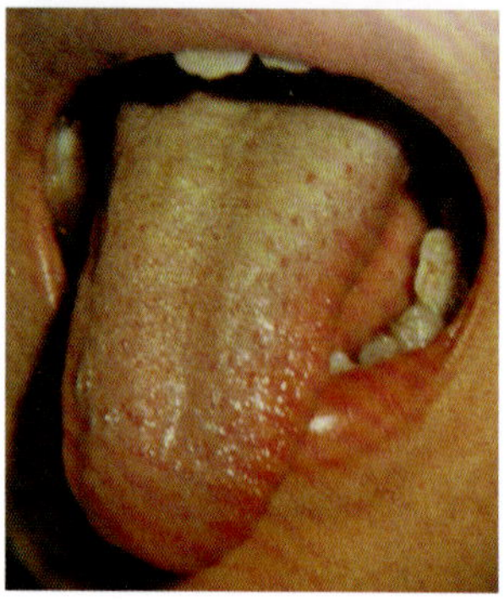

2. 血瘀

【舌象】舌质暗，有瘀点。

【治法】活血散结，破瘀消癥。

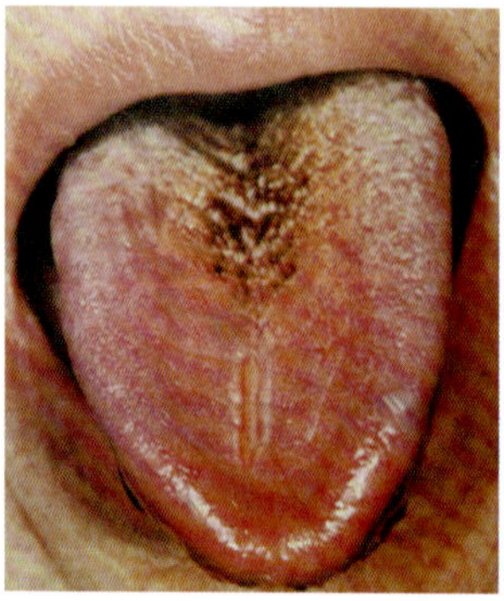

3. 痰湿

【舌象】舌质淡，苔白腻。

【治法】燥湿理气，化痰散结。

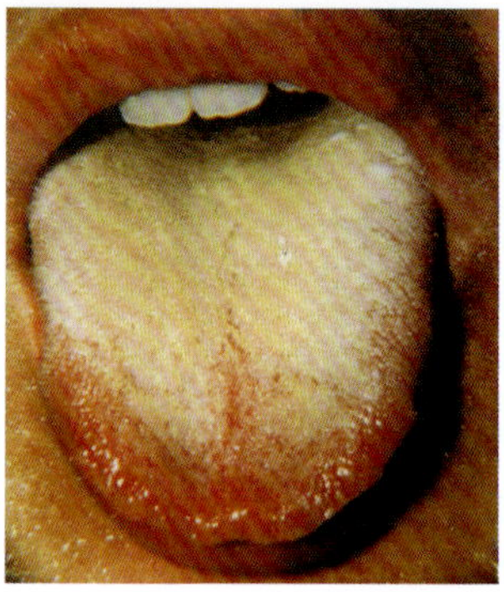

4. 气虚

【舌象】舌质淡，苔薄。

【治法】补气升提。

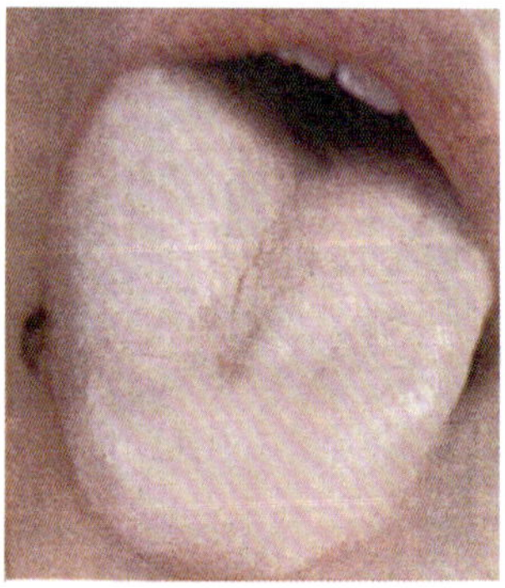

5. **肾气虚**

【舌象】舌淡红，苔少。

【治法】补肾固脱。

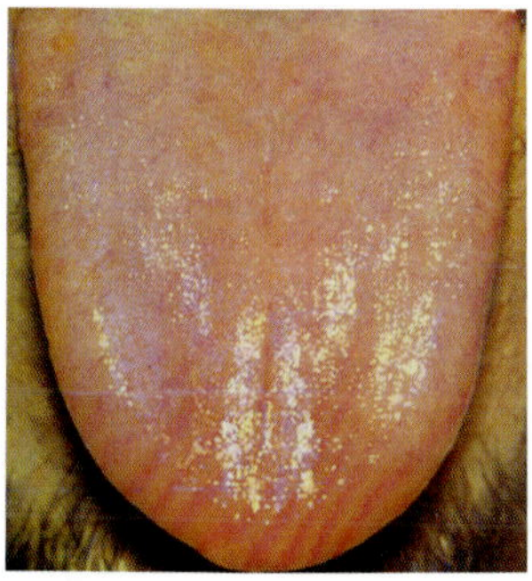

6. **肾阴虚**

【舌象】舌质红，苔少。

【治法】甘润滋补，养心安神。

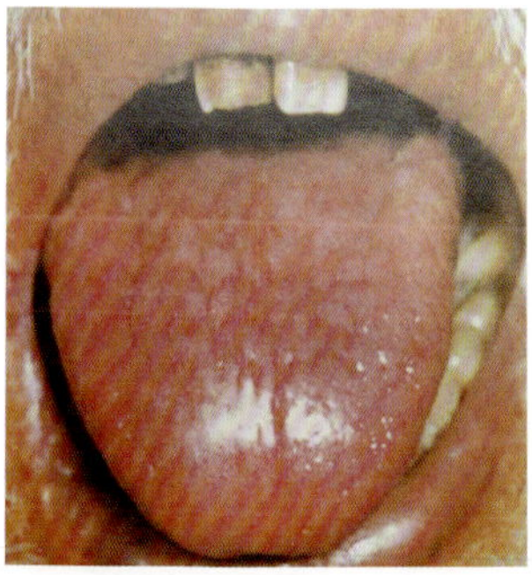

7. **肾阳虚**

【舌象】舌质淡，苔白润。

【治法】温肾补气养血，调补冲任。

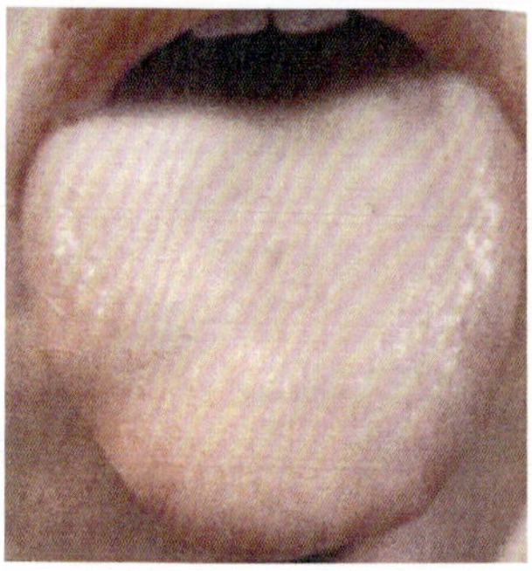

8. **肝郁**

【舌象】舌暗红，苔薄白。

【治法】舒肝解郁，养血理脾。

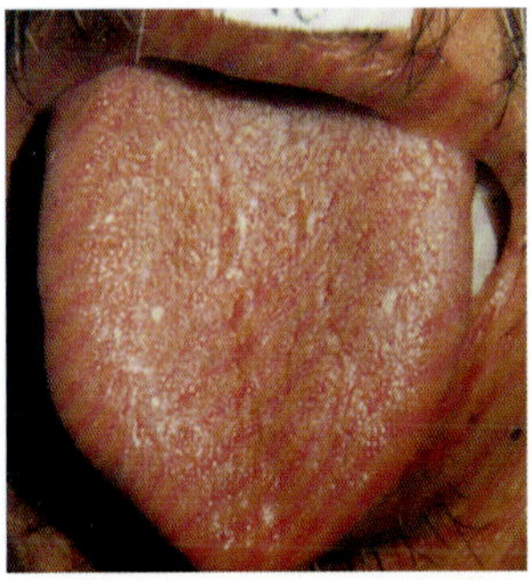

9. **肝经湿热**

【舌象】舌质红，苔黄腻。

【治法】清热利湿，杀虫止痒。

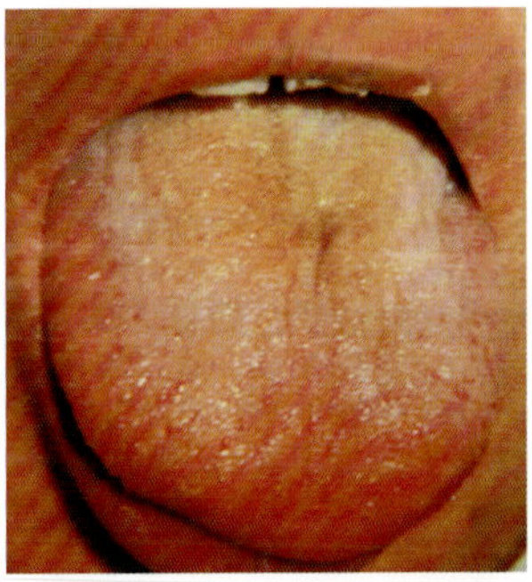

10. **肝肾阴虚**

【舌象】舌质红，苔少。

【治法】滋肾降火，调补肝肾。

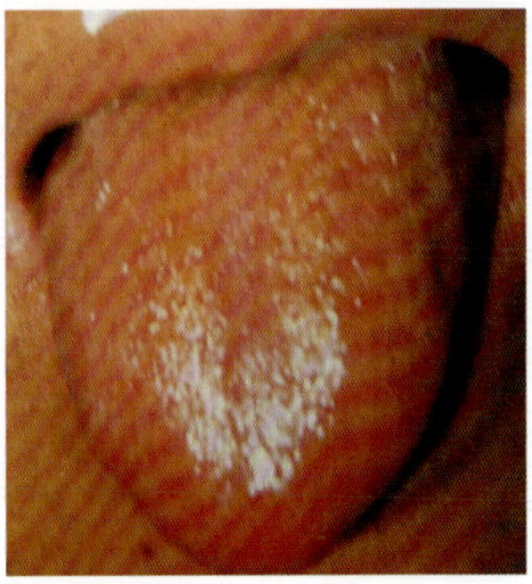

11. **湿热**

【舌象】舌质红，苔黄腻。

【治法】清热祛湿，活血化瘀。

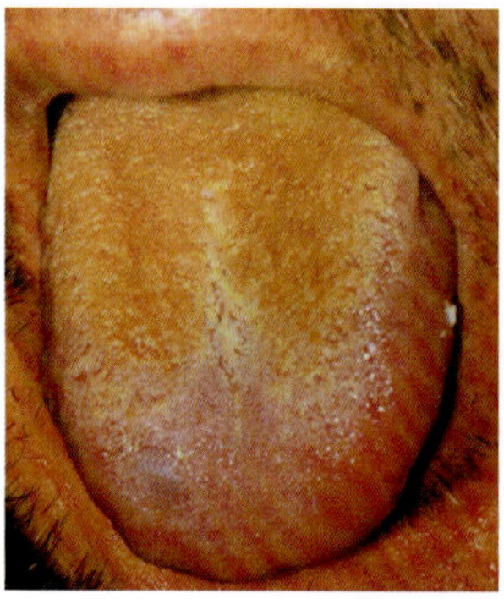

12. **寒湿**

【舌象】舌质淡嫩，苔白黄腻。

【治法】益气养血，祛寒化湿。

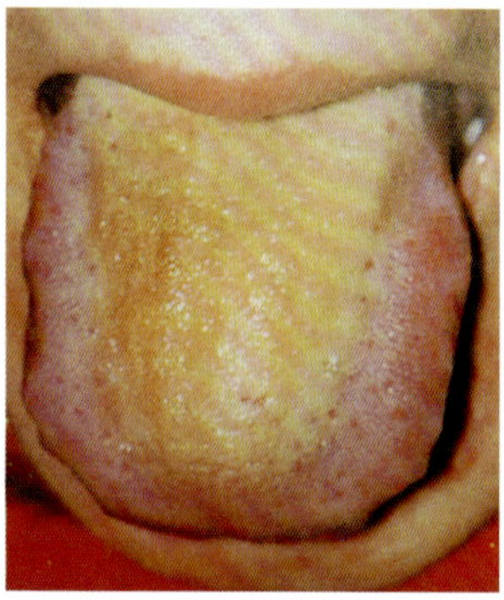

13. **腑气不通**

【舌象】舌质红，苔黄腻。

【治法】行气润肠通便。

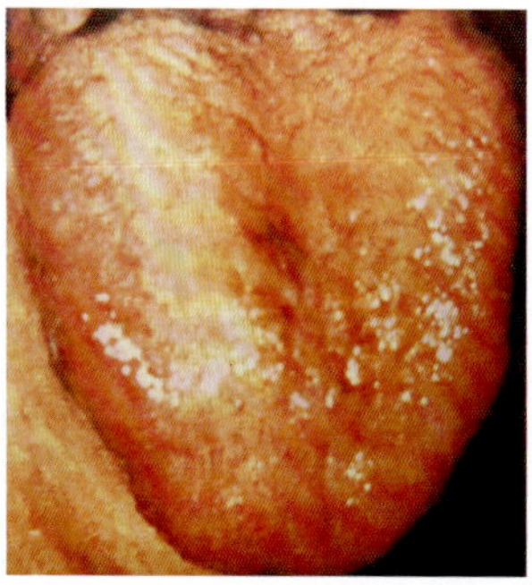

14. **热毒**

【舌象】舌质淡，苔黄腻。

【治法】清热解毒，活血化瘀。

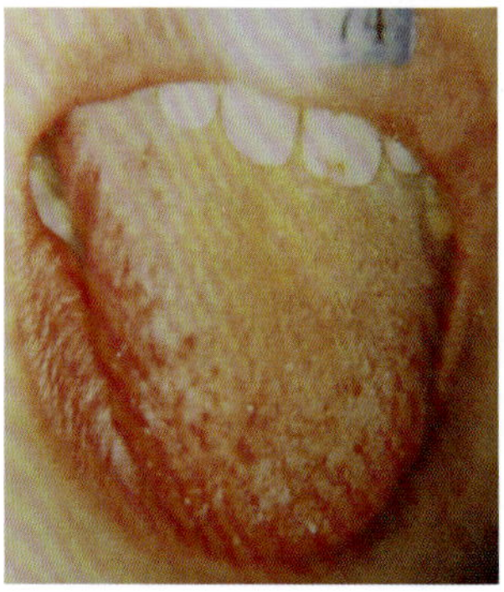

15. **寒凝**

【舌象】舌质淡，苔白润滑。

【治法】温经散寒，化瘀养荣。

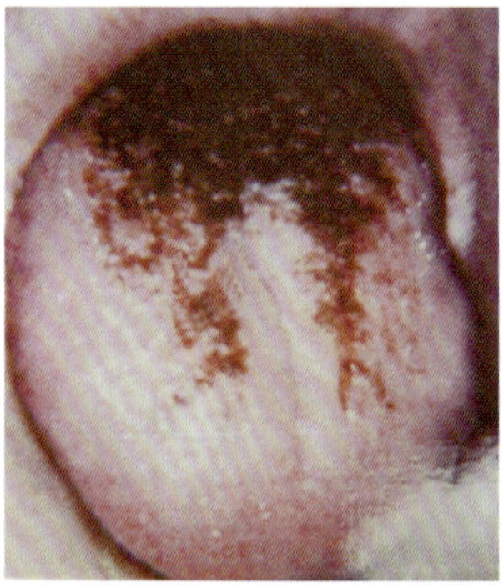

附录　方剂索引

序次

一画

一贯煎（《柳洲医话》）：沙参 麦冬 当归 生地黄 枸杞子 川楝子

二画

二冬汤（《医学心语》）：天冬 麦冬 天花粉 黄芩 知母 甘草 人参 荷叶

二陈汤（《太平惠民和剂局方》）：半夏 陈皮 茯苓 炙甘草

十灰散（《十药神书》）：大蓟 小蓟 侧柏叶 荷叶 茜草根 山栀 茅根 大黄 丹皮 棕榈皮

十全大补汤（《太平惠民和剂局方》）：熟地黄 白芍 当归 川芎 人参 白术 茯苓 炙甘草 黄芪 肉桂

丁香柿蒂汤（《症因脉治》）：丁香 柿蒂 人参 生姜

八正散（《太平惠民和剂局方》）：木通 车前子 萹蓄 瞿麦 滑石 甘草梢 大黄 山栀

八仙长寿丸（《医级》）：麦冬 五味子 熟地黄 山茱萸 干山药 泽泻 茯苓 丹皮

八珍汤（《正体类要》）：人参 白术 茯苓 甘草 当归 白芍药 川芎 熟地黄 生姜 大枣

人参败毒散（《太平惠民和剂局方》）：人参 羌活 独活 柴胡 前胡 川芎 枳壳 茯苓 桔梗 甘草

人参胡桃汤（《济生方》）：人参 核桃 肉生姜

人参养营汤（《太平惠民和剂局方》）：人参 甘草 当归 白芍 熟地黄 肉桂 大枣 黄芪 白术 茯苓 五味子 远志 橘皮 生姜

人参蛤蚧散（《博济方》）：蛤蚧 苦杏仁 炙甘草 人参 云苓 川贝 桑白皮 知母

三画

三才封髓丹（《卫生宝鉴》）：天冬 熟地黄 人参 黄柏 砂仁 甘草

三子养亲汤（《韩氏医通》）：苏子 白芥子 莱菔子

三仁汤（《温病条辨》）：杏仁 白蔻仁 薏苡仁 厚朴 半夏 通草 滑石 竹叶

三甲复脉汤（《温病条辨》）：炙甘草 生地黄 生白芍 麦冬 阿胶 火麻仁 生牡蛎 生龟板 生鳖甲

三拗汤（《太平惠民和剂局方》）：麻黄 杏仁 生甘草

三金排石汤（《陕西中医》）：金钱草 鸡内金 海金沙 石苇 萹蓄 车前子 瞿麦 滑石 木通

大补元煎（《景岳全书》）：人参 炒山药 熟地黄 杜仲 枸杞子 当归 山茱萸 炙甘草

大补阴丸（《丹溪心法》）：知母 黄柏 熟地黄 龟板 猪脊髓

大青龙汤（《伤寒论》）：麻黄 杏仁 桂枝 甘草 石膏 生姜 大枣

大定风珠（《温病条辨》）：白芍药 阿胶 生龟板 生地黄 火麻仁 五味子 生牡蛎 麦冬 炙

甘草 鸡子黄 生鳖甲

大建中汤（《金匮要略》）：川椒 干姜 人参 饴糖

大承气汤（《伤寒论》）：大黄 厚朴 枳实 芒硝

大秦艽汤（《素问病机气宜保命集》）：秦艽 当归 甘草 羌活 防风 白芷 熟地黄 茯苓 石膏 川芎 白芍药 独活 黄芩 生地黄 白术 细辛

大柴胡汤（《伤寒论》）：柴胡 黄芩 半夏 枳实 白芍药 大黄 生姜 大枣

大黄牡丹汤（《金匮要略》）：大黄 牡丹皮 桃仁 冬瓜仁 芒硝

大黄䗪虫丸（《金匮要略》）：土鳖虫 干漆 生地黄 甘草 水蛭 白芍药 杏仁 黄芩 桃仁 虻虫 蛴螬虫 大黄

小半夏汤（《金匮要略》）：半夏 生姜

小半夏加茯苓汤（《金匮要略》）：半夏 生姜 茯苓

小青龙汤（《伤寒论》）：麻黄 桂枝 芍药 甘草 干姜 细辛 半夏 五味子

小建中汤（《伤寒论》）：桂枝 白芍 甘草 生姜 大枣 饴糖

小承气汤（《伤寒论》）：大黄 厚朴 枳实

小活络丹（《和剂局方》）：制川乌 制草乌 地龙 制南星 乳香 没药

小柴胡汤（《伤寒论》）：柴胡 黄芩 半夏 人参 甘草 生姜 大枣

小陷胸汤（《伤寒论》）：黄连 半夏 瓜蒌实

小蓟饮子（《丹溪心法》）：生地黄 小蓟 滑石 通草 炒蒲黄 淡竹叶 藕节 当归 山栀 甘草

千金苇茎汤（《备急千金要方》）：鲜芦根 薏苡仁 冬瓜仁 桃仁

川芎茶调散（《太平惠民和剂局方》）：川芎 荆芥 薄荷 羌活 细辛（或香附）白芷 甘草 防风

己椒苈黄丸（《金匮要略》）：防己 椒目 葶苈子 大黄

四画

天王补心丹（《摄生秘剂》）：人参 玄参 丹参 茯苓 五味子 远志 桔梗 当归身 天冬 麦冬 柏子仁 酸枣仁 生地黄 辰砂

天台乌药散（《医学发明》）：乌药 木香 小茴香 青皮 高良姜 巴豆 槟榔 川楝子

天麻钩藤饮（《杂病诊治新义》）：天麻 钩藤 生石决明 川牛膝 桑寄生 杜仲 山栀 黄芩 益母草 朱茯神 夜交藤

无比山药丸（《太平惠民和剂局方》）：山药 肉苁蓉 熟地黄 山茱萸 茯神 菟丝子 五味子 赤石脂 巴戟天 泽泻 杜仲 牛膝

木防己汤（《金匮要略》）：木防己 石膏 桂枝 人参

木香顺气散（《沈氏尊生书》）：木香 青皮 橘皮 甘草 枳壳 川朴 乌药 香附 苍术 砂仁 桂心 川芎

五子衍宗丸（《证治准绳》）：枸杞子 覆盆子 菟丝子 五味子 车前子

五仁丸（《世医得效方》）：桃仁 杏仁 柏子仁 松子仁 郁李仁 橘皮

五汁安中饮（验方）：韭汁 牛乳 生姜汁 梨汁 藕汁

五皮散（《中藏经》）：桑白皮 橘皮 生姜皮 大腹皮 茯苓皮

五苓散（《伤寒论》）：桂枝 白术 茯苓 猪苓 泽泻

五味消毒饮（《医宗金鉴》）：金银花 野菊花 蒲公英 紫花地丁 紫背天葵

五磨饮子（《医方集解》）：乌药 沉香 槟榔 枳实 木香

止带方（《世补斋·不谢方》）：茯苓 猪苓 泽泻 赤芍 丹皮 茵陈 黄柏 栀子 牛膝 车前子

止嗽散（《医学心悟》）：荆芥 桔梗 甘草 白前 橘红 百部 紫菀

少腹逐瘀汤（《医林改错》）：小茴香 干姜 延胡索 没药 当归 川芎 肉桂 赤芍药 蒲黄 五灵脂

中满分清丸（《兰室秘藏》）：厚朴 枳实 黄连 黄芩 知母 半夏 陈皮 茯苓 猪苓 泽泻 砂仁 干姜 姜黄 人参 白术 炙甘草

内补丸（《女科切要》）鹿茸 肉桂 菟丝子 黄芪 白蒺藜 沙苑蒺藜 肉苁蓉 桑螵蛸 熟附子 紫菀茸

水陆二仙丹（《证治准绳》）：金樱子 芡实

月华丸（《医学心悟》）：天冬 麦冬 生地 熟地黄 山药 百部 沙参 川贝母 茯苓 阿胶 三七 獭肝 白菊花 桑叶

丹参饮（《时方歌括》）：丹参 檀香 砂仁

丹栀逍遥散（《医统》）：当归 白芍药 白术 柴胡 茯苓 甘草 煨姜 薄荷 丹皮 山栀

乌头汤（《金匮要略》）：川乌 麻黄 芍药 黄芪 甘草

乌头赤石脂丸（《金匮要略》）：蜀椒 乌头 炮附子 干姜 赤石脂

乌梅丸（《伤寒论》）：乌梅肉 黄连 黄柏 人参 当归 附子 桂枝 蜀椒 干姜 细辛

六一散（《伤寒标本心法类萃》）：滑石 甘草

六味地黄丸（《小儿药证直诀》）：熟地黄 山药 茯苓 丹皮 泽泻 山茱萸

六磨汤（《证治准绳》）：沉香 木香 槟榔 乌药 枳实 大黄

五画

玉女煎（《景岳全书》）：石膏 熟地黄 麦冬 知母 牛膝

玉屏风散（《世医得效方》）：黄芪 白术 防风

玉真散（《外科正宗》）：防风 天南星 白芷 天麻 羌活 白附子

甘麦大枣汤（《金匮要略》）：甘草 浮小麦 大枣

甘草干姜汤（《金匮要略》）：甘草 干姜

甘姜苓术汤（《金匮要略》）：甘草 干姜 茯苓 白术

甘露消毒丹（《温热经纬》）：滑石 茵陈 黄芩 石菖蒲 川贝母 木通 藿香 射干 连翘 薄荷 白蔻仁

左归丸（《景岳全书》）：熟地黄 山药 山茱萸 菟丝子 枸杞子 川牛膝 鹿角胶 龟板胶

左金丸（《丹溪心法》）：黄连 吴茱萸

石苇散（《证治汇补》）：石苇 冬葵子 瞿麦 滑石 车前子

右归丸（《景岳全书》）：熟地黄 山药 山茱萸 枸杞子 杜仲 菟丝子 附子 肉桂 当归 鹿角胶

龙牡散（《验方》）：煅龙骨 煅牡蛎

龙胆泻肝汤（《兰室秘藏》）龙胆草 泽泻 木通 车前子 当归 柴胡 甘草 生地黄（近代方有黄芩 栀子）

平补镇心丹（《太平惠民和剂局方》）：酸枣仁 茯神 五味子 肉桂 麦门冬 龙齿 熟地黄 山药 人参 朱砂 远志 炙甘草 车前子 茯苓 天门冬

平胃散（《太平惠民和剂局方》）：苍术 厚朴 橘皮 甘草 生姜 大枣

归脾汤（《济生方》）：党参 黄芪 白术 茯神 酸枣仁 龙眼肉 木香 炙甘草 当归 远志 生姜 大枣

四君子汤（《太平惠民和剂局方》）：党参 白术 茯苓 甘草

四妙丸（《成方便读》）：苍术 黄柏 牛膝 苡仁

四味香薷饮（《医学心悟》）：黄连 香薷 扁豆 厚朴

四物汤（《太平惠民和剂局方》）：当归 白芍药 川芎 熟地黄

四逆汤（《伤寒论》）：附子 干姜 甘草

四逆散（《伤寒论》）：柴胡 甘草 枳实 芍药

四神丸（《证治准绳》）：补骨脂 肉豆蔻 吴茱萸 五味子 生姜 大枣

四磨饮（《济生方》）：人参 槟榔 沉香 乌药

生脉散（《备急千金要方》）：人参 麦冬 五味子

生铁落饮（《医学心悟》）：天冬 麦冬 贝母 胆星 橘红 远志 石菖蒲 连翘 茯苓 茯神 玄参 钩藤 丹参 辰砂 生铁落

失笑散（《太平惠民和剂局方》）：五灵脂 蒲黄

白头翁汤（《伤寒论》）：白头翁 秦皮 黄连 黄柏

白虎加人参汤（《伤寒论》）：知母 石膏 甘草 粳米 人参

白虎汤（《伤寒论》）：知母 石膏 粳米 炙甘草

半夏白术天麻汤（《医学心悟》）：制半夏 天麻 茯苓 橘红 白术 甘草 生姜 大枣

半夏泻心汤（《伤寒论》）：半夏 黄芩 干姜 人参 炙甘草 黄连 大枣

半夏厚朴汤（《金匮要略》）：半夏 厚朴 紫苏 茯苓 生姜

加减葳蕤汤（《通俗伤寒论》：玉竹 葱白 桔梗 白薇 豆豉 薄荷 炙甘草 大枣

六画

地黄饮子（《宣明论》）：生地黄 巴戟天 山萸肉 石斛 肉苁蓉 五味子 肉桂 茯苓 麦门冬 炮附子 石菖蒲 远志 生姜 大枣 薄荷

地榆散（验方）：地榆 茜根 黄芩 黄连 山栀 茯苓

芍药甘草汤（《伤寒论》）：白芍药 炙甘草

芎芷石膏汤（《医宗金鉴》）：川芎 白芷 石膏 菊花 藁本 羌活

百合固金丸（《医方集解》引赵戴庵方）：生地黄 熟地黄 麦冬 贝母 百合 当归 炒芍药 甘草 玄参 桔梗

当归六黄汤（《兰室秘藏》）：当归 生地黄 熟地黄 黄连 黄芩 黄柏 黄芪

当归补血汤（《内外伤辨惑论》）：黄芪 当归

回阳救急汤（《伤寒六书》）：附子 干姜 肉桂 人参 白术 茯苓 陈皮 甘草 五味子 半夏 麝香 生姜

朱砂安神丸（《医学发明》）：黄连 朱砂 生地黄 归身 甘草

竹叶石膏汤（《伤寒论》）：竹叶 石膏 麦冬 人参 半夏 粳米 炙甘草

血府逐瘀汤（《医林改错》）：当归 生地黄 桃仁 红花 枳壳 赤芍药 柴胡 甘草 桔梗 川芎 牛膝

安神定志丸（《医学心语》）：茯苓 茯神 远志 人参 石菖蒲 龙齿

导赤散（《小儿药证直诀》）：生地黄 木通 竹叶 甘草

导痰汤（《济生方》）：半夏 陈皮 枳实 茯苓 甘草 制南星

防己黄芪汤（《金匮要略》）：防己 白术 黄芪 甘草 生姜 大枣

防风汤（《宣明论》）：防风 当归 赤茯苓 杏仁 黄芩 秦艽 葛根 麻黄 肉桂 生姜 甘草 大枣

防风通圣散（《宣明论》）：防风 荆芥 连翘 麻黄 薄荷 川芎 当归 白芍药 白术 山栀 大黄 芒硝 石膏 黄芩 桔梗 甘草 滑石 生姜

七画

麦门冬汤（《金匮要略》）麦冬 人参 半夏 甘草 粳米 大枣

麦味地黄丸（《医级》）：熟地黄 山萸肉 山药 丹皮 泽泻 茯苓 麦冬 五味子
赤小豆当归散（《金匮要略》）：赤小豆 当归
花蕊石散（《十药神书》）：煅花蕊石
苏子降气汤（《太平惠民和剂局方》）：苏子 橘皮 半夏 当归 前胡 厚朴 肉桂 甘草 生姜 大枣
杏苏散（《温病条辨》）：杏仁 紫苏叶 橘皮 半夏 生姜 枳壳 桔梗 前胡 茯苓 甘草 大枣
杞菊地黄丸（《医级》）：枸杞子 菊花 熟地黄 山茱萸 山药 泽泻 丹皮 茯苓
连朴饮（《霍乱论》）：黄连 厚朴 石菖蒲 制半夏 豆豉 焦山栀 芦根
连理汤（《张氏医通》）：人参 白术 干姜 炙甘草 黄连 茯苓
吴茱萸汤（《伤寒论》）：吴茱萸 人参 生姜 大枣
牡蛎散（《太平惠民和剂局方》）：煅牡蛎 黄芪 麻黄根 浮小麦
何人饮（《景岳全书》）：何首乌 人参 当归 陈皮 生姜
羌活胜湿汤（《内外伤辨惑论》）：羌活 独活 防风 藁本 川芎 蔓荆子 炙甘草
沙参麦冬汤（《温病条辨》）：沙参 麦冬 玉竹 桑叶 甘草 天花粉 生白扁豆
完带汤（《傅青主女科》）：白术 山药 党参 白芍 车前子 苍术 甘草 陈皮 黑芥穗
良附丸（《良方集腋》）：高良姜 香附
启膈散（《医学心悟》）：沙参 茯苓 丹参 川贝 郁金 砂仁壳 荷叶蒂 杵头糠
补中益气汤（《脾胃论》）：人参 黄芪 白术 甘草 当归 陈皮 升麻 柴胡
补气运脾汤（《统旨方》）：人参 白术 茯苓 甘草 黄芪 陈皮 砂仁 半夏曲 生姜 大枣
补阳还五汤（《医林改错》）：当归尾 川芎 黄芪 桃仁 地龙 赤芍药 红花
补肝汤（《医宗金鉴》）：当归 白芍 川芎 熟地 酸枣仁 木瓜 炙甘草
补肺汤（《永类钤方》）：人参 黄芪 熟地 五味子 紫菀 桑白皮
补肺阿胶汤（《小儿药证直诀》）：阿胶 马兜铃 牛蒡子 炙甘草 杏仁 糯米
附子汤（《伤寒论》）：熟附子 茯苓 人参 白术 芍药
附子理中丸（《太平惠民和剂局方》）：炮附子 人参 白术 炮姜 炙甘草
附桂理中丸（《太平惠民和剂局方》）：炮附子 肉桂 人参 白术 炮姜 炙甘草

八画

青蒿鳖甲汤（《温病条辨》）：青蒿 鳖甲 生地黄 知母 丹皮
抵当丸（《伤寒论》）：水蛭 虻虫 大黄 桃仁
抵当汤（《伤寒论》）：水蛭 虻虫 大黄 桃仁
苓甘五味姜辛汤（《金匮要略》）：茯苓 甘草 五味子 干姜 细辛
苓桂术甘汤（《金匮要略》）：茯苓 桂枝 白术 甘草

奔豚汤（《金匮要略》）：甘草 川芎 当归 半夏 黄芩 葛根 芍药 生姜 甘李根白皮

虎潜丸（《丹溪心法》）：龟板 黄柏 知母 熟地黄 白芍药 锁阳 陈皮 虎骨 干姜

知柏地黄丸（《医宗金鉴》）：知母 黄柏 熟地黄 山萸肉 淮山药 丹皮 泽泻 茯苓

金铃子散（《素问病机气宜保命集》）：金铃子 延胡索

金匮肾气丸（《金匮要略》）：桂枝 附子 熟地黄 山萸肉 山药 丹皮 泽泻

金锁固精丸（《医方集解》）：沙苑蒺藜 芡实 莲须 龙骨 牡蛎 莲肉

炙甘草汤（《伤寒论》）：炙甘草 人参 桂枝 生姜 阿胶 生地黄 麦冬 火麻仁 大枣

河车大造丸（《扶寿精方》）：紫河车 熟地黄 杜仲 天冬 麦冬 龟板 黄柏 牛膝

泻心汤（《金匮要略》）：大黄 黄芩 黄连

泻白散（《小儿药证直诀》）：桑白皮 地骨皮 生甘草 粳米

泽泻汤（《金匮要略》）：泽泻 白术

定喘汤（《摄生众妙方》）：白果 麻黄 桑白皮 款冬花 半夏 杏仁 苏子 黄芩 甘草

定痫丸（《医学心语》）：天麻 川贝 胆南星 姜半夏 陈皮 茯苓 茯神 丹参 麦冬 石菖蒲 远志 全蝎 僵蚕 琥珀 朱砂 竹沥 姜汁 甘草

实脾饮（《济生方》）：附子 干姜 白术 甘草 厚朴 木香 草果 槟榔 木瓜 生姜 大枣 茯苓

参苏饮（《太平惠民和剂局方》）：人参 苏叶 葛根 前胡 法半夏 茯苓 橘红 甘草 桔梗 枳壳 木香 陈皮 生姜 大枣

参附龙牡汤（验方）：人参 炮附子 龙骨 牡蛎 生姜 大枣

参附再造丸（《通俗伤寒论》）：人参 附子 桂枝 羌活 黄芪 细辛 炙甘草 防风

参附汤（《妇人良方》）：人参 熟附子 生姜 大枣

参苓白术散（《太平惠民和剂局方》）：人参 茯苓 白术 桔梗 山药 甘草 白扁豆 莲子肉 砂仁 薏苡仁

参蚧散（《济生方》）：人参 蛤蚧

九画

荆防败毒散（《外科理例》）：荆芥 防风 羌活 独活 柴胡 前胡 川芎 枳壳 茯苓 桔梗 甘草

茵陈蒿汤（《伤寒论》）：茵陈蒿 山栀 大黄

茵陈术附汤（《医学心悟》）：茵陈蒿 白术 附子 干姜 炙甘草 肉桂

茯苓皮汤（《温病条辨》）：茯苓皮 生苡仁 猪苓 大腹皮 白通草 淡竹叶

枳实导滞丸（《内外伤辨惑论》）：大黄 枳实 黄芩 黄连 神曲 白术 茯苓 泽泻

柏子养心丸（《体仁汇编方》）：柏子仁 枸杞 麦冬 当归 石菖蒲 茯神 玄参 熟地黄 甘草

柏叶汤（《金匮要略》）：侧柏叶 干姜 艾叶 马通汁

栀子金花汤（《张氏医通》）：黄连 黄芩 黄柏 栀子

栀子豉汤（《伤寒论》）：栀子 豆豉

厚朴汤（《苏沈良方》）：高良姜 厚朴 朴硝 大黄 槟榔 枳壳

牵正散（《杨氏家藏方》）：白附子 僵蚕 全蝎

胃苓汤（《丹溪心法》）：苍术 厚朴 陈皮 甘草 生姜 大枣 桂枝 白术 泽泻 茯苓 猪苓

香苏散（《太平惠民和剂局方》）：香附 紫苏茎叶 陈皮 甘草

香连丸（《太平惠民得剂局方》）：黄连 木香

香砂六君子汤（《时方歌括》）：木香 砂仁 陈皮 半夏 党参 白术 茯苓 甘草

复元活血汤（《医学发明》）：柴胡 瓜蒌根 当归 红花 甘草 山甲珠 大黄 桃仁

顺气导痰汤（验方）：半夏 陈皮 茯苓 甘草 生姜 胆星 枳实 木香 香附

保元汤（《情爱心鉴》）：人参 黄芪 肉桂 甘草 生姜

保和丸（《丹溪心法》）：神曲 山楂 茯苓 半夏 陈皮 连翘 莱菔子

保真汤（《十药神书》）：人参 黄芪 白术 甘草 茯苓 五味子 当归 生地黄 熟地黄 天冬 麦冬 赤芍药 白芍药 柴胡 厚朴 地骨皮 黄柏 知母 莲心 陈皮 生姜 大枣

独参汤（《景岳全书》）：人参

独活寄生汤（《备急千金要方》）：独活 桑寄生 秦艽 防风 细辛 当归 芍药 川芎 干地黄 杜仲 牛膝 人参 茯苓 甘草 桂心

养心汤（《证治准绳》）：黄芪 茯苓 茯神 当归 川芎 炙甘草 半夏曲 柏子仁 酸枣仁 远志 五味子 人参 肉桂

活络效灵丹（《医学衷中参西录》）：当归 丹参 乳香 没药

济川煎（《景岳全书》）：当归 牛膝 肉苁蓉 泽泻 升麻 枳壳

《济生》肾气丸（《济生方》）：地黄 山药 山茱萸 丹皮 茯苓 泽泻 炮附子 桂枝 牛膝 车前子

神术散（《医学心悟》）：苍术 陈皮 厚朴 甘草 藿香 砂仁

十画

秦艽鳖甲散（《卫生宝鉴》）：地骨皮 柴胡 秦艽 知母 当归 鳖甲

蚕矢汤（《霍乱论》）：蚕沙 木瓜 薏苡仁 豆卷 黄连 制半夏 黄芩 通草 吴茱萸 焦山栀

真武汤（《伤寒论》）：炮附子 白术 茯苓 芍药 生姜

桂枝甘草龙骨牡蛎汤（《伤寒论》）：桂枝 炙甘草 龙骨 牡蛎

桂枝甘草汤（《伤寒论》）：桂枝 炙甘草

桂枝加厚朴杏仁汤（《伤寒论》）：桂枝 芍药 炙甘草 生姜 大枣 厚朴 杏仁

桂枝加葛根汤（《伤寒论》）：葛根 桂枝 芍药 炙甘草 生姜 大枣

桂枝芍药知母汤（《金匮要略》）：桂枝 芍药 炙甘草 麻黄 白术 知母 防风 炮附子 生姜

桂枝汤（《伤寒论》）：桂枝 芍药 生姜 炙甘草 大枣

桔梗汤（《伤寒论》）：桔梗 生甘草

栝蒌薤白半夏汤（《金匮要略》）：栝蒌 薤白 白酒 半夏

桃仁红花煎（《素庵医案》）：丹参 赤芍 桃仁 红花 制香附 延胡索 青皮 当归 川芎 生地

桃花汤（《伤寒论》）：赤石脂 干姜 粳米

桃核承气汤（《伤寒论》）：桃仁 大黄 桂枝 芒硝 炙甘草

柴胡桂枝干姜汤（《伤寒论》）：柴胡 桂枝 干姜 黄芩 瓜蒌根 牡蛎 炙甘草

柴胡清燥汤（《温疫论》）：柴胡 黄芩 陈皮 甘草 花粉 知母 生姜 大枣

柴胡疏肝散（《景岳全书》）：柴胡 枳壳 芍药 甘草 香附 川芎

柴葛解肌汤（《伤寒六书》）：柴胡 葛根 甘草 黄芩 羌活 白芷 芍药 桔梗 石膏 生姜 大枣

逍遥散（《太平惠民和剂局方》）：柴胡 白术 白芍药 当归 茯苓 炙甘草 薄荷 煨姜

脏连汤（验方）：猪大肠 黄连 黄芩 赤芍药 当归 炒槐花 阿胶珠 槐角 地榆炭 荆芥 地黄

胶艾丸（《金匮要略》）：川芎 阿胶 甘草 艾叶 当归 芍药 干地黄

凉膈散（《太平惠民和剂局方》）：大黄 芒硝 甘草 山栀 薄荷 黄芩 连翘

益胃汤（《温病条辨》）：沙参 麦冬 生地黄 玉竹 冰糖

涤痰汤（《济生方》）：制半夏 制南星 陈皮 枳实 茯苓 人参 石菖蒲 竹茹 甘草 生姜

润肠丸（《脾胃论》）：大黄 当归 羌活 桃仁 火麻仁

调胃承气汤（《伤寒论》）：大黄 芒硝 炙甘草

调营饮（《证治准绳》）：莪术 川芎 当归 延胡索 赤芍药 瞿麦 大黄 槟榔 陈皮 大腹皮 葶苈 赤茯苓 桑白皮 细辛 官桂 炙甘草 白芷 生姜 大枣

通幽汤（《兰室秘藏》）：生地黄 熟地黄 桃仁 红花 当归 炙甘草 升麻

通脉四逆汤（《伤寒论》）：生附子 干姜 炙甘草 葱白

通窍活血汤（《医林改错》）：赤芍药 川芎 桃仁 红花 麝香 老葱 鲜姜 大枣 酒

通瘀煎（《景岳全书》）：归尾 山楂 香附 红花 乌药 青皮 木香 泽泻

桑白皮汤（《景岳全书》）：桑白皮 半夏 苏子 杏仁 贝母 黄芩 黄连 山栀

桑杏汤（《温病条辨》）：桑叶 杏仁 沙参 浙贝母 豆豉 山栀 梨皮

桑菊饮（《温病条辨》）：桑叶 菊花 连翘 薄荷 桔梗 杏仁 芦根 甘草

十一画

理中丸（《伤寒论》）：人参 白术 干姜 炙甘草

黄土汤（《金匮要略》）：灶心黄土 甘草 干地黄 白术 炮附子 阿胶 黄芩

黄芩滑石汤（《温病条辨》）：黄芩 滑石 猪苓 茯苓皮 通草 白蔻仁 大腹皮

黄芪汤（《金匮翼》）：黄芪 陈皮 火麻仁 白蜜

黄芪建中汤（《金匮要略》）：黄芪 白芍 桂枝 炙甘草 生姜 大枣 饴糖

黄芪桂枝五物汤（《金匮要略》）：黄芪 芍药 桂枝 生姜 大枣

黄芪鳖甲散（《卫生宝鉴》）：黄芪 鳖甲 天冬 地骨皮 秦艽 柴胡 紫菀 半夏 茯苓 知母 生地 白芍 桑白皮 人参 肉桂 桔梗 甘草

黄连上清丸（《古今医方集成》）：黄芩 黄连 黄柏 栀子 菊花 桔梗 薄荷 川芎 大黄 连翘 当归 葛根 玄参 花粉 姜黄

黄连阿胶汤（《伤寒论》）：黄连 阿胶 黄芩 鸡子黄 芍药

黄连香薷饮（《类证活人书》）：黄连 香薷 厚朴

黄连黄芩汤《温病条辨》黄连 黄芩 郁金 香豆豉

黄连温胆汤（《千金主》）：半夏 陈皮 茯苓 甘草 枳实 竹茹 黄连 大枣

黄连解毒汤（《外台秘要》）：黄连 黄芩 黄柏 栀子

萆薢分清饮（《丹溪心法》）：萆薢 乌药 益智仁 石菖蒲

银翘散（《温病条辨》）：金银花 连翘 豆豉 牛蒡子 薄荷 荆芥穗 桔梗 甘草 竹叶 鲜芦根

猪苓汤（《伤寒论》）：猪苓 茯苓 泽泻 阿胶 滑石

麻子仁丸（《伤寒论》）：麻子仁 芍药 炙枳实 大黄 炙厚朴 杏仁

麻杏石甘汤（《伤寒论》）：麻黄 杏仁 石膏 炙甘草

麻黄汤（《伤寒论》）：麻黄 桂枝 杏仁 炙甘草

麻黄杏仁薏仁汤《金匮要略》）：麻黄 甘草 薏苡仁 杏仁

麻黄连轺赤小豆汤（《伤寒论》）：麻黄 杏仁 生梓白皮 连轺 赤小豆 甘草 生姜 大枣

麻黄附子细辛汤（《伤寒论》）：麻黄 附子 细辛

鹿茸丸（《沈氏尊生书》）：鹿茸 麦冬 熟地黄 黄芪 五味子 肉苁蓉 鸡内金 山萸肉 补骨脂 人参 牛膝 玄参 茯苓 地骨皮

旋覆代赭汤（《伤寒论》）：旋覆花 代赭石 人参 半夏 炙甘草 生姜 大枣

羚羊角汤（《医醇剩义》）：羚羊角 龟板 生地 丹皮 白芍 柴胡 薄荷 蝉衣 菊花 夏枯草 石决明

羚羊钩藤汤（《通俗伤寒论》）：羚羊角 桑叶 川贝 鲜生地 钩藤 菊花 白芍药 生甘草 鲜

竹茹 茯神

清金化痰汤（《统旨方》）：黄芩 山栀 桔梗 麦冬 桑白皮 贝母 知母 瓜蒌仁 橘红 茯苓 甘草

清肺饮（《证治汇补》）：茯苓 黄芩 桑白皮 麦冬 车前子 山栀 木通

清胃散（《兰室秘藏》）：当归 生地黄 牡丹皮 升麻 黄连

清骨散（《证治准绳》）：银柴胡 胡黄连 秦艽 鳖甲 地骨皮 青蒿 知母 甘草

清营汤（《温病条辨》）：犀角 生地黄 玄参 竹叶心 金银花 连翘 黄连 丹参 麦冬

清暑益气汤（《温热经纬》）：西洋参 西瓜翠衣 荷梗 黄连 石斛 麦冬 竹叶 甘草 知母 粳米

清瘟败毒汤（《疫疹一得》）：生石膏 生地黄 犀角 黄连 栀子 桔梗 黄芩 知母 赤芍药 玄参 连翘 甘草 丹皮 鲜竹叶

清瘴汤（验方）：青蒿 柴胡 茯苓 知母 陈皮 半夏 黄芩 黄连 枳实 常山 竹茹 益元散

清燥救肺汤（《医门法律》）：桑叶 石膏 杏仁 甘草 麦冬 人参 阿胶 炒胡麻仁 炙枇杷叶

十二画

越婢加术汤（《金匮要略》）：麻黄 石膏 甘草 白术 生姜 大枣

越鞠丸（《丹溪心法》）：川芎 苍术 香附 炒山栀 神曲

葛根汤（《伤寒论》）：葛根 麻黄 桂枝 生姜 甘草 芍药 大枣

葛根芩连汤（《伤寒论》）：葛根 黄芩 黄连 炙甘草

葱白七味饮（《外台秘要》）：葱白 葛根 淡豆豉 生姜 麦门冬 干地黄

葱豉汤（《肘后备急方》）：葱白 淡豆豉

葶苈大枣泻肺汤（《金匮要略》）：葶苈子 大枣

痛泻要方（《景岳全书》引刘草窗方）：白术 炒白芍 防风 炒陈皮

温胆汤（《备急千金要方》）：半夏 橘皮 甘草 枳实 竹茹 生姜 茯苓

温脾汤（《备急千金要方》）：附子 人参 大黄 甘草 干姜

犀角地黄汤（《备急千金要方》）：犀角 生地黄 丹皮 芍药

犀黄丸（《外科全生集》）：犀黄 麝香 没药 乳香

疏凿饮子（《世医得效方》）：商陆 泽泻 赤小豆 椒目 木通 茯苓皮 大腹皮 槟榔 生姜 羌活 秦艽

十三画

蒿芩清胆散（《通俗伤寒论》）：青蒿 竹茹 制半夏 赤茯苓 黄芩 枳壳 陈皮 碧玉散

槐花散（《普济本事方》）：槐花 侧柏叶 荆芥穗 枳壳

新加香薷饮（《温病条辨》）：香薷 鲜扁豆花 厚朴 金银花 连翘

十四画

酸枣仁汤（《金匮要略》）：酸枣仁 知母 川芎 茯苓 甘草

膈下逐瘀汤（《医林改错》）：五灵脂 当归 川芎 桃仁 丹皮 赤芍药 乌药 延胡索 甘草 香附 红花 枳壳

缩泉丸（《妇人良方》）：乌药 益智仁 山药

十五画以上

增液汤（《温病条辨》）：玄参 生地 麦冬

增液承气汤（《温病条辨》）：大黄 芒硝 玄参 生地 麦冬

镇肝熄风汤（《医学衷中参西录》）：怀牛膝 龙骨 生白芍 天冬 麦芽 代赭石 牡蛎 玄参 川楝子 茵陈蒿 甘草 龟板

薏苡仁汤（《类证治裁》）：薏苡仁 川芎 当归 麻黄 桂枝 羌活 独活 防风 川乌 苍术 甘草 生姜

赞育丹（《景岳全书》）：熟地黄 当归 杜仲 巴戟肉 肉苁蓉 淫羊藿 蛇床子 肉桂 白术 枸杞子 仙茅 山茱萸 韭子 附子 或加人参 鹿茸

黛蛤散（验方）：青黛 海蛤壳

礞石滚痰丸（《养生主论》）：青礞石 沉香 大黄 黄芩 朴硝

藿朴夏苓汤（《医原》）：藿香 半夏 茯苓 杏仁 薏苡仁 白豆蔻 猪苓 泽泻 淡豆豉 厚朴

藿香正气散（《太平惠民和剂局方》）：藿香 紫苏 白芷 桔梗 白术 厚朴 半夏曲 大腹皮 茯苓 橘皮 甘草 大枣

鳖甲煎丸（《金匮要略》）：鳖甲 乌扇 黄芩 柴胡 鼠妇 干姜 大黄 芍药 桂枝 葶苈子 石苇 厚朴 丹皮 瞿麦 紫葳 半夏 人参 䗪虫 阿胶 蜂房 赤硝 蜣螂 桃仁

蠲痹汤（《医学心悟》）：羌活 独活 桂心 秦艽 当归 川芎 炙甘草 海风藤 桑枝 乳香 木香